U0200439

传统醫學戡署研究叢書

民國中醫藥課程

# 制藥大綱

杨叔澄 编述

杨东方 赵 艳 周明鉴 整理

王心远 主编

學苑出版社

**图书在版编目（CIP）数据**

制药大纲 / 杨叔澄编述；杨东方，赵艳，周明鉴整理.
北京：学苑出版社，2012.5（2018.10重印）
（传统医学战略研究丛书. 第2集，民国中医药课程）
ISBN 978-7-5077-4008-0

Ⅰ.①制…　Ⅱ.①杨…②杨…③赵…④周…
Ⅲ.①中药炮制学　Ⅳ.①R283

中国版本图书馆 CIP 数据核字（2012）第 082981 号

责任编辑：付国英
出版发行：学苑出版社
社　　址：北京市丰台区南方庄 2 号院 1 号楼
邮政编码：100079
网　　址：www.book001.com
电子信箱：xueyuanpress@163.com
销售电话：010-67601101（销售部）、87611703（医药卫生编辑室）
经　　销：新华书店
印　刷　厂：保定市彩虹艺雅印刷有限公司
开本尺寸：890×1240　1/32
印　　张：10.875
字　　数：194 千字
印　　数：4501—6000 册
版　　次：2012 年 6 月第 1 版
印　　次：2018 年 10 月第 3 次印刷
定　　价：39.00 元

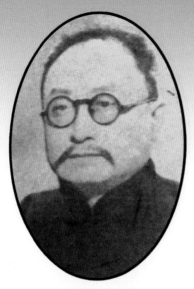

中药讲习所所长 汪逢春先生

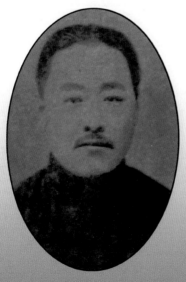

中药讲习所教务主任 赵树屏先生

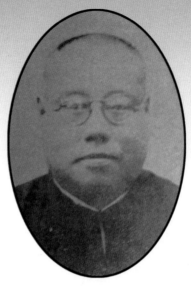

中药讲习所教授 瞿文楼先生

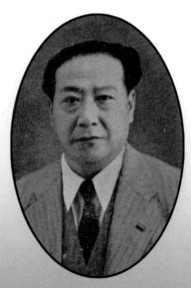

中药讲习所教授 仉即吾先生

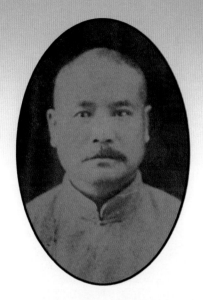

中药讲习所教授　杨叔澄先生

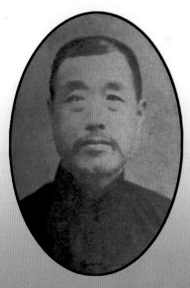

中药讲习所教授　安幹青先生

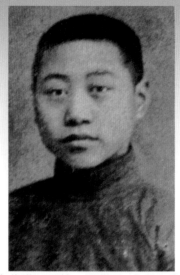

中药讲习所第一期学员 金世元先生

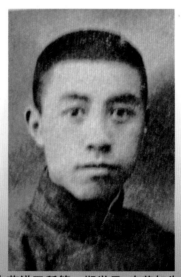

中药讲习所第一期学员 李茂如先生

中药讲习所教材 《中国制药学大纲》杨叔澄 编述

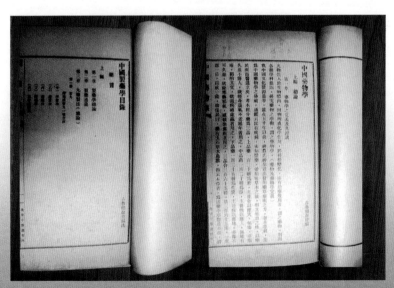

中药讲习所教材 《中国制药学大纲》杨叔澄 编述

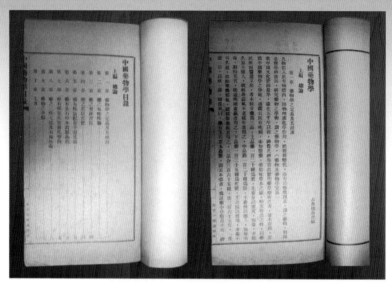

中药讲习所教材《中国药物学》杨叔澄 编述

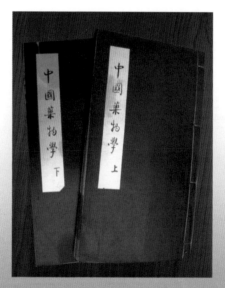

中药讲习所教材《中国药物学》杨叔澄 编述

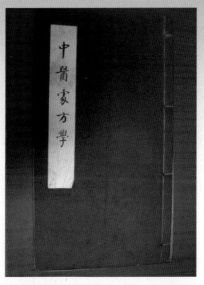

中药讲习所教材《中医处方学》瞿文楼　编述

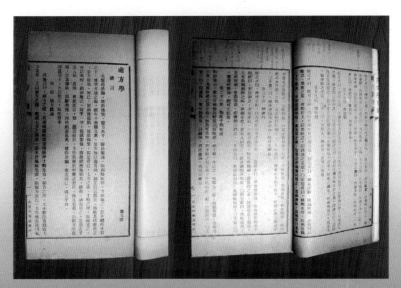

中药讲习所教材《中医处方学》瞿文楼　编述

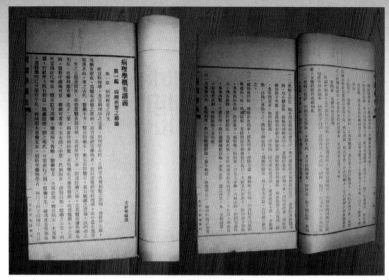

中药讲习所教材《中医病理学》安幹青　编述

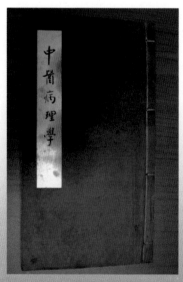

中药讲习所教材《中医病理学》安幹青　编述

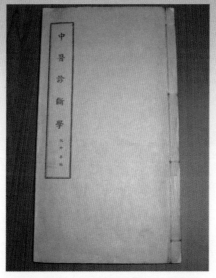

中药讲习所教材《中医诊断学》仇即吾　编

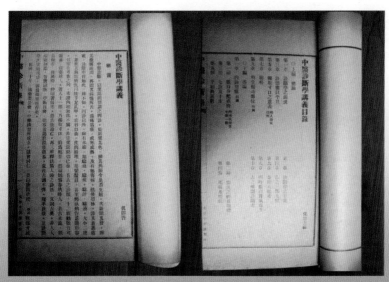

中药讲习所教材《中医诊断学》仇即吾　编

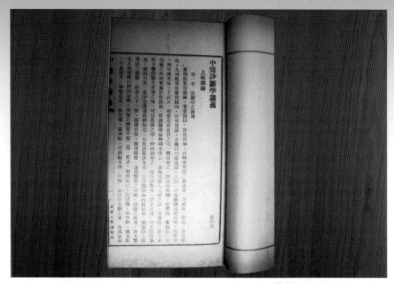

中药讲习所教材《中医诊断学》仉即吾　编

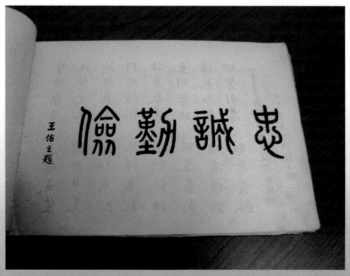

王佑之先生题字（王佑之为中医大夫，时任中药讲习所秘书）

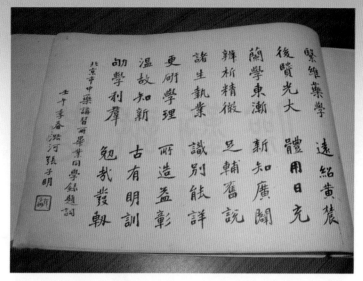

繄維藥學　遠紹黃農
後賢光大　體用日充
蘭學東漸　新知廣闢
辨析精微　足輔舊說
諸生執業　識別能詳
更研學理　所造益彰
溫故知新　古有明訓
劬學利羣　勉哉勗軼

北京市中藥講習所畢業同學錄題詞
卅年季春　澱河張子明

**张子明先生题字**（张子明为西医大夫，时任中药讲习所公共卫生学教师）

民国三十年，中药讲习所第一、二班学生纪念册

# 传统医学战略研究丛书

**总策划** 北京大学传统医学战略研究课题组、道生工作室

**顾　问** 陆广莘　金世元　赵宝煦　汪　湘　苏宝刚

**总主编** 王心远

**编　委**（按姓氏笔画排序）

王心远　王　军　伍　悦　苏雅轩　李朝斌

张　勇　林　霖　赵民华　赵利华　赵女贞子

赵　艳　桐　林　倪国方　唐文吉

## 第二集　民国中医药课程
（北平中药讲习所教材）

**主　编** 赵　艳　张鸿婷

**副主编** 段晓华　杨东方

**编　委**（按姓氏笔画排序）

于华芸　庄乾竹　杨东方　肖红艳　张鸿婷

周明鉴　畅洪昇　赵　艳　段晓华

# 民国中医药课程
## ——北平中药讲习所教材

### 《病类原理》

安斡青 编述

赵 艳 张鸿婷 庄乾竹 整理

### 《方剂本义》

瞿文楼 编述

赵 艳 张鸿婷 于华芸 整理

### 《诊病大方》

仉即吾 编

段晓华 赵 艳 畅洪昇 整理

### 《制药大纲》

杨叔澄 编述

杨东方 赵 艳 周明鉴 整理

### 《中药大义》

杨叔澄 编述

肖红艳 整理

为北京市中药讲习所教材重刊题

医靠药治
药为医用

原校友 金世元
二〇一〇年二月

金世元老先生为当代"国药泰斗"，是
中药讲习所1941年第一届毕业生

炎黄之道
濟世救人

庚寅春月録
「本经逢源」語句
會稽趙寶煦

赵宝煦老先生为北京大学国际关系学院
政治学资深教授、中国政治学会顾问

# 传统医学战略研究丛书
# 总　序

　　天地之大德曰生！中医学是参赞天地造化的生生之道，创自炎黄先圣，源远流长，薪火相传，济世救人，实为中华民族繁衍生息之福祉所在！近百余年来，国运多舛，国医首当其冲，虽厄运连连，仍不绝如缕，只因中流砥柱，代不乏人！今当中华复兴之际，国力强盛，全球瞩目，养生、愈病之福寄希望于中医。时不我待，传统医学发展战略究竟如何？

　　丙寅年初，书院群贤审定《医道传承丛书》书目，包括上古至明清诸多经典、方书、歌诀，将中医原典依学习次第完善编排，以利同道。又继续编辑《传统医学战略研究丛书》，搜采近现当代医林佳作出版，尤重教材，其中深意存焉。自晚清国势日衰，西学东渐，国人多文化自卑；而杏林诸贤继绝学、救病苦、传道统，办学授徒、硕果累累。人能弘道，非道弘人，国医战略尽在其中，当为后人效法。望读者思之！

王心远

庚寅年春于未名湖畔

# 《民国中医药课程》
# 总　序

　　我是中药讲习所第一届学员，中药讲习所正式开办时间应在 1940 年。那是第一所国家官办的中医药学校，是由北京市公共卫生局和北京市药行公会共同成立，那意义不同啊！当时施今墨的华北国医学院和孔伯华的北京国医学院很出名，都属于私人开办的，唯独我们的学校属于公办的。我们的老师白天在华北国医学院、北京国医学院上课，晚上六点到九点来给我们上课。当时上课的时间不长，大概一年半到两年。当时学校的地址就在一进天安门路西，在西朝房。

　　那些教我们的老师多为中医名宿，如安幹青、末代御医瞿文楼等，主持教育的是赵树屏，任教务长。还有当时京城四大名医之一的汪逢春，是讲习所所长。杨叔澄讲《中国制药学大纲》和《中国药物学》两门课，瞿文楼讲《处方学》（也就是现在的方剂学）。安幹青讲《病理学》（其实就是讲《伤寒》、《金匮》）。仉即吾讲《诊断学》。其实他们都是搞医的，讲的内容就比较偏重临床。韩汝愈讲国文，也就是现在的语文。其他的印象就不深了。那些老师的水平特别高，古典医籍张口就来。那时的教材也写得特别棒，读者们现在有机会可以拿来研究一下。解放后这些老师基本都过世了，只剩瞿文楼了，他被中医研究院请去当顾问了。

当时的同学们是每家药店特派的，大药店是派两个人，中型药店派一个人。有这么个学习机会很不容易，你有钱想去都不行。那时候因为各大药店都很重视这次学习，一般都派掌柜的子女去。当时我在北京复有中药批发庄，掌柜的子女们都不搞药，所以我就有幸被派去学习了。那时我十四岁，是最小的。那时候日本人还没有投降呢，学校办了两届就停了。

解放后1957年，我们同学中有些人参加了北京市卫生局中医师考试，考上就可以有行医资格，可以挂牌行医了。我考下中医大夫资格后没有行医，而是研究中药去了。郭士魁也是我的同学，生前在中医研究院西苑医院研究心血管。西鹤年堂茂字辈的李茂如当年学习很有成绩，后来在山西也成了医药名家。同学中，王永增、李永成（来自永安堂）、李茂如、张茂业（来自西鹤年堂）等，都不在了。那些同学现在差不多只剩我自己了。还有一位祁德彰（来自南庆仁堂），九十多岁了，不知道还在不在。

汪逢春在解放前故去了，他是京城四大名医之一。汪老不像其他三位名医，他没有留下很多文字资料，为了纪念1941年北京医学讲习会第一班毕业，他的弟子刊行了《泊庐医案》。这一系教导出了很多学生。北京中医药大学的赵绍琴教授也是他的徒弟。赵绍琴的父亲赵文魁是御医、太医院院长。我们出的这套丛书的第一本就是赵文魁的《文魁脉学》嘛。北京中医中药的文化底蕴很深厚，清朝时就数赵文魁这些清宫太医院的大夫，民国时就数京城四大名医了。我们该好好地继承这些中医中药文化，此前重视的都不够。过去北京大夫用中药非常的讲究，各家都有自己的专长，道地药材都用尽了。那时大夫开方很讲究，我们要根据大夫开的严格调剂处方。例如汪逢春开三淡汤里的淡豆豉，当时北京做法是用黑豆和熬好的清瘟解毒汤来泡，等到豆把汤吸进后盖上青蒿发酵。其实各地的炮制方法也都不一样。现在很多已经走样了。现在丸散膏丹这一块也很少有人来研究了。我们这套书在北大策划出版的原因，就是把中医中药放在国学的范畴里研究，避免再走样。


金世元

（王心远、张勇根据讲话录音整理，经本人审阅）

# 《民国中医药课程》

# 前　言

　　传统中医教育的方式主要是家传师授，及至近代一些热心中医教育的有识之士相继在北京、上海、广州等地兴办了中医学校，为培养中医药人才做出了很大贡献。据林乾良先生考证，我国近代最早的中医学校是1885年陈虬在浙江省瑞安县主办的"利济医学堂"，开启了中医近代教育的历史。其后，广东中医药专门学校、华北国医学院、北京国医学院、浙江兰溪中医专门学校等由各地民间团体、医药行业或名医私人兴办的中医学校相继出现。

　　同时，近代中医界也非常重视中医教育的内涵建设尤其是在教材建设方面进行了不懈的努力。1929年7月7日至7月15日，由全国医药团体联合会出面召集上海中医专校、中国医学院等9所学校的教务负责人在上海召开教材编辑委员会会议，议定了中医学校入学资格、修业年限、学说采用标准、课程设置、教学时数及各学年的教学安排。此次全国中医药教材编辑会议的召开标志着近代中医课程教材建设已经开始形成，对近现代的中医教育具有深远影响。

百年树人！近代中医教育能够将传统的家传师授方式与现代学校制度有机地结合，继承创新不离根本，培养了大量的中医人才，硕果累累，桃李天下，其中很多人直到今天仍然是中医界的中流砥柱。研究近代中医教育对于今天中医学的发展，具有重大战略意义。近代中医课程教材的研究自然也十分重要。

1935 年，有史可考的第一所中药专门学校——北平中药讲习所在北平市药业公会的倡议下成立，由京城四大名医之一汪逢春任讲习所所长，赵树屏任教务长，正式开办时间应在 1940 年，学制为一年，首批招生七十人，这也是近代中医教育史上第一所官办的中医药学校。北平中药讲习所的学员多由在京的各大药店选派，都有一定的中药实践经验；通过短短一年的夜校学习，神奇地培养出了一批优秀的中医药人才，如中医药名家金世元、郭士魁、李茂如、高殿荣等。成功的原因，与名医名师、优秀教材、合理的课程设置、诸位学生努力等密不可分。北平中药讲习所聘用的教师多为当时的中医名宿，如安幹青、杨叔澄、仉即吾、末代御医瞿文楼等。其中，杨叔澄讲授《中国制药学大纲》和《中国药物学》两门课，瞿文楼讲授《处方学》，安幹青讲授《病理学》，仉即吾讲述《诊断学》，当时所用的教材均由教师根据授课内容编写而成。这些老师的理论功底和临床水平都很高，写出的教材既引经据典，又融入了个人自已的临床体会，深入浅出，直到现在，仍然是学习传统中医药学的绝佳门径。

多年以前，中医爱好者傅燕杰先生将自己珍藏的一套四十年代中药讲习所教材赠送给老朋友王心远。王心远老师有长期的中医教学经验，经过认真地学习和研究，充分认识到这套教材具有重大的历史与现实意义，发心公诸同道。《民国中医药课程》编委会对北平中药讲习所教材《中医诊断学》、《中医病理学》、《中医处方学》、《中国制药学大纲》、《中国药物学》进行了整理，合集出版；王心远老师为了区别其他教材，根据原文原义分别更名为《诊病大方》、《病类原理》、《方剂本义》、《制药大纲》、《中药大义》。本套书的出版，既有助读者了解民国时期中医药教育状况，亦可为理论学习及临床研究提供有益借鉴，更重要的是为广大中医药学习者提供了正统简捷的入门之路。

《民国中医药课程》在编写过程中，承蒙当代"国药泰斗"金世元老先生（中药讲习所1941年第一届毕业生）以及多位中医药界前辈审阅指导，谨此致谢！感谢中医文献学家李茂如先生（中药讲习所1941年第一届毕业生）的子女（李若玲、李若钧、李若铭、李若峰、李若银）捐献并应允无偿使用《中国药物学讲义》等有关历史文献。感谢书法家罗卫国先生（先生系国学大师罗振玉曾孙，爱新觉罗·溥仪外孙，大连市文化促进会副会长，大连墨缘堂文化艺术中心负责人）为丛书题写书名。同时感谢学苑出版社陈辉主任的鼎力相助。由于水平所限，书中难免讹误纰漏之处，敬请读者批评指正。

赵　艳
2010 年 10 月

# 目　录

# 上　　编

# 下　编

# 制药大纲

大医精诚 万世师表

# 绪　言

　　澄家世医学。先君铸园公，虽著述宏富，医名重京国，而于制药之学，尤极力研求，所制各药如鼠疮膏，功效卓著，风行遐迩；驱风药酒，治筋骨疼痛如神，清代张荫寰侍郎最为推重，不能或离；滋肾补元膏，更为姚锡光宣抚使所常服；至于喉科各药，系属专门秘方，如救时化白散、化白药水、消肿药水、生皮止烂药水，当时各王公府邸，取给不暇；若外科之束毒围药、化腐紫金针药拈、生肌黄玉膏，则集古今医方之精英，用无不验，救济良多，更属名贵矣。顾天性笃厚，不肯射利，兼之中年以往，医事甚繁，亦实无暇再行制售，只每种各制少量，以供诊病所需而已。澄幼受庭训，攻习医学之暇，辄诲以制药之法。其大旨以为中古以前，医药一元，凡采取配制均医者兼之，药品之精粗，制法之繁简，无不悉当，故取效甚捷，史称韩康卖药于成都市，岂止卖药，亦实医病也。中古以降迄至近代，则医与药分，药品取诸市肆，医者只写方单，以至医不知药，药不切病，取效甚难，所宜设法补救，若医者能精选药料，广择古今验方，敬慎制为成药，俾患者随证取用，罔不立效，岂非医药进步之一助乎？澄谨受教，退而发箧，遍阅古今方书，虽莫不详载制法，然零纨断缣，辑缀为难，或片羽吉光，抉择匪易，求其裒集成编可作制药学用书者迄无所见。尝欲荟萃方药制法，纂为专集，以备世用，而才力屡弱，恐遗鼎坼之羞，抑且诊疾讲学，更凛取脞之惧，风尘涿洞三十余年，竟有志而未遑焉。岁丙子，药界诸名宿倡设药学讲习所于首都，以培植人才，其医史医学大意两课，承雷所长震远以属不佞，受任以来，夙夜竞共，幸免陨越。教授凡一载有半，均得藏事，第一班诸生亦适达毕业时期，咸得学成而去。惟自去岁事变之后，环境迥非，赖雷所长苦心揹挂，备历艰辛，始得免于中辍。虽第二班开学稍迟，而课程则较前实为完备，并增设制药学一科，使澄承之。自维末学既非制药专家，且亦无定本可用，深恐贻误诸生，固辞不获，只得本诸制药原理，按照各地通用方法，试为纂辑，聊备讲述之用。尚不敢自信，一切制法多采自老友陈君云卿。陈君主京师同仁堂事垂三十余年，见识之博，辨认之精，制造之妙，举世推重，承其指示，期可免夫谬误。噫！京师自昔称首善之区，著名药店林立，允为全国模楷，何店不制药，何店不有著名之药，惟制者自制，学者自学，恒取诸口传心授，以成其技术，而制药之书，终付缺如，是亦一大缺憾也。澄行能无似聊摭拾成编，以待博雅君子补其缺漏，俾将来得归完善，是则澄所日夜企望者也。

中华民国二十七年岁次戊寅秋七月既望古鲁杨叔澄序于北京中药讲习所

大医精诚万世师表

# 雷　序

中药讲习所第二班开学有日，杨君叔澄任制药学教授，以讲义来授平民，<sub>震远</sub>受而读之，窃叹吾国药学之精，而杨君制药学之湛深也。夫神农尝百草，药性辨矣。侯宁极谱药名，则学者之事也。药之制，在昔本医者之专责，嗣以属之药肆。而家传者为秘方，肆各有方，而各以为秘方，药犹是也，而制之方莫肯传焉。于是心传口授，不秘者亦人自以为秘矣。本所成立，瞬逾二稘，制药一门，近始增设专科。肆间各有秘方，将不自秘其秘，而以之公诸世。杨君，综物之宏必济，铿华之奏方新。莘莘学子，礼否坛而沐化雨为可幸也。<sub>震远</sub>为雷万春堂十三代裔孙，祖遗之业，垂四百年。一二制药之方，固将有以质杨君，而杨君之欲就质于陈君云卿者，则杨君谦抱之辞，亦以见二君之相得益彰已，抑<sub>震远</sub>更有进者。药之制本乎成法，而泥守成法者其制难精，神而明之，存乎在人，诸生勉乎哉！

中华民国二十七年秋九月朔雷震远识于北京中药讲习所

# 上 编

## 第一章 制药学总论

古昔圣人之养民也，食之以五谷，助之以五果，益之以五畜，充之五菜，使得全其口体以养其生；复为之制嫁娶之，造宫室，制文字，做衣裳，敷之以五教，防之以四维，然后文明大启，民生日进；复恐罹于疾病以至凶折，于是神农氏神圣首出，味草木之滋，察其寒温之性以疗民疾，此中国医药发明之起源也。其后黄帝继之，既以武功发张地图，复以文治复其教化，对于医药倡导最力。尝与其臣岐伯，君臣问答而著《内经》，凡天地阴阳之理，气血生始之原，寒热虚实之理，温清补泻之方，君臣佐使之分，逆从反正之治，无所不赅，无所不备，实医药之总汇，后世之言病言治者，胥莫能出其范围。而或谓《内经》只言其法，不立方剂，直至后汉张仲景出，远绍列圣之心传，作《伤寒》、《金匮》之编，方法始得大备。其说固当，然《内经》固非然无方之书，如生铁落饮、半夏秫米汤、四乌鲗骨一蔍茹丸、丸以雀卵、饮以鲍鱼汁以及寒痹熨法等，不但方治分明，而制药之法亦随以大明于世，特不如仲景之详备耳。由今考之，药草可以疗疾发明当在最先；其次则区其寒温平毒之性，以治人之虚实寒热；其次则定其君臣佐使之方；次则分为丸散膏醴之制，此医药发达自然之程序，而不究或已者也。仲景为医中之圣，实集诸圣之大成，所著《伤寒》、《金匮》，不但理法分明，而《伤寒》一百十三方，《金匮》二百六十余方，其用药也或为丸，或为散，或为酒，或为膏；其制药之法，或生用，或蜜炙，或水浸，或合散，或加胶饴，或加猪胆，或加鸡子黄；其于生药或去节，或劈，或杵，或筛末，神明变化，不可方物，不但为医中圣手，亦制药之圣手也。至于病之宜汤、宜丸、宜散，仲景亦曾言之。其言曰：欲疗诸病，当先以汤药漱涤五脏六腑，开通诸脉，治道阴阳，破散邪气，润泽枯朽，悦人皮肤，益人气血。水能净万物，故用汤也；若四肢病久，风冷发动，次当用散，散能逐邪，风气湿痹，表里移走，居无当处者，散当平之；次当用丸，丸药能逐风冷，破积聚，消诸坚癖，进食，调和荣卫，能参合而行之者，可为上工，故曰医者意也。此仲景申明汤药丸散应用于疾病之原理，学者所当望膺弗谖者也。华元化则神于割治，不专尚方，只添叶青黏散一方，为樊阿、吴普等所称道。晋魏以降，仅陶弘景、葛稚川，详于辨药，兼及制法。而稚川则好神仙导养之术，至求为勾漏令以炼丹砂，虽著

《肘后方》，而实烧炼之宗，乃制药之别派也。唐代孙、王并作，《千金》、《外台》两书，搜罗往古遗方甚多，制法亦颇完备，蔚为中古巨编。宋代太平惠民和剂医局药方甚夥，颇有伟制，惜驳杂不纯，为刘、朱两家所不取。若雷敩所著《炮制法》，虽颇详瞻，然矫揉造作之处甚多，未足为法也。明清两代，医药进步，奇方秘制，散见各书者，美不胜收，往往有突过前代之处，未可以年代近而忽之也。故言制药法者，当远师往古，近法诸贤，不尚新奇，不矜造作，总以平实超妙，深切病情，自然用无不当，而收却疾拯疴之效矣。兹编所辑，以无前轨可循，乃以仲圣之法为经，以历代诸贤所创者为纬，分为上下两编。上编专言丸散膏丹酒胶露锭之制法，每类为纲，下复分目，并各举数方为例，以资考证，其有方名同而制法各异者，亦遍举以观会通。下编则论生药之制法，依其所用，分为五类，一曰火制法，如炒烧之法是也；二曰水制法，如洗浸之类是也；三曰酒制法，如浸洗之类是也；四曰药制法，则以药相制是也；五曰自然制法，则应用天地之自然，如日晒阴干是也。明知识见不周，难臻妥善，惟欲尽草创之责，以待能者之发扬光大而已，抑更有进者。二十世纪一进化之世纪也，凡百学术，莫不日在进化之中，苟昧此进化之理，而惟墨守成法，则将来必归失败。矧药物关系人民生命，东西各国应用新理新法制成特效药品者层出不穷，而反观吾国恒多故守恒豁，鲜知精进，甚则讹伪杂出，制法草率，此则深堪痛惜者也。所望医药两界，人才蔚起，讲求制药新法，分析品质，提取菁华，并应用机械，如制丸磨粉装锭，胥以机械为之，则用量少而效力宏，人工省而出品速，如上海佛慈药厂，用新法以制造国药之例，将我国原有成方，悉加改制，逐渐普遍于全国，岂非医药之光哉！是则非敢期之于目前，而不能不切望于将来者也。

# 第二章　制药通义

夫药饵者，古圣贤所赖以祛邪补正，拯急救危，而保卫民命者也。虽其为方各有专主不相僭越，然苟配合乏术，造作不精，亦岂能收其实效，此制药之法所以不可不讲也。故古人每立一方，必附制法于后，亦恐制不如法，贻误无穷耳。徐灵胎大椿《制药论》云：制药之法，日多一日，内中亦有至无理者，固不可从，若其微妙之处，实有精义存焉。凡物气厚力大者无有不偏，偏则有利必有害，欲取其利而去其害，则用取以制之，则药性之偏者醇矣。其制之义又各不同，或以相反为制，或以相资为制，或以相恋为制，或以相畏为制，或以相喜为制。而制法又复不同，或制其形，或制其性，或制其味，或制其质，此皆巧于用药之法也。古方制药无多，其立方之法配合气性，如桂枝汤中白芍亦即有相制之理，故不必每药制之也。若后世好奇眩异之人必求贵重怪僻之物，其制法大费工本，以神其说，此乃好奇尚异之人造作以欺富贵人之法，不足凭也，惟平和有理者为可从耳。徐君此论于药之所以必制以及制法之类别推阐靡遗，复陈矫揉造作之弊，使人得以正其趋向，其有功于后学讵浅鲜哉。然究系概括之言，若逐类列举，俾制者有可遵循，实莫详于孙真人焉。考《千金方》论合和云：问曰：凡合和汤药，治诸草木虫兽，用水升数，消杀之法则云何？答曰：凡草有根、茎、枝、叶、皮、骨、花、实，诸虫有毛、翅、头、甲、皮、足、尾、骨之属，有须烧炼炮炙，生熟有定，一如后法，顺之者福，逆之者殃。或须皮去肉，或去皮须肉，或须根茎或须花实，依方炼治极令净洁，然后升合分两勿令参差。药有相生相杀，气力有强有弱，君臣相理，佐使相持，若不广通诸经，则不知有好有恶，或医自以意加减，不依方分，使诸草石强弱相欺，入人腹中不能治病，更加斗争，草石相反，使人迷乱，力甚刀剑。若调和得所，虽未能治病，犹得安利五脏，于病无所增剧。例曰：诸经方用药，所有熬炼筛度皆脚注之，今方则不然，于此篇具条之：

一、凡药治择熬炮㕮，然后称之以充用，不得生称。

二、凡用石药及玉皆碎如米粒，绵里纳汤酒中。

三、凡钟乳等诸石以玉槌水研三日三夜，漂炼务令极细。

四、凡银屑以水银相成泥。

五、凡矾石赤泥团之入火半日乃熟可用，仍不得遇之不炼生入药使人破心肝。

六、凡朴硝、矾石烧令汁尽乃入丸散，芒硝、朴硝皆绞汤讫，纳汁中，更上火两三沸，烊尽乃服。

七、凡诸果实仁皆去尖，乃双仁者，汤揉挞去皮仍切之，用栀子者去皮，用蒲黄者汤成下。

八、凡牛膝、石斛等入汤酒，拍碎用之，石斛入丸散者先以砧槌扱打令碎，乃入臼，不尔捣不熟，入酒亦然。

九、凡肉桂、厚朴、杜仲、秦皮、木兰辈，皆削去上虚软甲错，取里有味者称之，茯苓、猪苓削去黑皮，牡丹、巴戟天、远志、野葛等，皆捶破去心，紫菀洗去土曝干乃称之，薤白、葱白除青令尽，莽草、石南、茵芋、泽兰，剔去叶及嫩茎去大枝，鬼臼、黄连皆除根毛，石韦拭去毛，辛夷去毛及心，蜀椒去闭口者及目用，大枣、乌梅皆去核用，鬼箭削去羽及皮。

十、凡茯苓、芍药，补药须白者，泻药须赤者。

十一、菟丝子暖汤淘汰去沙土，干漉暖酒渍经一宿，漉出曝微白，捣之不尽者更以酒渍，经三五日乃出，更晒微干捣之，须臾，悉尽极易碎。

十二、凡用甘草、厚朴、枳实、石南、茵芋、藜芦、皂荚之类，皆炙之，而枳实去瓤，藜芦去头，皂荚去皮子。

十三、凡用椒实，微熬令汗出则有势力。

十四、凡汤丸散用天雄、附子、乌头、乌喙、侧子，皆糖火炮，令微拆削，去黑皮乃秤之，惟姜附汤及膏酒中生用，削去去皮乃秤之，直理破作七八片。

十五、凡半夏，热汤洗去上滑，乃秤之以入汤，若膏酒丸散，皆糖灰炮之。

十六、凡巴豆去皮心膜，熬令紫色，桃仁、杏仁、葶苈、胡麻诸有脂膏药，皆熬黄黑则捣令如膏，指攥视泯泯尔，乃以向成散梢梢下臼中，合研捣令消散，乃复都以轻绢筛之须尽，又纳臼中依法捣数百杵也，汤膏中虽有生用者，并捣破。

十七、凡用麦蘖曲末、大豆黄卷、泽兰、芜夷皆炖炒，干漆炒令烟断用，乌梅入丸散者熬之，用熟艾者先炒细擘，合诸药捣令细，散不可筛者，纳散中和之。

十八、凡用诸毛羽、齿牙、蹄甲、龟鳖、鲅鲤者，甲、皮、骨、肉、角、筋、鹿茸等皆炙之，蛇蜕皮微炙。

十九、凡用斑猫等诸虫，皆去足翅微熬，用桑螵蛸中破炙之，牡蛎熬令黄色，僵蚕、蜂房微炒之；二十、凡丸散，用膏先炙使通体沸起燥乃可捣，有不沸处更炙之，下汤直尔用之勿炙，诸汤中用阿胶，皆绞汤毕纳汁中，更上火两三沸令烊。

二十一、凡用蜜，先火煎，掠去沫，令色微黄，则丸经久不坏，掠至之多少随蜜精粗，遂至大稠于丸弥佳。

二十二、凡丸中用蜡，烊投少蜜中，搅稠以和药。

二十三、凡汤中用饴糖，皆汤成下，用酒者皆临熟下之。

二十四、凡汤酒膏药，旧方皆云㕮咀者，谓称毕捣之如大豆又吹去细末，于此事殊不允当，药有难碎易碎、多末少末，称两则不复均平，今皆细切之较略令如㕮咀者乃得无末而片粒调和也。

二十五、凡云末之者，谓捣筛如法。

二十六、凡丸散先细切曝燥乃捣之，有各捣者，有合捣者，并随方所言，其润湿药如天门冬、干地黄辈，皆先切曝干，独捣令偏碎，更出细擘曝干，若值阴雨，可微火烘，既燥小停，冷乃捣之。

二十七、凡湿药，燥皆大耗，当先增分两，须得屑乃称之为正，其汤酒中不须如此。

二十八、凡筛丸药，用重密绢，令细，于蜜丸即易熟，若筛散草药用轻疏绢于酒中服即不泥，其石药亦用重密绢令如丸药者。

二十九、凡筛丸散药毕，皆更合于臼中，以杵捣之数百过，视其色理和同为佳。

三十、凡清药酒，皆须切细，生绢袋盛之，乃入酒密封，随寒暑日数视其浓烈便可滤出，不必待至酒尽也，滓可曝燥微捣更渍饮之，亦可散服。

三十一、凡合膏先以苦酒渍，令淹浃不用多汁，密覆勿泄，云晬时者周时也，从今旦至明旦，亦有止一宿，煮膏当三上三下以泄其热势，令药味得出，上之使匝匝沸乃下之，使沸尽良久乃止，宁欲小生，其中有薤白者，以两头微熬黄为候，有白芷、附子者亦令小黄色为度，猪肪皆令勿经水，腊月者弥佳，绞膏亦以新布绞之，若是可服之膏，膏滓亦堪酒煮饮之，可摩之膏，膏滓则宜以敷病上，此盖欲兼尽其药力故也。

三十二、凡膏中有雄黄、朱砂辈，皆别捣，细研如面，须绞膏毕乃投中，以物疾搅至于凝强，勿使沉聚在下不调也，有水银者于凝膏中研令消散，胡粉亦尔。

三十三、凡捣药法，烧香洒扫洁净，不得杂语喧呼，当使童子捣之，务令极细，杵数可至千万杵过多为佳。

三十四、凡合肾气、薯蓣及诸大补、五石、大麝香丸，金牙散，大酒煎膏等，合时、煎时勿令妇人、小儿、产母、丧孝、痼疾、六根不具足人及鸡犬六畜等见之，大忌，切宜慎之。其续命汤、麻黄等诸小汤不在禁忌之限。比来田野下里家因市得药，随便市上雇人捣合，非止诸不如法，至于石斛、菟丝子等难捣之药，费人功力赁作捣者，隐主悉盗弃之，又为尘埃秽气入药中，罗筛粗恶随风飘扬，众口尝之，众鼻嗅之，药之精气一切都尽与朽木不殊，又复服饵不能尽如法，服尽之后反加虚损，遂谤医者处方不效，夫如此者非医之咎，自缘发意甚误，宜熟思之。

以上孙真人所论丸散膏丹各药制法，极为详尽，凡制药者，均当以为法式，所谓顺之者福，逆之者殃，不可不察也。然此乃穷尽药物之本性，以垂制药之原理而已，若夫凡有制作，悉臻精妙，自非心思灵敏、技术熟练者不能获此粹诣，又非可以胶柱刻舟求之，语云大匠能诲人以规矩，不能使人巧，是则深当玩味者也。

# 第三章　丸药制法

各种成药之中，以丸药发明为最早，应用为最多，故流行极为普遍，以其携带便利且可久藏也。自《内经》乌鲗骨蕳茹丸开其端，秦汉以降制作繁夥。仲景云：丸药能逐风冷，破积聚，消诸坚癖，进食，调和荣卫；又云：丸者，缓也。言其功效以缓为用，不比汤药之涤荡迅利也。唐人则称为圆，似专重其形矣。丸药之种类甚多，制法亦各有不同，有以蜜为丸者，有以水为丸者，有以酒为丸者，有以米糊为丸者，有以面糊为丸者，有以米粥为丸者，有以枣肉为丸者，有以蒸饼为丸者，有以猪心血为丸者，有酒煮阿胶为丸者，有酒煮羖羊肉为丸者，有煮羊肾为丸者，有煮猪脏为丸者，有以药膏为丸者，而水丸之中，复有以各种药汁如竹沥、姜汁、薄荷汁为丸者，种类繁多，制法各异，均有精意寓乎其中，以为治疗之补助，非故矜造作也。兹特分述于后，以明制法，并各举一二例为证，且述其原理焉。

## 第一节　蜜　丸

蜜丸为丸药中最普通之品，其所以用蜜者，以蜜为百花之精英，得天地之正气，功能润燥、解毒、和胃，故古圣以之调和为丸，实为上选，且蜜者，密也，能固密不泄药气，俾得长久保存也。制造蜜丸之法最为简单，预将成方所用药品碾为极细末，置于盆中，然后将炼熟之蜜渐渐对合，以竹板或手调合之，如和面之状，使药与蜜融而为一，无有不匀之处，以盆、手、药三光为度。至于药料合蜜之多少，须视其原料性质而别，如原料中所含矿质或油质者多则用蜜较少，如原料为草木质，则用蜜较多，大约以数量计之，每药末一两用蜜亦一两或九钱合和揉圆即成。

有定量丸药制法，与普通者大概相同，惟须用量准（木质圆形，底有木柄，用以出药，有容药重一钱、二钱、三钱等数种）。将合成之药，用双手搓成条，其粗细与准口大小相同，用左手食指、拇指，合执准子，再以中、小指执准柄，以右手执药条，将药塞满准口内，以右手拇指由准口上平推之，然后再以左手中、小指用力向上推动准柄，药块即由准内倾落。如疑量不确，再

大医精诚万世师表

用戥子称之，以分量正确为的，然后将药块放手心内，双手合转，即成圆丸，每次或丸二三丸或丸一二丸，视其技术之熟练与否而定。

无定量丸药制法（如梧桐子大、如豆大等），将合成之药料，用双手搓成药条，置之食指上，以拇指甲掐成小段，再以拇食两指揉之使圆，以上二者制丸时，倘药黏手，可用洁净湿布常常擦之。

**例一　八味肾气丸方**《金匮》

干地黄八两　薯蓣四两　山茱萸四两　泽泻三两　茯苓三两　丹皮三两　桂枝一两　附子一两炮

制法：上八味为末，炼蜜合丸梧子大，水酒下十五丸，加至二十五丸，日三服。

**例二　薯蓣丸方**《金匮》二钱五分为一分

薯蓣二十分　当归　桂枝　干地黄　神曲　豆卷黄各十分　甘草二十八分　芎䓖　麦门冬　芍药　白术　杏仁各六分　人参十分　柴胡　桔梗　茯苓各五分　阿胶七分　干姜三分　白蔹二分　防风六分　大枣百枚为膏

制法：上二十一味末之，炼蜜和丸，如弹子大，空腹酒服一丸，一百丸为剂。

澄按：蓣薯丸，为仲景治虚劳不足风气百疾之神方，其用枣百枚煮膏为丸者，以大枣色赤入心，气香悦脾，取为滋补之助也，虽以枣为膏，实系以炼蜜和丸，故不入于枣肉丸类，而属之于蜜丸类。

### 例三　大黄䗪虫丸方 《金匮》

大黄十分(蒸)　黄芩二两　甘草三两　桃仁一升　杏仁一升
芍药四两　干地黄十两　干漆一两　虻虫一升　水蛭百枚　蛴
螬一升　䗪虫一升

制法：上十二味蜜丸，小豆大，酒饮服五丸，日三服。

### 例四　乌梅丸方 《金匮》

乌梅三百个　细辛六两　干姜十两　黄连一斤　当归　川
椒各四两　附子炮　桂枝　人参　黄柏各六两

制法：上十味共捣筛，合治之，以苦酒渍乌梅一宿去核，蒸之五升米上，饭熟捣成泥，和药令相得，纳臼中与蜜，杵二千下，丸如梧子大，先食饮服十丸，日三服，稍增至二十丸，禁生冷滑臭等物。

澄按：乌梅丸，为仲景杀虫之主方，一派苦辛，皆为虫类所畏，方中乌梅为君药，以苦酒渍一宿者，以酸味助之也，蒸之米上，取其得米谷之精华，虽奏驱虫之功，而不致伤人胃气，真圣人制药精微之处也。

### 例五　豨莶丸方 (宋·张咏)

豨莶草　不拘多少，以五月五日、七月七日、九月九日采者妙，拣去粗茎，留枝叶花实用。

制法：酒拌，九蒸九晒，研为末，炼蜜和丸，每服五十丸，空腹无灰酒下。

澄按：豨莶草，养疗肝肾、风湿，故能治中风㖞僻，言语謇涩，肢缓骨痛等证，张咏在益州至表进中朝，盛言其功，所以采取有时者，为得天地节候正气之助也，九蒸九晒者，取其气之醇和也。

### 例六　资生丸方 (缪仲淳)

白术 (米泔水浸，用山黄土拌蒸九次，晒九次，去土，切片，烙干) 人参 (去芦，入乳汁浸透，饭锅上蒸熟) 薏苡仁 (淘净，炒) 以上各三两 (一作一两五钱) 白茯苓 (去粗皮水飞，去筋膜，入乳汁拌，饭锅上蒸熟，晒干) 一两五钱 山楂肉 (蒸) 橘红 神曲 (炒) 各二两 川黄连 (姜汁炒) 白豆蔻仁 (微炒) 泽泻 (去毛，炒) 以上各三钱五分 桔梗 (米泔浸，炒) 藿香 (洗) 甘草 (蜜炙，去皮) 以上各五钱 白扁豆 (炒去壳) 莲肉 (去心) 以上各一两 干山药 (炒) 麦芽 (炒) 芡实 (净肉炒) 以上各一两五钱

制法：共研细末，炼蜜为丸，每丸重二钱，每服一丸，淡姜汤下。

澄按：此方见缪仲淳《广笔记》，云：治妊娠三月，脾虚呕吐，或胎滑不固，小儿疰夏，神疲便溏，不思饮食等证。方中所用皆平补脾胃之品，无甚神奇，惟每味各有制法，似稍精细，故特表而出之。

### 例七　调经种子丸方 (宋《验方》)

熟地黄 八两 厚杜仲 香附 (制) 各四两 川芎 当归 川续断 蕲艾 各三两 黄芩 阿胶 白芍药 (炒) 各二两

制法：共研细末，益母膏和炼蜜为丸，如梧桐子大，每服三钱温酒送下，如孕者停服。

澄按：此调理经血平妥之方，所异于通常蜜丸者，以其用益母膏和蜜为丸，偏重于行血，故受孕后不宜再服也。

### 例八　苏合香丸 (宋《太平惠民和剂局方》)

苏合香油五钱(入安息香内)　安息香一两(另为末，用无灰酒半斤熬为膏)　丁香　青木香　白檀香　沉香　荜茇　香附子　诃子(煨，取肉)　乌犀(镑)　朱砂(水飞)　以上各一两　熏陆香　片脑(研)各五钱　麝香七钱半

制法：上为细末，入安息香膏，炼蜜和剂，圆如芡实大，每服四丸，空心沸汤化下，温酒下亦得。

澄按：此丸以安息香膏合苏合香油，加炼蜜为丸，制法与前例不殊，惟方药名贵，故能治奇异危急之证。徐灵胎先生云：此辟邪驱秽之圣方，惟冰麝太多，宜减大半，后之制者，所宜信从。

### 例九　至宝丹 (宋《太平惠民和剂局方》)

生乌犀屑　生玳瑁(屑)　琥珀(研)　朱砂(研，水飞)　雄黄(研细)各一两　龙脑　麝香(研)各一钱(一作五钱)　牛黄五钱(研)　安息香一两半(为末，微火熬成膏)　金箔　银箔各五十片(研细为衣)

制法：将生犀、玳瑁为细末，入余药研匀，将安息香膏，重汤煮烊入诸药中，和捣成剂，丸如桐子大，用人参汤化下三丸。一本云：如干，入熟蜜少许，用蜡护之。

澄按：至宝丹，名虽为丹，实丸药也，因其以安息香膏煮烊为丸，似与蜜丸制法无涉，然一本有如干入熟蜜少许之文，故亦附于蜜丸之后，至其功效能治一切中恶中风、中毒、瘟疫、神魂恍惚、伤寒狂语等证，无不神验。徐灵胎先生云：安神定魄，必备之方，真神丹也。则此药之珍贵，可想见矣。

## 附　完成丸药一切方法

一、炼蜜丸　将清蜜放于锅内，用微细火煎之，炼至棕黄色为度，按现在人工养蜂场出品之蜜，较天然蜂蜜清洁，但恐不纯。

二、漂蜡法　以凝成之蜡放置锅中，用微火化之，融化之后，再用净水一盆备用，然后用葫芦瓢先蘸凉水，再向锅中之蜡轻轻蘸之，蘸后再向凉水盆内摇动数次，则蜡因遇凉水凝结瓢底，用手将蜡取下，即是净蜡。将此蜡风吹干后，再化再漂经三四次，则黄蜡可变白蜡。现在黄蜡价昂，制者多有黄蜡加对白洋蜡者，然作成丸药，夏则软塌成坑，冬则燥裂。夫用蜡为丸，所以保护药力，若有燥裂之虞，则药气走泻，大失本意矣，故仍以用本国黄蜡为佳。

三、赤金衣粘贴法　蜜丸遇有金衣时，则俟药丸成后稍干时，将赤金页剪成条或块，以药丸放赤金页上转动之，则金自贴药上。

四、朱砂衣挂法　丸药如有应用朱砂为衣者，将药丸成后，用药笟一个（即药匾子），丸药放于其中，加以朱砂末，摇动旋转，以丸成朱色为度。

五、制蜡皮及封固法　将黄蜡放置较高形锅内，加水少许，用微火化之，以不开泡为度。然后以木胎子（即木球）放置水碗中浸湿，再将木胎挂于铁钩上，用湿布将木胎上水点擦净，向锅中熔蜡上蘸之，蘸满急速

提起，使木胎上余蜡均向钩上流下，放在凉水碗中，蜡
过冷即凝成皮，此为单皮。如欲挂双皮时，则将第一次
所蘸经过凉水后，再向蜡锅内蘸一次，再入凉水碗中，
即成双皮。然后由水中提出，用左手执蜡球，右手持小
刀，于球之中央割开一口，口长约全球五分之四强，再
将上面之蜡皮揭开，轻轻将木胎取出，使上下两皮与挂
钩不断，再将药丸放于蜡皮内之钩尖上，用手轻轻将上
下两皮合好，再将开口处用烧熟之小烙铁四周烙之，使
皮固合无孔隙为佳，再急向锅内之蜡上猛蘸一次，急急
提起，再放水中蘸之，用右手切断挂钩处之蜡，钩处之
孔再以烙铁烫固，此蜡皮即完全封固矣。

六、蜡皮盖印法　蜡皮上盖印有二种。（一）金字，
将刻成之该药品名称及药店字号小章，向赤金纸上粘
之，或将金页煎成小块，大小与章同，每次粘一块向蜡
皮上缓缓用力盖之。（二）红字，将银朱面放置干棉花
上，再以该药之名章，向银朱上粘之，粘满再向蜡皮上
缓缓盖之，即成红字。

## 第二节　水　丸

制水丸法，先将所配丸药之药末，依方量准，合和
一处，然后取药匾子一个，以笤帚刷水于上，将药末洒
于药匾子内，用双手摇动，使药末与水相合而成为一种

极小之丸粒，视水略干再刷以水，数摇之再洒以药末，频频摇动，如此数次，粒渐大，即成水法丸药。如其所摇之药多，则药匾子加大，统用人力未免徒劳，往往将药匾子用绳系于高处，高低与手相平，以手执匾子，使其摇动旋转，较纯用人摇为省力也。然作水丸多用母子，母子约分数种，最通常者系用碾药所余之细药渣子，作时将渣子置药匾子中，洒之以水，继下药末，用力摇动，数洒频摇即成丸药。亦有以小米饭粒为母子者，如木香通气丸之类是也。此种技术，为一种专门手工，非用数年苦工不能精练，其所作水法小丸，放于纸上观之，万颗匀圆，绝无大小不等之弊，极似机械所制，可见中国手工之精妙诚属可惊，尤宜保存不可令其失坠也。

**例一　四生丸** (张子和方)

黑牵牛头末 三两　大黄 (去粗皮，酒洗，纸包煨香存性不可过) 生皂角 (去皮) 各一两　生芒硝 五钱

制法：研为末，水泛丸，如梧桐子大，每服二三十丸，热汤下，治一切火逆热结。功能：泻积热。

**例二　礞石滚痰丸** (《养生主论》)

黄芩　大黄 (酒蒸) 各八两　礞石 一两 (焰硝煅过，埋地内七日) 沉香 五钱 (忌火)

制法：上四味为细末，水丸，川椒大，量人大小用之，用温水一口送过咽，即仰卧，令药徐徐而下，半日

不可饮食。服后喉间稠黏壅滞不快，此药力相攻，故痰气从上也，少顷药力至而逐渐恶物入腹下肠，效如响应。

**例三　胡黄连丸** (宋《博济方》)

胡黄连　丁香　密陀僧各五钱　肉豆蔻一个　槟榔一枚
红雪一两　诃子二枚 （一枚煨，一枚生用）

制法：研为细末，入麝香二钱五分，和匀，次入绿豆末少许，水和为丸，如麻子大，小儿三岁以下每服一丸，米汤下。

澄按：此宋人治小儿疳疾泄利之方，功能健肠胃、祛虫积，虽系水丸，而制时另加麝香绿豆粉，与普通者不同，故特表而出之。

## 第三节　各种药汁丸

丸药多有以各种药汁为丸者，如姜汁、胆汁等，其类颇为不少，兹分述如次。

**（甲）姜汁丸**　系以姜汁糊药为丸者。以其有祛痰逐饮之功也。

**例一　寿星丸** (《沈氏尊生书》方)

天南星一斤(先掘土坑一尺，以炭火三十斤烧赤，入酒五斤渗干，乃安南星在内，盆覆定，以灰塞之，勿令走气，次日取出研为末)　朱砂二两　琥珀一两

制法：共研末，姜汁糊为丸，如梧子大，每服三十丸，人参菖蒲煎汤送下。治痰饮之症。

制药大纲

大医精诚万世师表

**（乙）竹沥姜汁丸**　竹沥姜汁均有化痰之功，故以之为助也。

**例一　竹沥达痰丸**（《沈氏尊生书》方）

半夏(姜制)　陈皮(去白)　白术(微炒)　大黄(酒浸，蒸晒干)　茯苓　黄芩(酒制) 以上各二两　甘草(炙)　人参以上各一两五钱　青礞石(同焰硝一两火煅金色)一两　沉香五钱

制法：以竹沥一大碗半，姜汁三匙拌匀，盛瓷器内，晒干，研细，如此五六度，再以竹沥姜汁和丸，如小豆大，每服一百丸，临卧米饮或热汤下，能运痰从大便出，不损元气，孕妇忌服。

**（丙）薄荷汁丸**　薄荷能疏肝胆风热，故能治惊悸。

**例一　金珠丸**（谭氏方）

天南星(炮)　白矾(煅)　半夏(汤浸七次)　朱砂(研细)以上各五钱　人参　干山药各一钱　腻粉二钱　金箔十片

制法：研为细末，薄荷同水打糊为丸，如绿豆大，金箔为衣，每服一丸。食后生姜汤送下，治小儿惊悸、咳嗽、多痰、胸膈烦热。

**（丁）荷叶煎汁丸**　荷叶色青入肝，味苦性升，故取以佐治气瘿。

**例一　通气散坚丸**（《医宗金鉴》方）

人参　桔梗　川芎　当归　天花粉　黄芩(酒炒)　枳实(麸炒)　广陈皮　半夏(制)　白茯苓　胆星　贝母(去心)　海藻(洗)　香附米　石菖蒲　生甘草各一两

24

制法：研为细末，荷叶煎汤为丸，如豌豆大，每服一钱，灯心二十根、生姜三片煎汤下，主治气瘿、气瘤，功能消坚散结，补气解毒。

**例二　菩提救苦丸**（宋《验方》）

紫苏　葛根　羌活各四两　苍术　赤芍药各三两　陈皮　生地黄　白芷　防风　川芎　黄芩　厚朴各二两　甘草　细辛各一两

制法：共研末，新荷梗荷叶煎水为丸，每重二钱五分，大人每服一丸，小儿半丸，生姜或开水下，治感冒风寒，时行瘟疫，暑湿头痛，口渴身热等证。

澄按：此方偏于温燥，有局方之遗意，其用荷梗、荷叶均不失升发之义，时疫等症，所宜慎用。

**（戊）榴梨汁煎丸**　二汁酸涩有杀虫解毒之功也。

**例一　酸石榴丸**（《证治准绳》方）

酸石榴七枚（去皮，瓷盆内盛，随炊饭甑上蒸烂绞取汁）　羌活（去芦）　防风（去叉）　薄荷　人参（去芦）各一两　芜蔚子　白附子（炮）　苦参（去芦）　乌喙　犀角屑各五钱　冬消梨二十枚（去皮核，捣绞取汁）

制法：研为末，榴梨二汁煎如膏，和丸如梧子大，每服十丸，不拘时温酒下，治紫癜风。

澄按：此方用榴梨二汁取其酸涩之味，合和群药而建祛风、杀虫、解毒之功也，惟乌啄有剧毒，全料分量甚轻，而所服乃至梧子大十丸，甚为不妥，乌啄宜删去，或以熟附片代之，方可无害也。

**（己）韭菜汁丸**　韭菜性温味辛，故取用和药助走窜之力也。

**例一　七生丸**（《证治准绳》方）

川乌头　草乌头　天南星（并去皮）　半夏（冷水洗去滑）川芎　白芷　石膏各等分

制法：并生研细末，韭菜研自然汁为丸，如梧桐子大，每服七丸，加至十丸，食后嚼生葱茶送下，治头风、痰食、气饮、诸厥、伤寒、伤风、头痛不可忍者。

**（庚）葱汁丸**　葱能通气，故仲景白通汤用之以通阳气，此丸用葱者，所以助药力而去诸气、诸积、疝瘕等病也。

**例一　七转灵应丹**（《疡医大全》方）

白芜夷（取末）四钱　木香（取净末）四钱　牵牛（取头末）三两　雷丸（取净末）三两　锡灰（煨，取净末）三钱　一方有使君子一两、鹤虱五钱

制法：共取净末，一处拌匀，葱白一斤，煮沸汤，露一宿，捣和为丸，如黍米大，每服三四钱，老幼减半，俱用葱白汤露一宿，早晨空腹冷服，泻出病根，能治新旧诸积、诸气，妇人血瘕，小儿疳积、虫积。

**（辛）没药水丸**　取没药之行气血以助香附之力也。

**例一　七制香附丸**（《医学入门》方）

香附米十四两　分为七份。

制法：同当归二两（酒浸），同蓬莪术二两（童便

浸），同牡丹皮、艾叶各一两（米泔浸），同乌药二两（米泔浸），同川芎、延胡索各一两（水浸），同荆三棱、柴胡各一两（醋浸），同红花、乌梅各一两（盐水浸），各浸春五日、夏三日、秋七日、冬十日，晒干，只取香附为末，以没药水打糊丸，如桐子大，每服八十丸，温酒下，治经水不调、结成癥瘕或骨蒸发热。

### （壬）诸胆汁丸

**例一　龙脑丸**《证治准绳》方

龙脑　麝香　雄黄各一钱　胡黄连末　牛黄　朱砂熊胆　芦荟　虾蟆灰各一分

制法：共研如粉，以水化熊胆和丸，如麻子大，每服三丸，薄荷温汤送下，治小儿脑疳、羸瘦、烦热，功能宣壅、消积、杀虫。

澄按：诸胆如熊胆、牛胆、猪胆、蛇胆虽主治略有不同，然色青味苦，入人肝胆而能清热、化痰、镇惊则一也，此方药力雄峻，用当有功，然究嫌脑麝较多也。

**例二　龙胆苦参丸**《沈氏尊生书》方

龙胆草一两　苦参三两

制法：牛胆汁和丸，如梧桐子大，每服五丸，食前以生大麦苗汁，或麦饮送下，治谷疸、劳疸。

澄按：此方以牛胆汁和丸者，取其苦以助龙胆、苦参之苦味者也，又恐大苦伤胃，故服时以大麦苗汁或麦饮送下，此用药之权宜也。

大医精诚万世师表

**例三　龙胆丸** (《三因极一病证》方)

龙胆草　黄连　使君子肉　青皮各等分

制法：研为末，猪胆汁和丸，如梧子大，每服三十丸，临卧热汤送下，治疳病发热。

**例四　龙胆丸** (《证治准绳》方)

龙胆草(去苗)　青皮(去瓢)各二钱五分　宣黄连(去毛)　赤芍药各五钱　槟榔(大者)一个　麝香少许

制法：研为末，猪胆汁入面糊丸，如萝卜子大，每服二三十丸，空腹米饮送下，治小儿食后发热，至夜则凉，功能清热消积。

## 第四节　枣肉丸

大枣味甘肉肥，煮烂去皮，用以和丸，有补中之效也。

**例一　竹皮大丸** (《金匮》方) 二钱五分为一分

生竹茹　石膏各二分　桂枝　白薇各一分　甘草七分

制法：研为末，枣肉和丸，如弹子大，每服一丸，米饮送下，日三夜二服，有热倍白薇，烦喘加枳实一分，治妇人乳中虚、烦乱、呕逆，功能安中益气。

**例二　四神丸** (《证治准绳》方)

肉豆蔻(麦裹煨)　五味子(炒)各二两　补骨脂(酒浸一宿，炒)四两　吴茱萸(淡盐汤炒)

制法：研为末，用生姜八两（切，一作四两）、红枣一百枚（一作四十九枚）清水煮烂，去皮核，与药末捣和丸，如梧子大，每服五七十丸，空腹米饮送下，治脾肾虚寒，五更泄泻，不思饮食或久利虚痛，腰酸肢冷，功能温脾肾止泻。

## 第五节　酒丸　酒糊丸

酒之制法，昉自上古，原所以祀神成礼，而人饮之亦可以通气道、和血脉，非专供沉湎之用也。大别之可分为米酒、烧酒二种。米酒用糯米或黍米，蒸熟和曲酿之即成，《别录》云主行药势，杀百邪恶毒气，通血脉，厚肠胃，润皮肤，散湿气，消忧发怒，养脾气，扶肝除风，若烧酒则辛辣燥烈有毒，故入药者均以米酒为宜。古方或以酒丸药，或以酒煮糊为丸，乃取其通调气血，无处不到，足以行药势而除邪毒，厚肠胃而祛风湿也，兹分述于次。

**例一　四味鹿茸丸**（张氏《医通》方）

鹿茸（酥炙，另捣成泥）　五味子　当归身各一两　熟地黄二两

制法：研为细末，清酒和丸，如梧桐子大，每服四五十丸，空腹温酒下，治肾、肝、督脉皆虚，咳嗽吐血，脉虚无力，上热下寒等证，功能补肾督、益气血。

## 例二　更衣丸

朱砂五钱(研如飞面)　芦荟七钱(研细生用)

制法：滴好酒少许，和丸如梧子大，每服一钱二分，不拘时橘皮煎汤下，治津液不足，肠胃干燥，大便不通，功能消积润肠。

## 例三　菟丝子丸《济生方》

菟丝子(酒蒸)　肉苁蓉(酒浸)各二两　牡蛎(煅粉)　附子(炮)五味子　鹿茸(酒炙)各一两　鸡膍胵(炙)　桑螵蛸(酒炙)各五钱

制法：共研细末，酒煮米糊为丸，如梧子大，每服七十丸，空腹盐汤下，治小便多而不禁，功能益肾补阳。

## 例四　远志丸《证治准绳》方

远志八两(甘草水煮，去心)　茯神(去木)　益智仁各二两

制法：共研细末，酒煮面糊为丸，如梧子大，每服五十丸，临卧枣汤送下，治小便赤浊，有益肾之功。

## 例五　缩泉丸《补遗方》

天台乌药　益智仁(盐拌炒，去盐)各等分

制法：共研细末，酒煮山药糊为丸，如梧子大，每服五七十丸，空腹盐汤或温酒下，治肝气不足，小便频数，昼甚于夜者，功能益肾。

## 例六　打老儿丸（华佗方）

石菖蒲(铜刀刮去皮，用嫩桑叶枝相拌蒸，晒干，去桑枝不用，不可犯铁器，令人吐逆)　山药(蒸晒干)　牛膝(去芦用黄精自然汁浸，捞出，换酒浸一宿，若无黄精，酒浸三日捞出焙干)　山茱萸肉(慢炙焙干)　远志(用甘

草水浸一宿捞起晒干，又浸晒） 巴戟（用枸杞子汤浸一宿，去心酒浸一宿，捞起，用菊花同包，炭灰焙令黄色，去菊花不用） 续断（酒浸去内里筋，文火炒半干晒） 五味子（蜜汤浸去子，再以浆水浸一宿，焙干） 茯苓（去皮筋捣细，于水中搅去浮者） 楮实子（水浸三日搅去浮者不用，捞起晒干酒浸一宿，滤出蒸，从辰至午焙干） 枸杞子（去蒂） 熟地黄（蒸，取出放冷，又以酒蒸取出令干，又拌蒸三四次，勿犯铁器） 小茴香（酒浸一宿炒干） 肉苁蓉（洗，酒浸一宿，刷去沙皮毛，劈破中心，去白膜一重，如竹丝饭上蒸从寅至未，再用酥炙黄） 杜仲（去皮，酥炙，炒无丝）

制法：共为细末，酒糊为丸，如桐子大，每服二十丸，空腹温酒下，服五日觉身轻，十日精神爽快，二十日言语响亮，一年白发黑行步如飞，功能壮筋骨、补阴阳。

澄按：此方与还少丹大致相同，惟多续断一味，又还少丹以炼蜜与枣肉和丸，此方以酒糊为丸，是其不同之处，酒糊丸不奇，而每味各制殊为精细，为可取耳。

**例七　黑锡丹**（宋《太平惠民和剂局方》）

黑铅（熔，去渣） 硫黄各二两 沉香 附子（炮） 胡芦巴（酒浸，炒） 阳起石（煅，研细，水飞） 破故纸 舶上茴香（炒） 肉豆蔻（面裹煨） 金铃子（酒蒸，去皮核） 木香各一两 肉桂五钱（一方无阳起石）

制法：将黑铅入铁釜内熔化，入硫黄如常法制，结成砂子，摊地上出火毒，研令极细，余药并研细末和匀，自朝至暮，研至黑光色为度，酒曲糊丸，如梧子大，阴干，藏铅罐内，擦令光莹，每服四十丸，姜汤下，治真元亏惫，上盛下虚，心火炎盛，肾水亏竭，胸中痰饮或上攻头目及奔豚上气，两胁膨胀，阴阳不升，五种水气，脾气上攻，或卒暴中风，痰潮上膈等证。

澄按：黑铅丹为救急之圣药，凡地气上攻，痰潮壅盛等危证，非此药不能收旋乾转坤之效。徐灵胎先生最为推重，每制成用布袋随身佩带，既可藉吾身元气温养，又可随时取用，凡医者均当以为法也，故有此镇纳上越之阳气，为医家必备要药之语，其宝贵从可见矣。

## 第六节　醋丸　醋糊丸

醋为米或麦所酿成，自古为调味重要之品，其味酸，其性凉（或云微温），功能散瘀、解毒、下气、消食、消癥结，治产后血晕，治痈疽，杀肉菜虫诸毒，内服外敷制药，应用甚广，且味酸近涩而有收敛之功，丸药中有以醋和丸者，有以醋煮糊为丸者，皆或取其散瘀解毒，或取其下气消结之功而为药品之助也。兹分述于下。

**例一　䵌红丸** （《证治准绳》方）

干漆（炒烟尽）　紫菀花（醋拌炒）各一钱　巴豆（去皮膜心，不去油）七粒

制法：共研为末，醋和为丸，如梧子大，用红纱包，红丝缚定，每服一丸，温水下，治癖积虫病。

**例二　椒附丸** （宋《太平惠民和剂局方》）

川椒（去子，炒出汗）　槟榔　附子（炮，去皮脐）各五钱　陈皮

（去白）　牵牛（微炒）　五味子　石菖蒲　干姜（炮）各一两

制法：剉碎，用好米醋于瓷器内文武火煮令干，焙研细末，醋煮面糊为丸，如梧子大，每服三十丸，食前空腹盐汤送下，妇人血海冷当归酒下，主治下焦不足，内夹积冷，脐腹急痛，肢倦面黑，时有盗汗，小便滑数，白浊，膝脚软弱，心腹胀满，肾虚腰痛等证，功能补虚壮气，暖下元，温和五脏。

**例三　暖宫丸**（《证治准绳》方）

生硫黄六两　赤石脂（火煅）　海螵蛸　附子（炮，去皮脐）各三两　禹余粮（火煅，醋淬）九两

制法：共研细末醋糊为丸，如梧子大，每服三十丸，空腹温酒或醋汤下，治冲任虚损下焦久冷，月经不调，不能受孕及崩漏下血，赤白带下等证，功能益冲任，暖子宫。

澄按：此方为妇科下焦虚冷，崩漏血下，久不受孕之主方，故同为醋糊丸，特表而出之，惟生硫黄分量稍多耳。

**例四　万应丸**（《秘方》）

槟榔一两　三棱（醋炒）　蓬莪术（酒炒）　陈皮（麸炒黄）　橘红　雷丸　干漆（炒烟尽）　使君子肉　麦蘖面（炒）　神曲（炒黄色）各五钱　芜荑二钱五分　高良姜（陈壁土炒）　缩砂仁（去壳）各二钱　鹤虱（微炒）　木香（不见火）　胡黄连（炒）　甘草（炙）各三钱

制法：共研细末，醋打米糊为丸，如绿豆大，每服二三十丸，空腹淡姜汤下，主治腹内有虫及食积气块

痛，小儿疳病，功能消坚化积、温中杀虫。

**例五　驻车丸**（唐《千金方》）

阿胶十五两（捣碎，蛤粉炒成珠为末，以醋四升熬成膏）　黄连一斤十四两（去须，炒黑）　当归十五两（去芦）　干姜九两（炮）

制法：研为末，捣筛，醋煮阿胶为丸，如梧子大，每服三四十丸，食前米饮送下，日三次，治阴虚发热，下利脓血及休息利，功能养血健肠，清热解毒。

澄按：《经》云黄连厚肠胃而止利，为泄利圣药，阿胶功能养血，能去瘀生新，其用醋炒为丸者，取其稍含酸涩之味，以止久利之滑脱也，古人用药之精、制法之妙如此。

**例六　镇宫丸**（《证治准绳》方）

代赭石（火煅，醋淬）　紫石英　禹余粮（制法同上）　香附子（醋煮）各二两　阳起石（火煅，细研）　鹿茸（燎去毛，醋蒸焙）　茯神（去皮木）　阿胶（剉碎，蛤粉炒成珠）　当归（去芦，酒浸）　蒲黄（炒）　芎劳各一两　血竭（另研）五钱

制法：研为细末，用艾煎醋汁煮糯米粉糊为丸，如梧子大，每服七十丸，空腹米饮下，主治妇人崩漏不止，或下五色，或赤白不定，或如豆汁，或状如豚肝，或下瘀血，脐腹胀痛，头晕眼花久而不止，令人黄瘦口干，胸烦不食等证，功能温下焦、暖子宫。

## 第七节　米糊丸　面糊丸　蒸饼丸　粥丸

《经》云：稼穑作甘。甘者何，五谷之甘味也。又云：谷入于胃，以传于肺，五脏六腑皆以受气，清者为荣，浊者为卫。足见五谷为养，所以生人，而实气血生化之根源也。考之《仓公列传》，仓公得上古脉法，能决人生死之期，然犹且有安谷者过期，不安谷者不及期之训，则谷食与人生之关系为何如乎。古圣贤深知此意，其制方也往往于治疾药中，参以五谷之类。一则因谷为胃气所喜，藉其气引导药力以祛疾，一则因谷可以调护胃中真元之气，使不致为药所伤，用意至为深远。至于峻厉毒烈之品，不得已而用，亦必伴以谷类，以为正气之护，如仲圣治女劳疸用硝石矾石散，方下注云：以大麦粥汁和服，其义岂不昭然若揭哉！故今古医方中，凡丸药多有以米糊为丸，或面糊为丸，或蒸饼水浸为丸，或炊饼水浸为丸者，更有以米粥为丸者，胥本此义，兹分述于下。

**（甲）米糊丸**

**例一　快膈消食丸**（《证治准绳》方）

砂仁　陈皮　三棱　蓬莪术　神曲　麦蘖各五钱　香附子(另炒)一两（一方有制枳壳）

制法：研为末，米糊和丸，如麻子大，食后白汤送下，主治食滞艰下，膈道不利，功能健胃消积。

**例二　痰核丸**（《沈氏尊生书》方）

枳壳十四个（掰，去子）　生大黄五钱（研细）　斑蝥十四个（去头足翅）

制法：每用枳壳二片对合，入斑蝥一个，又将大黄末分十四分，每一分入枳壳两片内，线扎紧，再将夏枯草六两铺大锅底，将枳壳排放在内，入水六宫碗，煮干水，只枳壳切片，晒或烘干，去大黄、斑蝥，再将蓖麻子六十三粒，炒去油打烂，入药米糊为丸，如梧子大，每服七丸，早晚开水送下，服至痰核消去大半，即止不服，调养半月，自然平安而愈，专治痰核坚结，功能消结散壅。

澄按：斑蝥虫（应作斑蝥）有剧毒，内服无不痛极尿血，然有治瘰疬、下败血、破石淋、下死胎之功，痰核之证，至为顽恶，故取用之以收扩清之效，又恐其有毒，于是与大黄共入枳壳片内，上锅煮之，只用枳壳，去大黄、斑蝥，此乃取其气而弃其形质，深得古人用药精意，颇为可法，惟共煮究嫌浑同，不如同蒸之较为空灵也。至于服至痰核消去大半即止，尤与《内经》衰其半而止之训相合，沈氏体物之精，理法之密，尤堪矜式矣。

**（乙）面糊丸**

**例一　补宫丸**（《证治准绳》方）

白薇　牡蛎　白芍药　鹿角霜　山药　白术　白茯苓　乌鲗鱼骨　白芷各等分

制法：共研细末，面糊为丸，如桐子大，每服五十丸，空腹米饮下，治妇人诸虚不足，久不妊娠，骨热形羸，崩中带下，功能补冲任、清虚热、止带下。

**例二 宽肠丸**（《沈氏尊生书》方）

黄连 枳壳各等分

制法：共研为末，面糊为丸，如梧桐子大，每服五十丸，米饮送下，治便闭，功能清热消积。

**例三 濬川丸**（《证治准绳》方）

大戟 芫花(醋炒) 沉香 檀香 南木香 槟榔 莪术 大腹皮(洗，焙干) 桑白皮(剉，炒)各五钱 黑白牵牛(晒，研取生末)一两 巴豆(去壳膜心，存油)三十五粒

制法：除牵牛末、巴豆外，沉香、檀香、木香、槟榔不过火，余五味焙干，同沉香等研为末，加牵牛末和匀，巴豆切碎，在乳钵内杵极细，入前药末，同再杵匀，水煮面糊为丸，如麻仁大，每服十七丸，浓煎葱汤候温，五更初空腹送下，去水未尽，停一日减用十三丸，次减九丸、七丸，证退即止，仍投南星腹皮散，如单腹胀肿甚，能饮食气壮者加甘遂同丸取效，仍忌甘草相反之物，专治水肿及单腹胀、气促等证，功能消积逐水。

澄按：千古以来，真能攻病者张子和一人而已，其所擅长者厥为三法，而下法收效尤多，如舟车丸、濬川散、三花神祐丸，用之得当，实可以生死人而肉白骨，岂薛立斋模棱两可之流所能望其项背哉！此方取法子和，化散为

大医精诚万世师表

丸，当为王金坛常用取效之方，虽同为面糊丸，而制法较精，服食有度，故特表而出之，以供研讨。

## （丙）蒸饼丸

### 例一　补心丸 (宋《秘方》)

川芎藭　全当归(酒洗)　生地黄各一两五钱　人参　甘草各一两　远志(去心)二两五钱　酸枣仁(炒)　柏子仁(去油)各三两　金箔二十片　麝香一钱　琥珀三钱　茯神(去皮木)七钱　朱砂(另研)　牛胆南星各五钱　石菖蒲六钱

制法：共研细末，蒸饼糊为丸，如绿豆大，朱砂为衣，每服七八十丸，津唾咽下，或姜汤送下，主治心虚手振，功能补气血，镇心神。

澄按：方中人参、甘草、远志、柏子仁补心气者也，地黄、当归补心血者也，金箔、朱砂、茯神、琥珀镇心神者也，川芎疏通气血，菖蒲开通心窍，胆星平木化痰，丸以蒸饼，藉谷精以和脾胃，深得古法矣。

### 例二　开结导饮丸 (李东垣方)

陈皮　白术　泽泻　茯苓　半夏(制)　神曲　麦蘖各一两　枳实(炒)　青皮　干姜各五钱

制法：共研末，汤浸蒸研为丸，如梧桐子大，每服三十丸，至七十丸，食远温汤下，治食积胸闷，脚气流注，功能健胃消积。

### 例三　开胃丸 (宋《太医局方》)

木香　蓬莪术　白术　人参(去芦头)　当归(剉，微炒)各五

钱　麝香(细研)　白芍头各一分

制法：捣罗为末另匀，汤浸炊饼和丸，如黍米大，每服十五丸，温米饮下，治小儿脏腑怯弱，内受风冷，腹肋胀满，肠鸣泄利，或青或白，乳食不化，及脏冷夜啼，胎寒腹痛。

### （丁）粥丸

**例一　调中顺气丸**《沈氏尊生书》方

大半夏(姜制)　大腹子各一两　木香　豆蔻仁　青皮陈皮　三棱各五钱　砂仁　尖槟榔　沉香各二钱五分

制法：共研细末，米粥为丸，如梧桐子大，每服二三十丸，陈皮汤送下，功能调气健胃、化痰破积、下死血。

**例二　缩胎丸**(朱丹溪方)

黄芩夏一两，秋七钱，冬五钱(酒炒)　枳壳(炒)　滑石(临月十日前小便少时加之)各七钱五分　白术一两(一作二两)

（一方有去白术、陈皮三两，茯苓七钱五分，无枳壳、滑石）

制法：共研末，米粥为丸，如梧子大，每服三十丸，空腹熟汤送下，治妇人妊娠八九月，缩胎易产，功能调肠胃，清浊气，安胎元。

澄按：世均称黄芩、白术为安胎圣药，叩其所以然之理茫然也。盖胎之不安由于湿与热交蒸互郁，黄芩性味苦寒能清热，白术淡渗补脾能去湿，故为妊娠之要药也。考《金匮》妇人妊娠当服当归散主之，乃于芎归养血药中，

大医精诚万世师表

加黄芩、白术以清湿热，故为妊娠常服圣剂。丹溪翁制缩胎丸方，芩术并重，深得仲景之心传矣。

### 例三　九制硫黄丸 (宋《验方》)

舶硫黄(土硫黄不可用)不拘多少

制法：第（一）制，用老白豆腐，将黄研末，用净砂锅以竹篱夹锅底，篱上盖豆腐一层，铺黄一层，叠叠铺好，入水煮至豆腐黑黄色为度，用清水漂净豆腐渣再煮二次，每黄一斤、豆腐一斤，或黑豆拌煮亦可。

第（二）制，用大萝卜挖空将黄末入内，盖紧缚好，慢火煮至萝卜黑黄烂为度，清水漂净，复煮二次，或萝卜切片拌亦可，一黄二卜。

第（三）制，将鲜背浮萍洗净拌黄末，煮至萍腐烂为度，但萍根须叶最多，清水漂净，或打烂取汁拌煮亦可，一黄三萍。

第（四）制，用新绿豆拣淘洗净，以黄末拌，煮至豆烂为度，清水漂净，一黄二豆。

第（五）制，用石菖蒲或菖蒲洗净切小段，拌黄末，入水煮至烂为度，取汁拌煮更妙，一黄二蒲。

第（六）制，松柏叶各半，洗净去枝，用叶剪碎拌黄，煮至叶烂为度，清水漂净。

第（七）制，或藕或梨，或藕梨各半，切片同黄煮至藕梨烂为度。

第（八）制，肥猪大肠，洗净气味，将黄末研细漂净，装入大肠，两头扎紧，勿令走漏，煮至大肠熟烂为度，清水泡过夜，澄出阴干。

第（九）制，用地黄二两，全当归、天门冬、麦门冬各一两，川芎、陈皮、枸杞、杜仲、茯苓、炙甘草、前胡、防风、泽泻、蛇床子、五加皮各五钱，每黄一斤，用药一料，照黄递加，用清水煮浓，将黄末投入，煮至药汁干，起出阴干。

成丸，用糯米煮粥拌为丸，如绿豆大，阴干瓷瓶装收，每服第一月用三分，第二月四分，三月六分，四月八分，五月一钱，每月递加至二钱为度，空腹时盐汤送下，如恐服久发毒，病愈则止，自无妨碍。主治：补先天本元不足，健脾胃，壮筋骨，却百病，治虚弱，齿落阳痿，久服面如童颜，老当益壮，功能壮阳。

澄按：硫黄秉纯阳之精，赋大热之性，至为燥烈有毒，然能补命门真火之不足，古方用之者如太白丹、来复丹、金液丹、通灵玉粉散等，皆有佐使以为之制，故能有利无弊，若误信方士丹客之言，恣为服食，必有祸变，或发背疽脓疽，或为消渴，或生奇疾。纪文远公《笔记》载，某人服硫黄，始而强壮有功，后忽暴卒，其死也身肉寸寸磔裂，其祸亦云惨矣。此方反复煮制，皆欲去其燥烈之毒，以免戕人脏腑耳。而最有奥义者，为第一、第二、第四、第八各制法，盖豆腐、绿豆、萝卜均最能解毒，而猪脏脂膏最富，所以润其燥也，用心良苦，制法甚精，然尚有病愈即止之文，亦可见教人以不可恃药纵欲也。且此药之必以九制者，以硫黄实燥烈有毒，不能不多次炮制以防其害，非故为造作者可比，若后世之七制陈皮、九制大黄、二十四制大黄、四十二制半夏，则去精微而存渣滓，徒费功夫药力，究竟废物无用，亦何许子之不惮烦耶。

## 第八节　动物质丸

丸药之中多有以动物质为丸者，盖取诸血肉有情之物，以补人身之气血，其功效固非草木所能及也。徐之才十剂，补可扶弱剂中，推重羊肉，其意盖可见矣。用动物质和丸，始于《内经》四乌鰂鱼骨一藘茹丸，丸以雀卵，饮以鲍鱼汁，岂非以乌鰂鱼为水中动物，乌者肾之色，骨乃肾所主，而雀卵包含元气最补精血，鲍鱼味咸气臭主利下焦，用以治血枯之证，而滋肝补血也。仲景继之，于产后腹中疼痛、虚劳不足等证，用当归生姜羊肉汤，以资辛温培补，正《经》所谓精不足者补之以味也。后贤往往师其意而扩充之，以诸种动物质和丸，以收补可扶弱之效，如虎潜丸、补阴丸以羖羊肉为丸，补肾丸、补肾明目丸以羊肾研烂为丸，戊戌丸以狗肉为丸，铁精丸以生鸡肝捣和为丸，其例甚多，若鳖甲煎丸则取坚金之质以攻疟母坚痞，朱砂丸用猪心血为丸，正诚丹以朱砂纳猪心内煮为丸，所以收安神之功，脏连丸以猪脏煮烂为丸，七宝丸、玉芝丸均装猪肠肚内，煮烂为丸，或用以引药治脏内之病，或借猪肠肚稍助人脾胃之气，用意各殊，制法亦异，故能各著其效，兹分述于后。

**（甲）雀卵丸**　雀肉丸　卵白主气，卵黄主血，雀乃羽虫，潜入大水为蛤，丸以雀卵者，取其补血而补气也，雀肉甘温，亦益人精血。

### 例一　四乌鲗骨一藘茹丸（《素问》）

乌鲗骨四两（一名海螵蛸）　　藘茹一两（一名芦茜草）

制法：共研细末，以雀卵为丸，小豆大，每服五丸，饭后以鲍鱼汁一杯送下，早晚二服，治血枯证，此得之年少时有所大脱血，若醉入房，中气竭，肝伤，故月事衰少不来，功能补精血，治肝伤气竭等证。

### 例二　补肾磁石丸（《证治准绳》方）

磁石（火煅红，醋淬七次，水飞）　　甘菊花　　石决明（煨）各一两
菟丝子（酒浸一宿，慢火焙干，作酒煮，捣丝焙）　　肉苁蓉（酒浸去腐焙）各二两

制法：研为细末，雄雀十五只，去皮嘴留肠，以青盐二两，水三升，煮雀至烂，汁尽为度，捣如膏，和药为丸，如梧子大，每服二三十丸，空腹时温酒送下，治肾脏虚，肝气上攻，眼目昏暗，远视不明，时见黑花，渐成内障，功能滋肝肾，清虚热。

**（乙）羊肉丸**　羊为火畜，其性甘温，且血肉有情，最能补益人之气血，故徐之才以为至补之味，与黄芪并称，后世多宗之，用以和丸，实有补益之效也。

大医精诚万世师表

**例一　虎潜丸** (朱丹溪方)

败龟板(酥炙)　黄柏(盐酒炒，一作三两)各四两　知母(盐酒炒)

熟地黄各二两(一作各三两)　牛膝三两五钱(酒蒸，一作二两)　白芍药

一两五钱(酒炒，一作二两)　锁阳(酒润，一作二两)　虎胫骨(酥炙)　当

归各一两(酒洗，一作二两)　陈皮七钱五分(盐水润)　干姜五钱(冬月用之)

制法：共研细末，羯羊肉二斤，酒煮捣膏为丸，如
梧子大，每服三钱，空腹时淡盐汤送下，痿而厥冷，加
附子半枚，主治肾阴不足，筋骨痿软不能步履，臁疮，
筋骨痿弱，下元虚冷，精血亏损及骨蒸劳热等证，功能
壮筋骨和气血。

**例二　补阴丸** (《证治准绳》方)

黄柏(盐水拌炒)　熟地黄　龟板(酥炙)各二两　白芍药(煨)

陈皮　牛膝(酒浸)　虎胫骨(酥炙)　锁阳(酒浸酥炙)　当归(酒洗)

各一两五钱　干姜五钱五分

制法：共研末，酒煮羯羊肉为丸，如梧桐子大，每
服三四钱，盐汤送下，主治肾火咳血，功能补阴健肾。

**(丙)羊肾丸**　药有以羊肾为丸者，取其以肾补肾，
同气相求，而滋补人之肾精也。

**例一　羊肾丸甲** (《证治准绳》方)

山茱萸　干姜　川巴戟　芍药　泽泻　北细辛　菟

丝子(酒浸)　远志(去心)　桂心　黄芪　石斛　干地黄　附

子　当归　牡丹皮　蛇床子　甘草　肉苁蓉(酒浸)　人参

各二两　菖蒲一两　防风一两五钱　茯苓五钱

制法：研为末，以羊肾一双研细，酒煮面糊为丸，如梧子大，每服三十丸至五十丸，食前盐汤送下，治肾虚耳聋，耳鸣，或劳顿伤气。

**例二 羊肾丸乙**（《证治准绳》方）

熟地黄（酒蒸，焙） 杜仲（炒） 菟丝子（酒蒸，别研） 石斛（去根） 黄芪 续断（酒浸） 肉桂 磁石（煅，醋淬） 牛膝（酒浸，去芦） 沉香（另研） 五加皮（洗） 山药（炒）各一两

制法：研为细末，用雄羊肾两对，以葱椒酒煮烂，入少酒糊杵丸，如梧子大，每服七十丸，空腹盐汤送下，治肾劳，功能补肾坚骨。

**例三 羊肾丸丙**（《沈氏尊生书》方）

鹿茸 菟丝子各一两 茴香五钱

制法：研为末，以羊肾二对，入煮烂，捣泥和丸，阴干，每服三五十丸，温酒送下，每日三次，功能补肾精续筋络。

**例四 补肾明目丸丁**（宋《验方》）

羚羊角 生地黄 肉苁蓉 枸杞子 防风 草决明各一两 甘菊花 全当归 川羌活各二两 楮实子五钱 羊腰子四两

制法：共研末，将羊腰子炖烂，量加白蜜为丸，如梧桐子大，每服三钱，空腹盐汤，午时清茶，临卧温酒送下，主治肝肾血虚、视物不明、服凉药后神光虚少者，功能补肝肾、清虚热。

**（丁）羊肝丸**　《经》云肝藏血，不但人如此，即兽类亦然，故肝中含血最多，且肝开窍于目，凡目之不明以及一切目疾，均肝经为病，昔人用羊肝当丸以补肝阴而治目疾，诚善法也。

　　**例一　羊肝丸**（《证治准绳》方）

　　羖羊肝—具（新瓦盆中炙，更焙之，肝大只用一半）　甘菊花　羌活　柏子仁　细辛　官桂　白术　五味子各五钱　黄连七钱五分

　　制法：研为细末，炼蜜和丸，如梧子大，每服三四十丸，食前空腹温汤送下，功能镇肝明目，治目昏花，祛风和血。

　　**例二　羊肝丸**（《类苑方》）

　　羊肝（煮或生用）四两　夜明砂（淘净）　蝉蜕　木贼（去节）当归身（酒洗）各一两

　　制法：共为细末，将羊肝去筋膜，水煮捣烂为丸，每服三钱，熟汤送下，治一切目疾，功能养肝除障。

　　**例三　羊肝丸**（《沈氏尊生书》方）

　　白羊子肝—具（去膜，青羊肝尤佳）　黄连—两

　　制法：先将黄连研末，和肝同研，众手作丸，每服三十丸，空腹时熟汤送下，连服五剂可愈，治目疾，功能除目翳，清热气。

　　**例四　羊肝丸**（《医宗金鉴》方）

　　雄羊肝—具　白蒺藜（炒，去刺）　菊花　石决明　生地

黄各一两　川芎三钱　楮实子　当归尾　槐角(炒)　甘草
黄连　五味子各五钱　荆芥穗二钱五分　蕤仁七钱(去壳、油)　防
风三钱

制法：研为细末，雄羊肝一具，滚水沸过，和前药
捣为丸，如梧子大，每服五六十丸，空腹时薄荷汤下，
治目昏及病后翳，功能疏肝清热。

澄按：羊肾丸、羊肝丸，各书所载药味不同，制法亦
往往各异，或虽以蜜或糊为丸，然主药固羊肾、羊肝也，
自不能更入他类，兹为便于研讨计，兼取之，以资比例。

**(戊)猪肾丸**　猪为水畜而属亥，其色黑，其肉腴，
最富于脂液，故仲景有猪肤汤之制，以治少阴病之下利
咽痛，胸满心烦等证，以其能助水精而上滋火热也，若
猪肾则更能补益精血，而能下达，以助人之真阴也。

**例一　猪肾丸**《沈氏尊生书》方

猪肾一枚

制法：去膜入附子末一钱，湿纸包煨熟，空腹时食
之，饮酒一杯，不过三五服效，治色欲伤属于阳虚者，
功能补肾。

**(己)猪脂丸**　猪脂最富，故以之为丸而收润肠和
血之功也。

**例一　猪脂丸**《沈氏尊生书》方

猪油(熬净)一杯　杏仁　松仁　白蜜　橘饼各四两

制法：上同捣时食之，治血耗，功能和血润肠。

**（庚）猪脑丸**　脑为髓海，取猪之脑以补人之脑也。

猪脑一枚

制法：研烂，入热酒中，食之，治头风，功能祛风养脑，外用涂头上亦可。

**（辛）猪脏丸**　猪脏，猪之肠也，脂肪亦多，且以猪脏引药入于肠脏，亦同气相求之义也。

**例一　猪脏丸**（《证治准绳》方）

猪脏一条（洗净，挖干）　槐花（炒为末，填入脏内，两头扎定，石器内，米醋煮烂）

制法：捣和丸，如梧桐子大，每服五十丸，食前当归酒下，治痔瘘下血，功能清热和肠。

**例二　猪脏丸**（《沈氏尊生书》）

槐子一两　牙皂七分　黄连四两　糯米八两

制法：共为末，用猪大肠一条，洗净将药入内，两头扎住，砂罐内煮烂，捣丸如梧桐子大，每服三五十丸，米饮送下，主治大便流血，功能清热止血。

**例三　脏连丸**（《证治准绳》方）

宣黄连二两（酒炒）　公猪肠一段（肥者，长二尺，水洗净，泡去油腻，一方加槐花二两）

制法：将宣黄连研末，装入大肠内，两头用线扎住，置砂锅内，下煮酒二斤八两，慢火熬之，以酒干为度，将药肠取出，共捣如泥，如药浓再晒一时许，添糕糊和为丸，如梧桐子大（一作同韭菜蒸烂捣作饼，焙干，研为末，水煮米糊和丸），每服四五十丸至七十丸，空腹时温酒或米汤、乌梅汤送下，久服除根，若血色晦淡者禁用，治大便下血正赤，日久不止，多食易饥，腹不痛，里不急，肛门坠肿，功能清热润肠。

澄按：猪脏丸，方有数首，或药品不同，或制法稍异，如脏连丸虽亦将药装入猪脏内煮烂捣丸，然有如药浓再晒，加糕糊和为丸之法，而煮时下酒，亦前二方所无，尤为精妙也。又张子和《儒门事亲》书中，亦载有脏连丸方，所用药品，黄连、槐花二味与前方同，而增枳壳一两，防风、粉草、槐角子、香附、猪牙、皂角、木香各五钱，制法：将陈仓米三合同香附一处为末，装猪大肠内，炭火煮干，至烂如泥，取起和前药末捣如糊，为丸，亦主治肠风脏毒下血等证，因并志之，以资参考。

**（壬）猪肚丸**　猪肚内含脮质，主助消化，故前贤多以药入猪肚内为丸，取以治胃气虚弱之病。

**例一　玉芝丸**（王孟英方）

猪肚一具（洗净）　鲜莲子

制法：以鲜莲子去心，充实肚内，水煎糜烂，收干，捣为丸，空腹淡盐汤送下，胃弱之人常服能肥健，主治体虚羸瘦，功能健胃养脾。

**例二　七宝丸**（《证治准绳》方）

黄连四两　猪肚一个

制法：研为细末，将猪肚一个洗净，入药末，线缝之，用童便五升，文火煮令烂干为度，以肚切细，同药烂研，置风中吹干，滴水为丸，如梧桐子大，朱砂（无朱砂亦可）、麝香为衣，空腹时麦门冬汤送下，治骨蒸传尸邪气，功能杀虫清热。

澄按：此方以黄连、猪肚为剂，治骨蒸传尸邪气，原方复注云：属阳病者为宜，亦不可不注意也。

**（癸）猪心血丸** 古方有以猪心血为丸，或以朱砂入猪心中煮为丸者，取以治人心气为病，亦以心治心，藉以引经之义耳。

**例一 朱砂丸**（朱丹溪方）

朱砂 当归身 白芍药 侧柏叶各三钱 川芎 陈皮甘草 黄连(炒)各一钱五分

制法：共研极细末，用猪心血为丸，如粟米大，每服一百丸，龙眼汤送下，治劳役心跳，功能养血安神。

**例二 正诚丹**（《重庆堂随笔》）

透明朱砂(研极细，每砂一两用生甘草一两，煎汤飞净，去头底晒干，再研再飞，三次为度) 獖猪心中血(丝绵绞去滓，凡砂一两，用心血三个，每次一个，拌砂晒干，再研再拌，再晒三个用讫，再研极细)

制法：上以米糊和捣万杵，为丸，每重七分，阴干得五分，瓷瓶密收，治惮虑劳神，火升心悸，震惕不寐，遇事善忘，每临文应事或卧时，以一丸嚼化。

澄按：此方虽以米糊捣和为丸，然獖猪心血研拌朱砂，实为主药，故不入米糊丸类，而入猪心血丸类。

**（子）牛髓丸** 古方有以牛髓或羊髓为丸者，亦取以髓辅髓之意耳。

例一　牛髓丸《千金方》

牛髓　羊髓　枣膏　白蜜　酥<sub>各一升</sub>　麦门冬　芎䓖
桂心　当归　茯苓<sub>（一作茯神）</sub>　甘草　羌活<sub>各三十铢</sub>　干地黄
干姜<sub>各三十六铢</sub>　人参　五味子　防风<sub>各一两</sub>　白术<sub>四十二铢</sub>
细辛<sub>十八铢</sub>

制法：上十九味切捣十四味，筛，别研枣膏和散，
次内诸髓蜜，和搅令相得，内铜钵中，于釜沸汤中煎，
取堪作丸，如梧桐子大，酒服三十丸，稍加至四十丸，
日再服，通治百病虚瘠羸乏等证。

澄按：张路玉《衍义》云：牛髓丸治百病虚羸兼调五
脏，以心为君主，诸脏之气靡不禀之于君，方用桂心、茯
苓以补心，芎䓖、当归以调肝，干姜、白术以温脾，人
参、麦冬以益肺，地黄、五味以滋肾，甘草、枣膏以和
胃，二髓、蜜酥以充髓，羌活、细辛以司督脉，而御我
邪，不但兼调五脏，并以交济阴阳，则内维奠安而九重宁
谧矣，据前说则此丸为和平补养上方，堪以通治虚羸百
疾，可以信赖，而得力处仍在二髓也。

**（丑）牛脑丸**　牛为土兽，健而多力，故古人用之
入药，以资补益，如霞天膏方以及朱丹溪先生倒仓法，
均以牛肉煮烂为之，而牛脑尤为有力，以脑为髓海，可
以补人之脑也。

例一　牛脑丹《沈氏尊生书》方

白芷　川芎<sub>各三钱</sub>

制法：研为末，抹黄牛脑子上，入瓷器内，加酒炖熟，乘热食之，尽量一醉，醒则其病如失，主治头风，功能散风邪。

澄按：从前西法多訾中医好用动物入药，以为无功效之可言。讵近年以来，科学日进，发明脏器疗法，取动物之肝脏作成肝制剂，以治血病，取动物之脑下垂腺制成脑片，以治人之脑病，更取动物之血烧之成炭，名为血炭，以治人之肠病，且进而以生人之血，输入他人体内，以救贫血垂危之病，愈推愈广，收效无穷，皆系利用动物质以治人之病也。可见中国医药采用动物质不为无见，而发现远在千余年以前，诚属可惊，实学术上最有价值之点也。

**（寅）牛黄丸** 牛黄为有名贵重药品，味苦性寒，能治小儿疳疾，最能解热、利痰、辟邪、通窍，功效甚多，故古来以之入药者极多，举例证之。

### 例一　牛黄八宝丹 《沈氏尊生书》方

牛黄　青黛　冰片各二钱　雄黄　玄参(瓦上焙)各五钱　羌活(炒)　川连(土炒)　羚羊角　犀角　贝母(炒)　乳香　没药各三钱　珍珠　朱砂各四分

制法：共研细末，另用金银花、紫花地丁、甘菊各二两，甘草五钱，长流水五碗，砂锅内慢火煎至半取汁，渣绞干，桑柴火熬膏，入炼蜜盏许，再熬黏和丸，每丸重三分，每服二丸，蜜汤化下，幼者一丸，主治痧证发斑发狂，浑身赤紫，痧后恶疮毒疡，功能宣风、清血、解毒。

**例二　牛黄丸甲**《证治准绳》方

牛黄(另研)　麝香(另研)各五钱　虎睛一对　蜣螂(去头足翅)
犀角屑　安息香　独活(去芦)　抱茯苓(去木)　远志(去心)
甘草(炙)各一两　防风(去芦)一两五钱　人参(去芦)　铁粉(另研)
朱砂(水飞)　龙齿(另研)各二两

制法：研为细末，和匀再研，蜜丸梧桐子大，每服三十丸，不拘时荆芥汤送下，主治风痫虚乏，痰在胸膈呕吐烦闷，功能祛风、涤痰、清热。

**例三　牛黄丸丁**《证治准绳》方

白附子　全蝎　天麻　薄荷叶　脑子(另研，一作五分)各五钱　雄黄五两(一作五钱)　麝香一钱

制法：先以前六味研细和匀，另以麻黄（去根）一两，酒一升，煎至一盏，去麻黄用酒，加蜜少许，熬药得所，勿至焦赤，众手疾作丸，如芡实大，金箔为衣，密器盛之，主治惊风、五痫、天吊、客忤，功能祛风、通络、化痰、调气。

**例四　牛黄丸戊**《证治准绳》方

牛黄五分(细研)　雄黄(细研)　黄连(去须)　芦荟　天竺黄各一分　龙脑(细研)　麝香(细研)各一钱　甘草五厘(炙微赤，剉)

制法：捣罗为末，研匀，糯米饭和丸，如绿豆大，一岁小儿，每服一丸，粥饮送下，主治疳疾，功能清热、去积、杀虫。

53

### 例五 牛黄清心丸 (宋《太平惠氏和剂局方》)

牛黄一两二钱(另研) 白芍药 麦门冬(去心) 黄芩 当归(赤苗) 防风(去苗) 白术各一两五钱 柴胡(去苗) 桔梗 川芎 白茯苓(去皮) 杏仁(去皮尖，双仁，麸炒黄，另研)各一两二钱五分 神曲(炒) 蒲黄(炒) 吉林人参(去芦)各二两五钱 羚羊角 麝香(另研) 龙脑(另研)各一两 肉桂(去粗皮) 大豆黄卷(碎，炒) 阿胶(剉碎，蛤粉炒)各一两七钱五分 犀角屑二两 雄黄(另研飞)八钱 干山药七两 甘草(剉，炒)五两(一作五钱) 金箔一千二百两页(内四百页为衣) 大枣一百枚(蒸熟，去皮核，研成膏) 白蔹 干姜(炮)各七钱五分

制法：除枣、杏仁、金箔、二角屑及牛黄、雄黄、脑、麝外，余研为细末，入余药和匀，用炼蜜及枣膏为丸，每两作十丸，金箔为衣(一方有朱砂一两，五钱为衣)，每服一丸，食后温水化下，小儿惊痫，以竹叶汤温化下。主治诸风缓纵不遂，言謇心怔，健忘恍惚，痰涎壅塞，及心神不足，惊恐悲忧，虚烦少睡，喜怒无时，或发狂痫，神情昏乱，小儿躁闷，项背强直，腰背反张，时发时醒。功能祛风、镇怯、清心、退热。

### 例六 牛黄抱龙丸 (佚)

牛黄 琥珀各二钱五分 胆星一两 赤茯苓五钱 全蝎 辰砂各一钱五分 白僵蚕三钱 天竺黄三钱五分 麝香二分

制法：各取净粉，胆星烊化打丸，每丸潮重四分，金箔为衣，每服一二丸，钩藤泡汤送下。主治中风，痰

迷心窍，神昏谵语，手足拘挛，疯癫狂乱，小儿急惊风。功能祛风化涎，通络清热。

考《续名医类案·惊风门》载有抱龙丸方，制法与上不同，兹录之以供参考。方用琥珀五钱、辰砂三钱、雄黄七钱，麻油煎十二时，再用水萝卜汁、煮胆星二两一钱、僵蚕四钱（炒，去嘴足）、全蝎三钱（研末）、用石榴一枚（剜），共以无灰酒调末，填入盖定，坐文火上，徐徐搅动成膏，取出冷定，用牛黄一钱、麝香五分、天竺黄七钱、赤茯苓一两，各为细末，蒸饼为丸，金箔为衣，灯心薄荷汤送下。王晋三曰：此方集肝经之药为复方，初无深意，一方加人参二钱培植正气以御肝风，草河车三钱五分（即蚤休草，切片，黑穭豆制），能伏牛黄丹砂之毒，并可治惊祛风，二味当有妙义，当纂入方中。

澄按：牛黄又名土精，又名西黄，又名丑实，生于病牛胆中。凡牛有黄者，入夜身上有光，眼如血色，时复吼鸣，惊恐人，是时以大盆盛水置牛前，鸣时吐出水中，取得后阴干百日，勿令见日月光，每块大如鸡子，重垒可揭，轻虚而气香者为佳，名生神黄，价值兼金。除生黄外尚有三种，有角中黄、心黄、肝黄。杀死在角中得者名角中黄，牛病死后心中得者名心黄，肝中得者名肝黄，大抵皆不及生黄之可贵。此药味苦，性寒，无毒，或云有小毒，功能治小儿五痫、惊风等证，又能解毒化痰，通窍辟邪，并治中风风入脏，惊痫发狂等证。自宋代以来多用之入药，故方书所载牛黄丸方甚多，虽或以胆星打丸，或以药汁收为丸，或以蜜和为丸，或以黄米饭为丸，然既名牛黄丸，当然以牛黄为君药，故不属之他种丸药类中，而入于动物质丸类，兹各举一二例以备详较制法焉。

（卯）犀角丸　犀角为灵异之物，味苦微酸咸，性寒无毒，功能散邪清热，凉血解毒，主治伤寒时疫，发黄发斑，风毒中恶，狂言妄语，下血蓄血，定惊明目，故古方多用之入药，实贵重之品也。

例一　犀角丸（《太平惠民和剂局》方）

犀角（镑）黄连（去须）各十两　人参（去芦）一斤四两　大黄五斤黑牵牛七斤八两（炒，捣取粉三斤十二两）

制法：共研细末，炼蜜为丸，如梧桐子大，每服十五丸至二十丸，临卧时温汤送下，更量虚实加减，主治三焦邪热，一切风气，风盛痰实，头目皆重，肢节拘急，痰涎壅滞，肠胃燥涩，大小便难，功能清三焦，泻邪热。

例二　犀角丸（刘河间方）

犀角末五钱　赤石脂三两　朴硝二两　白僵蚕　薄荷叶各一两

制法：研末，面糊为丸，如梧桐子大，每服二三十丸，不拘时温汤送下，一日三次，如觉痰多即减丸数，忌油腻煎炙，治风癫痫发作有时，揭手掷足，口吐痰涎，不省人事，仆倒屈伸等证，功能祛气坠痰。

例三　犀角丸（《医宗金鉴》方）

犀角　青皮　黑牵牛（半生半炒）陈皮各一两　连翘五钱

（去心）薄荷二斤　皂角二枚

制法：先以犀角、青皮、黑牵牛、陈皮、连翘共研细末，用皂角去子皮弦，泡捶，以布绞取汁一碗，又用新薄荷捣取汁，同熬成膏，和入药末内为丸，如梧桐子大，每服三十丸，食后滚汤送下，治诸般瘰疬、心火上攻、两目赤涩，功能散心火、解热毒。

澄按：犀角为灵异之品，故功能杀疫、解毒、辟邪。《本草》注言：唐太宗时京师及关中大疫，帝命太医令和药施济，药用犀角，由内府领出，则通天犀也，守者以为神物欲留之，帝以救民为急，立命碎之，和药施济，是年疫不至太甚，其仁慈为何年乎！兹检方书犀角丸散方甚夥，采取二三首作例，虽其中有以蜜和丸，或糊和丸者，但君药仍属犀角，故不入他类，而属之于犀角丸类。

**（辰）羚羊角丸**　羚羊角又名懗角、羦角、麢羊角，产陕甘深山中，角味咸性寒，无毒，古方多用之入丸散药中。

**例一　羚羊角丸**（宋·钱乙方）

羚羊角（尖细而节密者，刬取末）　虎筋骨（敲碎，涂酥炙黄）　生干地黄（焙）　酸枣仁（去皮，炒）　白茯苓各五钱　桂（去皮，取有味处，不见火，一作五分）　防风（去芦头，切，焙，一作一钱）　当归（制同上）　黄芪（切，焙，一作一钱）各二钱五分

制法：共研细末，炼蜜为丸，如皂子大，每服一丸，儿大者加之，食前温汤化下，日三四次，久服效，

主治小儿肾虚，或病后筋骨弱，数岁不能行，功能补益肾肝。

**例二　羚羊角丸**（宋《灵苑方》）

羚羊角屑　生甘草　白何首乌　瓦松各一两　生干地黄（洗）　郁金（炮过，置地上去火气）各三两

制法：并细剉曝干，捣罗细末，炼蜜为丸，如梧桐子大，每服十五丸，淡竹叶、黑豆浓煎汤候冷送下，食后临卧服。小儿丸如绿豆大，每服七丸至十丸，主治肝肺壅热，眼生胬肉，赤脉涩痛，及赤眼障翳，痒痛羞明，小儿风疳烁阳眼，功能清肝养血。

澄按：羚羊角虽与犀角均性寒味咸，而羚羊角则偏入肾肝，故自宋代以来羚羊角丸散各方多治肾肝眼目等病，兼有清热杀疫之功，其方甚夥，兹采二首作例，虽用蜜和丸，而君药则羚羊角也，故不入于蜜丸类，而入之羚羊角丸类。

**（巳）龙骨丸**　龙为灵物，变化不测，中国古书自《周易》以降，言龙者至多，而近世动物学家不承认有龙，或以为古代动物，今已罕见。其实龙为神物，生于深山大泽之中，且能变化，故难当见。民国四年，湖北山洞中发现石龙，其质则石，其形则与龙无异，蜿蜒数十里，乃真龙化石，当时由地方行政长官呈报中央有案。则龙之为龙诚有此物，故其遗骸化而为石，留存于山隧之中也。至于龙骨在药物学上则亦以为前世界象类

动物，埋没土中化石而成，色青白者为上，色黄者次之，产于四川、山东、山西等省，主治心腹鬼疰，咳利泻利脓血，女子漏下，癥瘕坚结，小儿热气惊痫，益肾镇惊，养精神，定魂魄，气味甘平，载于《本经》及《别录》者如此，兹举其药用之例如次。

**例一　龙骨丸**（明《万全方》）

龙骨　黄连　白石脂　白矾（烧令炙尽）　干姜（炮）　木香各五钱

制法：捣罗为末，醋煮面糊为丸，如麻子大，每服五丸，粥饮送下，每日三四次，量儿大小加减，治小儿冷热不调，洞泄下利，功能固肠止泄。

**例二　龙骨丸**（赤脚道人方）

龙骨　牡蛎各五钱

制法：研为末，入鲫鱼腹内，湿纸裹，入火内炮熟，取出，去纸将药同鱼肉搜和丸，如梧桐子大，鲫鱼不拘大小，以能尽纳上药为度，更加茯苓、远志各五钱尤佳，每服三十丸空腹米饮送下，主治白浊，功能收敛止浊。

澄按：龙骨之用，其义有二，一则介类，可以潜阳，一则涩可固脱也，虽入药或以蜜制丸或入鲫鱼肉捣丸，然君药固属龙骨，故不入于他类，而属之于龙骨丸类。

**（午）龙齿丸**　龙齿气味涩凉，主杀精物，大人惊痫，诸痉癫疾，心下结气，不能喘息，小儿惊痫，镇心安魂等功效，古方有龙齿丸、龙齿散等，兹举例明之。

**例一　龙齿丸** （《证治准绳》方）

龙齿（另研）　茯神（去木）各一两　朱砂（研，水飞）　人参（去芦）
当归（去芦）　天麻各七钱五分　槟榔　防风（去芦）　生干地黄
犀角屑各五钱　远志（去心）　赤箭各二钱五分　麝香（另研）一钱

制法：共研细末，炼蜜为丸，如梧桐子大，每服三
十丸，不拘时薄荷汤下，治妇人血气上攻，心神恍惚，
惊悸眠卧不安，功能养心益血，祛风通带。

**例二　龙齿丸** （《沈氏尊生书》方）

龙齿　茯神　远志　人参　菖蒲　知母　黄药

制法：研为细末，水泛为丸，如梧桐子大，每服三
五十丸，熟汤送下，治精浊，功能滋阴固精。

澄按：李时珍曰：涩可去脱。又许叔微云：肝藏魂，
能变化，故魂游不定者，治之以龙齿，即此义也。玉伯
曰：龙齿性涩而凉，故能治热狂，治烦闷，清心神，安魂
魄，与龙骨之用各别云云。审此则龙齿之用，包括无遗，
虽入丸或以蜜为之，或以水泛成，而君药固龙齿也，故不
入于蜜丸、水丸类，而属之于龙齿丸类。

**（末）虎骨丸**　虎为哺乳类之猛兽，生于深山之中，
其骨入药，味辛，性微热，无毒，为搜风健骨良药，主
治筋骨不利，走注疼痛，辟邪疰，治惊风痹，拘挛等
证，自古多用之入药，如虎骨丸、虎骨散、虎骨酒等，
应用甚广，兹举例以明之。

**例一　虎骨丸** (《证治准绳》方)

虎骨四两(醋炙)　五灵脂(炒)　白僵蚕(炒)　地龙(去土，炒)
白胶香(另研)　威灵仙各一两　川乌头二两(炮，去皮脐，一作一两五钱)　胡桃肉二两五钱(去内皮，捣研如泥)

制法：研为细末令匀，酒煮面糊和丸，如梧桐子大，每服十丸至十五丸，空腹时温酒送下，一日二次，妇人当归酒送下，打扑损伤豆淋酒送下，老幼加减服之，治皮肤走注疼痛，麻木困弱，功能驱风湿，通经络。

**例二　虎骨四斤丸** (《太平惠民和剂局方》)

虎胫骨一两(涂酥炙，如无胫骨，随前后左右用掌骨亦可，一作一具)
宣州木瓜(去瓤)　天麻(去芦)　肉苁蓉(酒洗，去腐)　牛膝(去芦)各一斤　附子(炮，去皮尖)二两

制法：先将木瓜、天麻、苁蓉、牛膝用无灰酒五升浸，春秋各五日，夏三日，冬十日，取出焙干，切片晒干，入附子、虎骨，共研为细末，用浸药酒打面糊和丸，如梧桐子大，每服五七十丸，食前盐汤送下，临卧时浸药酒送下，酒完以陈酒代之，主治肝肾虚寒而夹风湿，足膝疼痛，功能驱风除湿，通筋活血。

澄按：虎骨又名戚骨，功能散风健骨，和药能治肾肝风湿足膝疼痛等证，虽或以酒煮面糊和丸，然主药固虎骨也，故属之虎骨丸类。

**(申) 鹿角丸**　鹿角又名班龙角，系枝状分歧之坚实角质，外呈白色，或淡褐色，下部断面，有无数松

孔，是乃血脉穿过角质中之瘢痕，味咸性温无毒，功能益气补阳，强筋骨，续绝伤，治腰脊痛，少腹血急痛，古方入丸剂者甚多，兹举例以明之。

**例一　鹿角丸** (《证治准绳》方)

鹿角二两　牛膝(酒浸，焙，去芦)一两五钱

制法：研为细末，炼蜜和丸，加梧桐子大，每服七十丸，空腹时盐汤送下，主治骨虚脊痛，面肿垢黑，气血衰惫，发落齿枯，甚则喜睡者，功能坚肾补骨。

**(酉)鹿角霜丸**　鹿角打碎，煮之成粉，名曰鹿角霜，治脾胃虚寒喘逆，食少便溏，兼有强壮补固之效，古方有以之入丸药者举例明之。

**例一　鹿角霜丸** (《三因极一病证》方)

鹿角霜　白茯苓　秋石各等分

制法：共研细末，米糊为丸，如梧桐子大，每服五十丸，米饮送下，主治膏淋，功能健肾止淋。

**例二　鹿角霜丸** (宋《验方》)

鹿角霜　柏子仁(去壳，炒)　当归身　茯神　龙骨(煅)阿胶(蛤粉炒珠)各一两　川芎七钱　香附(醋制)二两　甘草(炙)五钱川续断一两五钱

制法：共为末，山药五两研末，煮糊为丸，如梧桐子大，每服五十丸，空腹时温酒送下，主治血崩成漏，功能健肾养血止崩。

**(戌)鹿茸丸**　鹿为仙兽，以口衔肾而眠，故最补

人之督脉，其力在茸，初生者名茄子茸，稍大者为黄瓜茸，外呈紫褐色，中有血管，含血，锯下之后必滚水烫之，血始定，取以入药味甘咸，性温无毒，为强壮药之首，价值甚昂，用以补神补阳，强筋益骨，生精养血，妇人崩漏带下，应用甚广，古方多取之，用入丸散，兹举例明之。

**例一 鹿茸丸**《济生方》

鹿茸(去毛，酒炙) 牛膝(盐酒炒) 五味子各二两 石斛(去根) 巴戟肉 附子(炮) 川楝肉(酒蒸) 山药(炒) 肉桂(不见火) 杜仲(盐酒炒) 泽泻(盐水炒)各一两 沉香(另研)五钱 (一方有白蒺藜、菟丝子、磁石、阳起石)

制法：共研细末，酒煮米糊为丸，如梧子大，每服七十丸，清晨温酒送下，治肾脏真阳久虚，下体痿弱，疼痛喘嗽，水泛为痰，功能壮元阳，固肾气。

**例二 鹿茸丸** 《证治准绳》方

鹿茸(燎去毛，酥炙) 赤石脂(制) 禹余粮(制) 柏叶 附子(炮)各一两 熟地黄 当归(酒浸) 艾叶 续断各二两

制法：共研细末酒糊或炼蜜为丸，如梧桐子大，每服三五十丸，空腹温酒送下，主治妇人冲任虚衰，为风冷所乘，致经水过多，其色瘀黑，甚者崩下，呼吸少气，脐腹冷极甚则汗出如雨，尺脉微小，功能益冲任，固肾气。

**例三 鹿茸益精丸** 《证治准绳》方

鹿茸(去毛，酥炙黄) 桑螵蛸(瓦上焙) 肉苁蓉 巴戟(去心)

大医精诚万世师表

菟丝子（酒浸）　杜仲（去粗皮，切，姜汁炒去丝）　益智仁　禹余粮（火煅，醋淬）　川楝子（去皮核，焙）　当归各三两　韭子（微炒）　破故纸（炒）　山萸肉　赤石脂　龙骨（另研）各五钱　滴乳香二钱五分

制法：共研细末，酒煮糯米糊为丸，如梧子大，每服七十丸，食前白茯苓煎汤下，治心虚肾冷，漏精白浊，功能补心肾，止遗泄。

澄按：鹿茸丸散方甚多，主治各异，其中所用药品尤为不同，虽或以酒糊为丸，或以蜜丸，其君药则鹿茸也，故列之于鹿茸丸类。

（亥）鹿胎丸　鹿胎混沌未判，能补先天之气，故古方取以为丸，极有补固之效。

例一　鹿胎丸（《沈氏尊生书》方）

鹿胎（去秽，煮烂）　熟地黄（用人乳粉、山药各一两，拌蒸九次）枸杞子（乳浸）各八两　菟丝子（酒煮）　何首乌（制，人乳浸，日晒夜露九次）各十两　金石斛六两（酒炒）　戟肉（酒炒）　黄芪（酥炙）各五两人参四两

制法：共研细末，黄菁膏为丸，如桐子大，每服三钱熟汤送下，治色欲过度，功能补元气，益肾精。

附　全鹿丸

全鹿丸（明·张景岳方）

活大鹿一双　熟地黄　黄芪（炙）　人参　当归　生地黄　牛膝　天门冬　芡实　枸杞子　麦门冬　肉苁蓉补骨脂　巴戟肉　锁阳　杜仲　菟丝子　山药（炒）　五味

子　秋石　茯苓　续断　胡芦巴　甘草（炙）　覆盆子　焦于术　川芎　新会皮　楮实各一斤　川椒　小茴香　沉香青盐各八两

（一方无川椒，有蒺藜、女贞子、莲肉、山萸肉各一斤，川黄连八两）

制法：共为末，将鹿缢死，去毛破肚，洗净，将肚杂亦洗净，同入鹿内，加好陈酒煮烂取肉，切薄片焙干，磨细末，将肚杂仍入原汤熬成胶，收入药末，再将其骨炙酥研末，共诸药末搅匀，和炼蜜打丸，如梧桐子大，焙干，用生绢作小袋五十只，每袋约盛一斤，悬透风处，阴湿时须用火烘一二次，每服四钱，空腹临卧姜汤或盐汤送下，冬月温酒下。主治补肾填精，益气培元，通脉和血，利节健步，治五劳七伤，诸虚百损，精神衰惫，头眩耳聋，髓质虚弱，背脊酸软，腰膝无力，痰疝腹痛，精寒阳痿，肌肤甲错，筋挛肉痿，步履艰难，妇女虚羸劳瘵，骨蒸发热，阴寒腹病，崩漏经阻，赤白带下，大肠脱肛，久服和颜悦色，壮阳种子，返老还童，延年益寿，功能健肾补阳，强筋益髓养血。

澄按：此方类聚温补气血之品，以鹿肉、鹿肚杂和丸，宜有补益之效，其主治各证，包罗万象，几如江湖药之所谓海底兜，无病不治，已觉可笑，而最能贻害无穷，流毒百世者，乃在返老还童、延年益寿等语，坐使无病之人，美其返老延年之功，竞相服食，温补之药与血肉之品胶结一处，助热灼阴，凝痰滞窍，服久害深，不死不止，欲求延年者反以速毙，岂非景岳作俑之罪哉！兹检《潜斋医学丛书摘录》一则，以证此言非诬。滋补丸药，最难消化，脾胃不健者，断勿轻服。香岩先生云：湖州沈赤文年甫冠，读书明敏，父母爱之如掌珠，将毕姻，合全鹿丸一料，少年四人分服，赤文于冬令服至春初，忽患浑身作痛，有如痛风，渐至腹中作痛，有形之块累累于肠，饮食不进，肌肉消瘦。诸医治之，乃父畏用消导清火之药，惟参术补方是从。至夏初邀余诊视，问曰小儿晚间去黑粪如拳大者一块，目下遍身如火，欲饮井水，不知何故。余按脉数大，身体骨立，验其所下之块黑而坚硬，意为瘀血结成，与酒蒸大黄丸二钱，下黑块不计，用水浸之胖如黑豆，详询所以，乃全鹿丸未化也，始知为药所误，不数日热极而死。同服三少年，一患喉痹而死，一患肛门毒而死，一患吐血咳嗽而死，此皆无病而喜服温补之害也，云云。观此则景岳夸张全鹿丸之功，使人误信致祸，其为害，如是之甚哉。

**（金）狗脑丸**　丸药中有以狗脑为丸者，亦取以脑补脑之义，与新医脏器疗法之说极为相合，可见中西医学其理固有相同之处也。

**例一　狗脑丸**（《婴孺方》）

狗脑一个　五加皮　甘草（炙）　白术　防风　钟乳石
干地黄各一分　牛黄二分

制法：共为细末，以狗脑为丸，如小豆大，一岁儿每服二丸，米饮送下，日二次，治小儿喜摇头，解颅，功能除痫热，祛风湿。

**（石）狗宝丸**　狗宝生于癫狗腹中，其色灰白，多圆形，或扁圆形，味甘咸，性平，有小毒，主治膈噎，及痈疽疮，发背疔疮，反胃，吐食等证，故宋《济生方》取以治痈疽、发背、诸毒，《杨氏颐真堂方》取以治反胃膈气，《通玄论》方取以治赤疔疮，兹举例明之。

**例一　狗宝丸**（宋《济生方》）

狗宝一两　黑狗胆（腊月者）　鲤鱼胆（腊月者）各一枚　蟾酥二钱　蜈蚣七条　硇砂　乳香　没药　轻粉　雄黄　乌金石各一钱　粉霜三钱　麝香一分

制法：共为末，用首生男儿乳一合，黄蜡三枚，熬膏合丸，如绿豆大，每服一丸，或三丸，以白丁香七枚研，调新汲水送下，暖卧取汗，食后白粥补之，治痈疽发背诸毒，初起壮热烦渴者，功能解毒活血。

澄按：此方金石、蜈蚣并用，颇不平善，用者宜审，又粉霜一物不甚常用，兹考《药性辞典》：粉霜别名白砂霜，水银霜，产于山西、陕西山中，为汞化物之一种，乃白色半结晶之块或粉，有医治梅毒之功与水银同，用法化水千分之二，洗涤患部，忌内服，则其性之剧可以见矣。

**例二　狗宝丸**（《杨氏颐真堂方》）

狗宝三钱　硫黄　水银各一钱

制法：先以硫黄、水银同炒成金色，入狗宝为末，以鸡卵一枚，去白留黄，和药搅匀，纸封泥固，煻火煨半日，取出细研，每服五分，酒调下，治反胃膈气，功能杀虫解毒。

**（丝）鸡骨肉丸** 鸡属巽畜，为家禽之一种，其肉味甘，性微温，无毒，功能补虚温中，治劳劣，益精血，愈久伤止血，治女子崩中、漏下、赤白沃，多食动风发疾。古方有以鸡肉骨为丸者，举之如下。

**例一 乌鸡丸** (《沈氏尊生书》方)

白毛乌骨雄鸡一只，先以粳米喂养七日，勿令食虫蚁野物，用绳吊死，去毛与肠杂，以一斤为率，用生地、熟地、天冬各二两，放鸡肚内，甜美醇酒十碗，入砂罐煮烂取出，再用桑柴火上焙，去药，更以余酒淹尽，焙至枯焦研细末，听用。

杜仲(盐水炒，去丝) 川芎 白术 丹参 当归身 茯苓各二两 人参 甘草(炙) 肉苁蓉(酒洗，去鳞，切片烘干) 破故纸(炒) 小茴香(炒) 砂仁各一两 香附四两(醋浸三日，焙)

制法：共研细末，和上末，酒调面糊为丸，如梧子大，每服五十丸，空腹温酒或米汤送下，主治妇人脾胃虚弱，冲任损伤，血气不足，经候不调，以致无子，功能益精血、补中气。

**例二 乌骨鸡丸** (《秘旨方》)

乌骨白丝毛鸡一只〔男雌女雄，去杂洗净，将北五味子一两（碎）、熟地黄四两（如血热加生地黄四两）入鸡腹内，用陈酒酒酿、童便于砂锅中煮，捣烂焙干，骨用酥炙〕　绵黄芪(去皮，蜜酒拌炙)　于术(饭上蒸九次)各三两　白茯苓(去皮)　当归(酒洗)　白芍药(酒洗)各二两

研为末，同前鸡骨肉共为细末，再以人参三两、牡丹皮二两（酒洗勿炒）、川芎一两（童便浸，切，晒）研细末。

制法：诸末合和，另用干山药末六两打糊，众手成丸，晒干勿令馊，瓷罐收贮，每服三钱，人参汤或沸汤送下，治妇人郁结不舒，蒸热咳嗽，月经不调，或久闭不行，或倒经血溢于上，或产后蓐劳，或崩淋不止，及赤白带下诸证，及男子斫伤太早，劳嗽吐红成虚损者。

**(竹) 鸡膍胵丸**　鸡膍胵又名鸡肫皮，又名鸡内金，味甘性平，无毒，主化积，治反胃，疗泄利尿血，小儿食疟痞积，大人淋沥，消导酒积，外敷一切口疮牙疳，古方有以之为丸者，证之于下。

例一　鸡膍胵丸《证治准绳》

鸡膍胵二两(微炙)　麦门冬(去心，焙)　龙骨　熟地黄　黄连(去须)各一两　土瓜根五钱

制法：共研细末，炼蜜为丸，如梧子大，每服三十丸，食前米饮送下，治小便数而多，功能清热养肾。

澄按：上项乌鸡骨丸及此项鸡膍胵丸，虽或以山药打糊为丸，或以蜜丸，而主药则鸡骨肉与鸡膍胵也，故不属之他类。

**(瓠) 麝香丸**　麝香又名脐香，又名射文，产于西

藏、青海、陕西、云南、甘肃、四川等省，乃属于哺乳兽偶蹄类麝香鹿（即獐）之腺囊，此腺囊生于脐与阴部之间，充满分泌物，即为麝香，其形卵圆或扁圆，外皮似革，剥之有两层，膜中藏有香液，新鲜之际稠厚如软膏，干则为大小不等之颗粒，色黑褐或深赤褐，质半透映，香气异常峻烈，性温味辛无毒，为兴奋剂、香散剂，亦可用作香料，功能开关通窍，内透骨髓，外彻皮毛，走窜开通，治中恶疰满，风毒风痰，暴痛卒闭，疗痰厥，惊痫，杀三虫蛊毒，堕胎，治诸气诸痛，坏果败酒，故能疗果积酒积，功用甚广，故药中用者极多，不遑枚举，兹引一二例证之。

**例一　麝香丸**《证治准绳》方

麝香　瓜蒂　龙脑　牛黄各一钱　龙胆草　胡黄连各五钱　木香　蝉蜕(去头足，洗净)各一钱

制法：共研细末，猪胆汁为丸，如梧桐子大，治小儿惊疳等证，功能消疳镇惊，每服五七丸至十余丸，清米饮送下。

**例二　麝香丸**《证治准绳》方

麝香五钱(另研)　阿魏二钱五分(面裹煨，令面熟)　五灵脂　桃仁　三棱各七钱五分　芫花(醋炒)　槟榔各一两　蓬莪术　桂心　没药　木香　当归各五钱

制法：共研细末，入麝香令匀，粳米软饭为丸，如梧子大，每服十丸，不拘时淡醋汤送下，治妇人疰癖冷

气及痃气心腹痛不可忍，功能祛痛温中。

例三　麝香丹砂丸 (同上)

麝香(另研)　木香　丁香　犀角　甘草(炙)各二钱五分 龙脑(另研)一钱　人参　藿香(去梗)　胆南星　防风(去叉)　黄芪各五钱　麦门冬(去心)七钱五分　丹砂(另研)一两

制法：共研细末，炼蜜为丸，如鸡头实大，每服一丸，食后细嚼，荆芥汤送下，治痰热咽膈不利，头目昏痛，功能补肺气，清痰热。

澄按：《准绳》麝香丸三方，虽或以猪胆汁为丸，或以饭丸，或以蜜为丸，而主药则麝香也，故不属之于他类。

**(土) 猬皮丸**　猬山野中多有之，其皮入药用，味苦性平，有小毒，能凉血，疗五痔及肠风泻血、腹痛疝气、阴肿痛引腰背等证。

例一　猬皮丸 (《证治准绳》方)

刺猬皮(烧存性)　蚺蛇头(烧存性)　魁蛤各一枚　蛴螬(焙干) 红娘子(去头足翅)　水蛭(糯米炒熟)　蜘蛛(焙)　斑蝥(去头足翅)各三个　桂心　大黄　黄连　龙骨(煅，另研)　麝香(另研)　汞 川椒(炒)各五钱　芒硝　石膏各一两　穿山甲(炙)三片　枯白矾 滑石(研，水飞)　甘遂(与胡麻同炒，以麻熟为度，去麻)各二钱五分　蜈蚣(炙)一条半　附子二枚(炮，去皮脐)　巴豆(去皮膜油)　雷丸各十五粒

制法：共研细末，炼蜜为丸，如小豆大，每服一丸，白滚水送下，空腹临卧各一服，如未觉加一丸，如茎中痛即有虫下已死矣，主治乌癞，功能收湿解毒，杀

**制药大纲**

虫祛积。

**例二　猬皮丸**（《疡医大全》方）

刺猬皮三四个(酒浸焙)　经霜槐角子一斤　当归三两

制法：共研细末，炼蜜为丸，如梧子大，每服一二百丸，温酒送下，主治痔漏，功能清大肠，解虫毒。

**（革）虾蟆丸**　虾蟆又名蚵蚾，为两栖类动物，各地皆有，多栖息于湿地，皮多痱瘰，味辛性温有微毒，其肉用治小儿五疳及惊风之药，功能拔风杀虫，治蚀疮，消肿退虚热，古方有以之入丸者，举例证之。

**例一　虾蟆丸**（谭氏方）

虾蟆(干者)四个(烧灰存性)　绿矾(为末)八两　大枣一升五合

制法：先用醋五升，并矾煮枣熟去核，后入黄连四两，诃子四两（去核），使君子、夜明砂各二两，入虾蟆灰，同捣碎，入前药内搅匀，直至干焦为度，再杵罗为末，枣肉和丸，如黍米大，三四岁小儿每服三十丸，米饮送下，主治五疳，功能消疳杀虫。

**例二　虾蟆丸**（西京丁氏方）

大干虾蟆一枚(泔浸三宿，去肠肚头瓜洗净，酥炙令黄香)　陈橘皮(去白)二钱五分　胡黄连一两　郁金　芜夷仁各五钱

制法：共研为末，于陶器内用猪胆汁和令稀稠得所，于饭上蒸熟为度，取出半日，丸如绿豆大，每服五七丸，米饮送下，治疳疾，常服肥儿，功能健脾消积杀虫。

72

**（木）蟾酥丸**　蟾酥乃蟾蜍皮肤疣类取出之白色分泌物，上者由蟾蜍眉部取下，置瓷器内阴干成片，下者与面粉混合，干后现黑褐色，市上售者多作扁圆形，为清凉性兴奋药，用以治痔积及疔疮、恶肿等，功能助行阳气，治发背疔毒，方书用者极广，举例明之。

　　**例一　蟾酥丸**《证治准绳》方

　　蟾酥　轻粉各一钱　川乌　莲花蕊　朱砂各一钱五分　乳香　没药各二钱　麝香五分

　　制法：共研细末，米糊为丸，如豌豆大，每服一丸，病重二丸，葱白裹，热酒送下，取汁，主治疔毒、一切恶疮，功能消毒。

　　**例二　蟾酥丸**《外科正宗》方

　　蟾酥（酒化）　雄黄各二钱　轻粉　铜绿　枯矾　寒水石（煅）　胆矾　乳香　没药　麝香各一钱　朱砂三钱　蜗牛二十一个

　　制法：研为末，于端午日午时，在净室中先将蜗牛研烂，同蟾酥和研稠黏，方入各药，共捣极匀，和丸，如绿豆大，修合时忌妇人、鸡犬等见之，每服三丸，用葱白五寸，令患者嚼烂，吐于手心内，男左女右，将药丸裹入葱泥内，用无灰热酒一盅送下，被盖久，汗出为度，治疔毒初起及诸恶疮，功能驱毒发汗。

　　**例三　梅花点舌丹**《全生集》方

　　乳香　没药　硼砂　明雄黄　熊胆　血竭　葶苈

沉香　梅花　冰片各一钱　麝香(当门子)　朱砂　犀角各二钱
破大珍珠三钱(一方有琥珀)

制法：共为细末，另用蟾酥二钱，人乳汁化开和匀，捣融作五百丸如绿豆大，金箔为衣，蜡壳收好，每用一丸，人葱内打碎，陈酒送下，睡卧盖被取汗，三个时辰毒消而愈，主治疔疮，脑疽，发背，红肿痈疖，一切无名热毒初起，及火牙，喉痛，喉蛾等证，功能解热，消壅滞。

**(乾) 兔脑丸**　兔为山野小兽，其肉味甘性平无毒，其脑主催生滑胎，外用能涂冻疮，古方多以之入丸，作催生之用，举例证之。

催生丹（《证治准绳》方）

兔脑髓一个(用十二月者，去皮膜，研如泥)　乳香(另研)一钱五分
母丁香(另研细末，一作二钱)　麝香(当门子，另研)各一钱

制法：拌匀，以兔脑髓和丸，如鸡头实大，阴干，油纸裹或朱砂为衣，蜡护收藏，每服一丸，热汤送下，儿即握药产生，为催生第一神方。

**(坎) 獭肝丸**　水獭产溪岸水滨，处处有之，其肝味甘性温有毒，主劳瘵，治上气咳嗽，虚劳喘病，杀虫蛊，及蓐劳，宋《验方》及《太平圣惠方》均有獭肝丸方，《肘后》有獭肝散方，均取之入药，以治冷劳等证。

**例一　獭肝丸**（宋《验方》）

獭肝(新鲜者)一具

制法：阴干，陈酒蒸透，神曲糊打丸，如梧桐子大，每服二钱，熟汤送下，一日三次，治冷劳，尸疰鬼疰。

**例二　獭肝丸**（《太平圣惠方》）

獭肝一具　龟甲（醋炙）　北柴胡各一两五钱　川升麻　桃仁（制）　犀角屑　栀子仁　地骨皮　知母各一两　黄芪七钱五分　甘草五钱　麝香二钱五分（另研）　朱砂一两（细研，水飞）

制法：共研细末，炼蜜为丸，如梧子大，每服三十丸，不拘时熟汤送下，治妇人骨蒸劳热，体瘦烦疼，不欲饮食，功能补虚退劳热。

澄按：《金匮》血痹虚劳篇，宋林亿、孙奇等校正时，附有《肘后》獭肝散方，系用獭肝一具，炙干末之，水服方寸匕，日三服，治冷劳，又治鬼疰一门相染。陈氏云，獭肉性寒惟独温，所以能治冷劳。王晋三云：獭肝散，奇方也。葛稚川治尸疰鬼疰以及冷劳皆取用之，惟獭肝性温，能驱阴邪，而镇肝魂，不使魂游于上，而生变动之证，盖疰者邪注于脏也，若注于肝则肝为善变之脏，邪与魂相合，证变有二十二种，其虫三日一食，五日一退，变见之证，无非阴象，而獭肝一月生一叶，又有一退叶，是其性亦能消长出入，以杀隐见变幻之虫，真神品也。徐忠司亦谓此病邪气依正气为病，药力不易及，故难愈，其肝独应月增减，是得太阴之正，邪遇正而化矣，观此则獭肝真治冷劳等症之神药也。

**（艮）蛤蚧丸**　蛤蚧产两广、云南等地山谷中，雄者为蛤，雌者为蚧，混名蛤蚧，两相紧抱，分掰之虽死

大医精诚万世师表

不开，其味咸微甘，性平，稍温，有小毒，为补肺纳肾要药，主治虚喘久咳，益精血，壮阳道，疗折伤劳损，肺痿咯血，疗肺痈，入药去眼，因其毒在眼，入丸散中宜去头足肉毛，酥炙或蜜炙用，其尾力尤大，尾不全者不效，普通成对入药，合人参用尤能大补元气，实纳气定喘之要药也。

**例一　蛤蚧丸** (朱丹溪方)

蛤蚧一对 (去嘴足，温水浸去膜，刮去血脉，用好米醋炙，一作酥炙)

生地黄　阿胶 (炒)　诃子 (煨，去核)　麦门冬 (去心)　北细辛 (去苗)　甘草 (炙) 各五钱

制法：研为细末，炼蜜为丸，如枣子大，每服一丸，食后含化，治肺间邪气，胸中积血作痛，久咳失音，功能润肺益血。

**例二　蛤蚧丸** (《证治准绳》方)

蛤蚧一对 (酥炙)　紫菀　款冬花　鳖甲 (炙)　贝母 (去心)　皂角子 (炒) 各一两　杏仁 (炒，去皮尖) 一两五钱

制法：研为细末，炼蜜和丸，桐子大，每服二十丸，淡姜汤下，治妇人咳嗽不止，渐成痨瘵，功能润肺理气。

**(震) 龟极丸**　龟乃水族，而入药则用其板，龟板又名神屋、下甲，体扁平，椭圆形，背腹两面均有坚甲，味甘性平无毒，可作强壮药，功能补心益骨，滋阴益智，治阴血不足，骨蒸劳热，腰脚酸痛，久泄久咳久嗽，癥瘕五痔等证，古方朱丹溪先生有大补阴丸，沈芊

绿有滋阴神龟丸，兹引证之。

**例一　太补阴丸**（朱丹溪）

败龟板六两（酥炙）　黄柏（盐水拌，新瓦上炒褐色）　知母（去皮，酒拌湿炒，一作盐水炒）各四两　熟地黄（怀庆肥大沉水者，酒洗焙干）六两

制法：研为细末，猪脊髓加炼蜜和丸，如梧子大，日干，每服五十丸，空腹时姜盐汤或淡盐汤送下，治阴亏火旺，肺痿咳血，呃逆，烦热易饥，骨蒸盗汗，足膝疼热，虚热劳证，功能降阴火，益肾水。

澄按：龟板为湿阴之品，而入药则必须败板，且须用酥炙黄，方无流弊。《快雪堂漫录》云：王节斋先生素工医，抚蜀时患虫病，访知青城山有隐者能治，招之不来，乃躬造之。一宿，隐者脉之云：此虫病也。问：何以致此？乃诘其尝所服药，云素服补阴丸。曰：是矣，其虫乃龟板所化，龟久生之物，惟败板入药，不得已用生解者，须酥炙极透应手如粉者良，少坚，得生人之气，其生气复续乃为虫耳，此非药饵所治，公自今寿尚三年也，犹及生子。公遂归三年生子而卒。龟板良药，制法一乖取祸如此，以节斋之善医尚有此失，医可轻言哉云云。录此以为制药者鉴。

**（巽）鳖甲丸**　鳖甲又名上甲，又名团鱼壳，各地湖沼均有，以岳州沅江所出之鳖甲，有九肋者为佳，味咸性平，无毒，功能益阴除热，散结，治心腹癥癖，有摧坚破痞之功，故能治久疟，疟母，骨间劳热等证。仲景《金匮》有鳖甲煎丸，以治疟母。宋《圣济总录》鳖

大医精诚万世师表

甲丸治三阴久疟。《本事方》鳖甲丸治胆虚不眠、四肢无力。《太平圣惠方》治妇人骨蒸劳热，经水不通，胁下癥癖。陈自明《大全良方》治妇人血劳风气，羸瘦停经。《证治准绳》用治痞气当胃脘结聚如杯，体瘦成劳。《沈氏尊生书》取治疟积，肠痔，其方甚夥，皆名鳖甲丸，兹举一二例证之，以明制法。

**例一　鳖甲煎丸**《金匮》

鳖甲十二分（炙）　乌扇三分（烧，即射干）　黄芩三分　柴胡六分　鼠妇三分（熬）　干姜　大黄　桂枝　石韦（去毛）　厚朴　紫葳（即灵霄）　半夏　阿胶各三分　芍药　牡丹（去心）　䗪虫各五分　葶苈　人参各一分　瞿麦二分　蜂窠四分（炙）　赤硝十二分　蜣螂六分（熬）　桃仁二分（去皮尖，研）

制法：上二十三味为末，取煅灶下灰一斗，清酒一斛五升，浸灰，俟酒尽一半，著鳖甲于中，煮令泛烂如胶漆，绞取汁，纳诸药，煎为丸，如梧桐子大，空心服七丸，日三服。

《千金方》用鳖甲十二片，又有海藻三分，大戟一分，无鼠妇、赤硝二味，治疟母。

澄按：《金匮》云：病疟以月一日发，当十五日愈，设不差，当月尽解，如其不差当云何？师曰：此结为癥痕，名曰疟母，急治之，宜鳖甲煎丸。尤在泾注云：天气十五日一更，人之气亦十五日一更，气更则邪当懈也，否则三十日天人之气再更，而邪自不能留矣，设不愈，其邪必假血依痰，结为癥痕，僻处胁下，将成负固不服之势，故宜急治，鳖甲煎丸行气逐血之药颇多，而不嫌其峻，所谓乘其未集而击之也。王晋三曰：取鳖甲为君者，以其泄厥阴、破癥痕之功，有非草木所能比者。读此可知鳖甲为攻坚破结之良药矣。

**例二　鳖甲丸** (《类证本事方》)

鳖甲　地骨皮各三钱　五味子二两

制法：共研末，炼蜜为丸，如梧子大，每服三四十丸，空腹温酒下，妇人醋汤下，治劳嗽及鼻流清涕，耳鸣眼黑，一切虚证，功能滋阴退热。

**（离）牡蛎丸**　牡蛎又名蛎蛤，一名左牡蛎，产浅海沙中，右壳小而薄，左壳大而凸，常连缀附于岩石，味咸性平无毒，为软坚利水、敛汗、固肠要药，主益肝肾，治伤寒寒热，化痰破积，清热安神，女子带下赤白，止汗止渴，男子虚劳，小儿惊痫及瘰疬等证。古方多用之入丸，举例明其制法。

**例一　牡蛎丸** (《证治准绳》方)

牡蛎三两(白者，盛瓷器内，更用盐泥四两，盖头铺底，以炭五斤烧半日，取出研)　赤石脂三两(捣碎，醋拌匀湿，于生铁铫子内，慢火炒令干)

制法：研为细末和匀，酒煮米糊和丸，如梧子大，每服五十丸，空腹盐汤送下，治滑脱，功能固涩。

**例二　牡蛎丸** (同上)

牡蛎粉　赤石脂　代赭石各一两　阿胶　川芎　当归

大医精诚万世师表

鹿茸　续断　干姜<sub>各三两</sub>　甘草<sub>二钱五分</sub>

制法：研为末，炼蜜为丸，如梧子大，每服三十丸，空腹温酒下，治血产虚损，经水不断，功能养冲任，益气血。

**（坤）石决明丸**　石决明又名九孔螺、海蚌壳，产于海滨，形如小蚌而扁，味咸性平无毒，为除风热、明眼目要药，主平肝益阴，入血去热，青盲、内障、外障等证，古方有以之入丸剂者举例明之。

**例一　决明益阴丸**（《证治准绳》方）

石决明<sub>（煅）三钱</sub>　草决明　黄芩　黄连<sub>（酒制）</sub>　黄柏
知母<sub>各一两</sub>　羌活　独活　当归尾<sub>（酒制）</sub>　五味子　甘草<sub>（炙）</sub>
防风<sub>各五钱</sub>

制法：研为末，炼蜜为丸，如梧子大，每服五十丸，茶汤送下，治两目畏日恶火，沙涩难开，眵泪俱多，久病不痊者，功能清肝热，明目。

**（兑）鳗鲡鱼丸**　鳗鲡鱼形似鳝鱼而巨大过之，产江湖溪潭等处，无鳞体滑，含有多量之脂肪与蛋白质，味甘性平，有小毒，为滋养强壮品，主治风湿痹，杀三虫，补骨蒸劳热，小儿疳劳，又治夜盲证、贫血证，古方有以之入丸剂者，举例明其制法。

**例一　传尸丸**（张氏《医通》）

鳗鲡鱼<sub>（八两外者）七条</sub>

制法：甀中先铺薄荷叶四两，入鳗在内，掺干山药粗末一斤余，锅内入百部（去心）一斤，煮三炷香，候鳗烂极，去薄荷，取鳗与山药连骨捣烂，焙干研为末，炼蜜和丸，如梧子大，每服五钱，侵晨临卧，沸汤送下，治传尸劳瘵初起元气未败者，功能壮气杀虫。

　　澄按：动物质入丸剂者极多，不遑枚举，兹举常见者为例，以明制药之法而已。

## 第九节　蜡　丸

　　蜡有黄白二种。白蜡又名虫白蜡，乃白蜡虫附于黄栌树及山漆树果实所遗之蜡质，产于四川、云南、湖南、安徽等省，为白色或微黄色之不透明固体，含有多量之脂肪酸，有止创伤出血之功，亦可用作膏子药原料，不入内服丸散等剂。黄蜡为蜜蜂巢所制之蜡质，又名蜜蜡，又名蜂蜡，又名黄占，处处有之，为黄色或黄褐色之固块，破面作碎粒状，味甘性微温，无毒，可以用作丸剂及膏药赋形药，主治创伤肠出血，下利脓血，补中益气，续绝伤，解凝结，护心托毒，为疮疡不可少之药，盖禀性温涩之功也。古方多有以黄蜡为丸者，如宋·陈无择《三因方》之蜡弹丸取以治肺虚耳聋，淮安杨氏《秘方》之蜡矾丸之用以治痈疽，《沈氏尊生书》之蜡矾丸用以治发背瘰疬，《医宗金鉴》之三黄宝蜡丸，用治跌打损伤，金疮破伤风等证，其方甚多，制法各异，兹举例证之。

**例一　蜡弹丸** (《三因极一病证方》)

白茯苓<sub>二两</sub>　山药<sub>(炒)三两</sub>　杏仁<sub>(炒，去皮尖)一两五钱</sub>

制法：研为细末和匀，用黄蜡一两，手和为丸，如弹子大，每服一丸盐汤嚼下，治肺虚耳聋，功能补虚通窍。

**例二　蜡矾丸** (《医宗金鉴》方)

黄蜡<sub>一两</sub>　枯矾<sub>五钱</sub>　乳香　没药<sub>(去尽油)各一钱五分</sub>

制法：研为细末，黄蜡和丸，如梧桐子大，每服二钱熟汤送下，治发颐及喉风穿腮，出脓，功能护膜护心。

**例三　蜡矾丸** (淮安杨氏方)

黄蜡　白矾<sub>(如胡桃大)各一块(研)</sub>　蛇蜕<sub>一条(熔)</sub>　银朱<sub>一钱</sub>

制法：先将蜡熔化，入蜂蜜少许，再下生矾蛇蜕，银朱末搅匀，将铜杓放滚水内急搓为丸，如梧子大，先令患者洗浴，饮热酒数杯，初服二十一丸，被盖取汗，初起者即消，已成者止痛，溃者服之必出稠脓，逐日减服二丸，主治痈疽，功能定痛生肌，化脓解毒。

**例四　三黄宝蜡丸** (《医宗金鉴》方)

藤黄<sub>四两(以秋荷叶露泡之，隔汤煮十余次，去浮沉，取中，将山羊血拌入，晒干)</sub>　天竺黄<sub>(如无真者以九制南星代之)</sub>　雄黄<sub>(一作二两)</sub>　红芽大戟<sub>(去骨)</sub>　刘寄奴　血竭　孩儿茶<sub>各三两</sub>　朴硝<sub>一两</sub>　当归尾<sub>一两五钱</sub>　铅粉<sub>(一作轻粉)</sub>　水银　乳香<sub>(去油一作三两)</sub>　麝香<sub>各三钱</sub>　琥珀<sub>二钱</sub>

（一方无藤黄、朴硝，有朱砂一两）

制法：研为极细末和匀，将水银同铅粉在铁锅内，火上热研成末，入前药内共研，极匀，用净黄蜡二十两，放瓷器或铜器内炖滚，水中化开，将药不住手搅匀，待半冷捏作小丸，装瓷罐中，病重者每服一钱，轻者每服三四分或五分，熟黄酒调下，立刻转机。倘受伤至重，则连饮数次。如鸟枪弹伤，铅子在内，危在顷刻，服一钱，饮酒数杯，睡一时汗出即愈。如外敷，用香油隔滚汤化开，鸡翎扫上，服药后饮酒出汗更妙，忌凉水、生冷、生臭、发物三日（不忌烧酒则无效）。如久病势重者，服数丸，极能舒筋活络，去瘀生新，有起死回生之妙。主治跌打损伤、恶疮、金疮、箭伤、枪伤、一切刑伤破皮，瘀血奔心，及破伤风、伤力痨、癫狗咬伤、蛇虫毒物咬伤、堕马跌伤，妇人产后恶露不尽，痰迷心窍，致生怪证，危在顷刻者，功能去瘀活血。

## 第十节　药膏丸

丸药之中，多有以药膏为丸者，其法系先将主病之药或引经之药，煎熬成膏，再将群药细末加入，打和为丸，则方药与其主治之疾病切合，故能收非常之效也。如宋《验方》回生丹，治妇女经水不通，行经腹痛，室女经闭以及产后诸疾，系以大黄熬膏，然后和合诸药为丸，故能有行瘀化滞之功。调经种子丸，治妇人血虚气滞，经水不调，久不受孕等证，系以益母草膏和诸药为丸，故有益气暖宫之效。张洁古之马兜铃丸，治多年喘嗽，系以皂角膏和诸药为丸，故有涤痰积之功。王宇泰之胆星天竺丸，治小儿痰涎上壅，喘嗽不休，方中皆化痰散风之药，而以甘草膏为丸，既有和缓诸峻药之功，复有清火泻热之用，是诚巧于制药者矣。此外各种药膏丸方甚多，大抵各有精思，各具妙义，兹举列证之于次。

例一　回生丹（宋《验方》）

人参（一作台党）二两　当归（酒洗）　川芎（酒洗）　香附（醋炒）延胡索（酒洗，一作醋炙）　苍术（米泔浸，炒）　蒲黄（隔纸炒）　茯苓桃仁（去皮尖油）各一两　牛膝（酒洗）五钱　甘草（炙）　地榆（酒洗）　川羌活　广橘红　白芍（酒炒）各五钱　木瓜　青皮（去白，炒）各三钱乳香　没药各一钱　益母草三两（一作二两）　木香四钱　白术（米泔浸，炒）三钱　乌药（去皮）二两五钱　高良姜四钱　马鞭草五钱　秋葵子三钱　熟地一两（酒浸，九次蒸晒，如法制就）　三棱五钱（醋浸透纸裹煨）　五灵脂五钱（醋煮化，焙干研细）　山茱萸肉五钱（酒浸蒸捣）

以上三十味并前黑豆壳共晒研细末。

制法：先用锦纹大黄（研末）一斤、苏木三两（打碎，用河水五碗，煎汁三碗）、大黑豆三升（水浸取壳，用绢袋盛壳，同豆煮熟，去豆不用，将壳晒干，其汁留用）、红花三两（炒黄色，入好酒四碗，煎三五沸，去渣取汁）、米醋九斤（陈者佳），先将大黄末一斤，入净锅，下米醋三斤，文火熬之，以长箸不住手搅之成膏，再入醋三斤熬之，又加醋三斤，次第加毕，然后下黑豆汁三碗，再熬，次下苏木汁，次下红花汁，熬成大黄膏，取入瓦盆盛之，大黄锅粑亦铲下，然后将群药末入石臼内，下大黄膏拌匀，再下炼蜜一斤共捣千杵，取起为丸，每丸重二钱七八分，静室阴干，须二十余日，不可日晒，不可火烘，干后只重一钱有零，金箔为衣，熔蜡护之，治经水不通，行经腹痛，室女经闭，产后诸疾，有行瘀化滞之功。如产母病热，子死腹中，用车前子一钱煎汤送下一丸或二丸，甚至三丸，无不下者。若下血太早以致子死者，用台党或人参三钱，和车前子一钱煎汤服，或用陈酒和车前子服即立下。

### 例二　调经种子丸（宋《验方》）

熟地黄（八两）　厚杜仲　香附（制）各四两　川芎　当归　川续断　蕲艾各三两　黄芩　阿胶　白芍药（炒）各二两

（一方有炒青皮二两、山药八两、肉桂一两，无当归、白芍、黄芩）

制法：共研细末，益母膏和蜜为丸，如梧桐子大，每服三钱，温酒送下，如有孕者不可服，主治妇人血虚气滞，腰酸腹痛，经水不调，赤白带下，子宫寒冷，不能受孕，久服气血温和，令人有子，功能益气血，暖子宫。

### 例三　胆星天竺丸（《证治准绳》方）

胆星（一个）　天竺黄（三钱）　半夏（汤泡，去皮脐，姜汁制）　白附

子(汤泡，去皮脐)各五钱　天麻　防风各二钱　辰砂一钱(另研，水飞)

　　制法：共研末，甘草膏为丸，如芡实大，每服一丸，空腹时薄荷淡姜汤化下，主治小儿痰涎上壅，喘咳不休，功能祛风邪，化痰热。

**例四　安息香丸** (《易简方》)

玄胡索(炒)　海藻(洗)　昆布(洗)　青皮(去白)　茴香(炒)

川楝子(去核)　马兰花各一两五钱　木香五钱(不见火)　大戟(酒浸三宿，切片焙干)三钱五分

　　制法：研为末，另用硇砂、阿魏、安息香各二钱五分，用酒一盏、醋一盏，淘去砂土，再用酒醋合一盏，熬成膏，加麝香一钱、没药二钱五分，俱各另研细，入前药末一同和丸，如绿豆大，每服十丸至十五丸，空腹时酒送下，治阴气下坠，卵核肿大，坚硬如石，痛不可忍者，功能调气行滞，软坚和血。

**例五　硇砂丸** (《证治准绳》方)

硇砂　川芒硝各一两　当归　雄黄　桂心各五钱　大黄(炮)　三棱各二两

　　制法：研为细末，米醋一碗，熬大黄末为膏，次入余药末和丸，如梧子大，每服十丸，空腹时温酒送下，渐加至二十丸，以利下恶物为度，主治妇人疝瘕及瘀血在脏，腹胁攻痛，功能消坚下积。

**例六　马兜铃丸** (张洁古方)

马兜铃(去土)　半夏(汤浸七次，焙干)　杏仁(去皮尖，麸炒)各一

两　巴豆二十一粒(研)

制法：除巴豆杏仁另研外，余研为细末，皂角膏子为丸，如梧桐子大，雄黄为衣，每服十丸，乌梅三个煎汤，临卧送下，以利为度，主治多年痰喘，功能泻痰积。

## 第十一节　诸种制丸法

丸药制法，最为繁多，除以上各节所举外，尚有各种制法，如《济生方》之涤痰丸系以胆星烊化为丸，枳术丸、扶脾丸系以荷叶烧饭为丸，蒜连丸、黄柏丸、青蛾丸均系以大蒜为丸。《沈氏尊生书》之黑丸方系以乌梅肉为丸，头风丸系以黑枣肉煎汤为丸，胶艾丸系以山药煮糊为丸。宋《验方》之七制固脂丸系以黑枣、糯米等七物共煮粥为丸，吴茱萸丸系以生姜、大枣煎汤为丸。种类甚多，并关制法，兹分述如次。

**例一　涤痰丸** (宋《济生方》)

半夏　胆星(并姜制)各二两五钱　枳实　橘红　茯苓各二两
石菖蒲　人参各一两　竹茹　甘草各五钱

制法：共为细末，将胆星烊化泛丸，如梧子大，每服二三钱，熟汤送下，治中风痰迷心窍，舌强不能语，功能豁痰清热。

**例二　枳术丸** (张洁古方)

枳实(去瓤，麸炒)一两　白术(土炒)二两制法：研为细末，荷叶裹陈米饭和丸，如梧桐子大，每服四五十丸或七八十丸，空腹时白术煎汤或米饭白滚汤送下。

**例三　扶脾丸**（李东垣方）

白术　茯苓　橘皮　半夏　甘草（炙）　诃黎勒皮　乌梅肉各二钱　红豆　干姜　藿香各一两　肉桂五分　麦蘗　神曲（炒）各四钱

制法：研为末，荷叶裹烧饭和丸，如梧桐子大，每服五十丸，食前温汤送下，治脾胃虚寒，腹满溏泄，饮食不化。

**例四　蒜红丸**

蒜二百瓣（半生用，半煨熟）　丁香　木香　沉香　缩砂仁青皮（去白）　槟榔　陈皮（去皮）　蓬莪术　草果（去皮）　牵牛各一两　肉豆蔻（面裹煨）　粉霜各一钱　白茯苓（去皮）　人参各五钱

制法：研为细末，以生熟蒜研膏，生绢绞取汁，和药为丸，如梧桐子大，每服五七丸，加至十五丸，食后淡盐汤送下，治脾积腹胀如鼓，青筋浮起，坐卧不得，功能消坚化积，忌食酸咸鱼酱生冷马牛杂肉之类，只可食淡白粥百日。

**例五　黄柏丸**（《证治准绳》方）

黄柏（微炙，剉）　当归（剉，微炒）各一两

制法：捣罗为末，煨大蒜和丸，如绿豆大，每服七

丸，粥饮送下，每日三四次，治小儿久白利，腹胀疼痛，功能清湿热。

**例六　黑丸**（《沈氏尊生书》方）

当归(酒制)　鹿茸各一两

制法：共研细末，乌梅肉为丸，如梧桐子大，每服五六十丸，温酒送下，治肝劳，功能益血益肾。

**例七　头风丸**（《沈氏尊生书》方）

天麻(煨)　枳壳(麸炒)　白芍药(酒制)　瓜蒌仁(炒黑)　于术(炒黑)各一两　半夏曲(姜汁炒)　蛤粉(煅)　酸枣仁(炒焦)各一两五钱　黄连(吴茱萸五钱同炒，去茱萸)　缩砂仁　甘菊　甘草(炙)各五钱　沉香屑四钱　当归身(酒制)四两　檀香屑三钱　金钗石斛三两

制法：共研细末，黑枣肉二十枚，煎汤泛丸，如梧桐子大，每服二钱，空腹时大枣汤送下，治头两边痛，功能祛风和血、化痰清热。

**例八　七制固脂丸**（宋《验方》）

固脂十斤

制法：（甲）淘米水泡一夜，晒七日。（乙）黄柏二斤，熬浓汁，泡一夜，晒七日。（丙）杜仲二斤照前法制。（丁）生盐二斤照前法制。（戊）鱼鳔三斤照前法制。（己）核桃肉六斤照前法制。（庚）黑枣、糯米各三斤，共煮粥，将固脂磨细末（忌铁器），和匀捣融为丸，如梧桐子大。每服一钱，空腹淡盐汤下，服至一月后加三

分，加至二钱为止。忌食羊血，油菜油。主治补火壮阳，固精种子，保真元，壮筋骨，健脾胃，长精神，除疾病，治命门火亏，下焦虚损，耳聋眼花，腰痛腿软，小便过多，筋骨疼痛，肚腹畏寒，饮食难消，夜多盗汗，精神疲倦等证，功能补肾固精。

## 第十二节　藕粉丸

各种丸药，除以上所举制法外，尚有一种最精细制法，名曰藕粉丸，见于《潜斋医学丛书》。其创制大意，以为凡丸药均系将药品碾为细末，或以炼蜜为丸，或以他法为丸，纵加细研，亦仍有渣滓存在，再与炼蜜等物结合，入于胃中，消化颇难，而老人尤甚，即脾胃素弱者，亦有不易消化之感，乃首创一种新制法，系将原方各种药品，一概熬成膏，再以藕粉收和为丸，采取各药之精华，弃其无用之渣滓，而藕粉又极细腻，容易消化，俾老人幼儿服之，有利无弊，是诚最精之丸药，亦即最精之制法也。

## 第十三节　子母丸

制药之法，必须详为研讨，然后精妙入微，用以治疾方能泛应曲当，若惟墨守旧章，罔知变化，又岂能期其进步乎？若子母丸之制，实可谓别具会心，有功制药之学者矣。考《潜斋医学丛书》有制丸药加以外廓之法（余名之为子母丸），其大意以为凡丸药服后，皆先入胃。若夫下焦沉寒痼冷之证，以及一切须服温热药之病，自当以温热之品为丸。然药入胃中热性暴发，上焦反致燥热之患，所谓诛伐无过也，及药达下焦，其力已过，功效亦彻，是诚一大缺憾。于是创一新法，每遇下焦虚寒之病，即以附子、干姜等热药碾末，而以浓厚面糊打为小丸，曝令极其坚干，然后微洒以水，再以和平之药末（如参苓白术散之类）厚糁之，摇如为丸，则小烊丸药已厚加外廓一层，使人服后，药入胃中，则外廓先化，皆和平调理之药，毫无损伤，而坚硬小丸，必至下焦方能融化，则热药之力大发，遂建扫除久寒积冷之功。据云屡试屡效，诚有巧思，可谓别开丸药制法之途径者矣。

## 第十四节　柔润药品为丸应改善制法

所有一切丸药，按照通常制法，均系将药品碾之成末，再加细研，然后或以蜜丸，或以诸法为丸，此为一成不变之局。然详加考核，其中有宜略加变通，方能不失药力，且于治疗上增进其效率者，亦不可不加之意也。如生熟地黄、麦门冬、天门冬、元参、玉竹等柔润

大医精诚万世师表

药之类，其中多含汁液，其功用亦正在其所含汁液，若制为丸药之时，与其他药品一律为末，则多因其柔韧不开，非日晒所能为力，往往上火烘之，使其干燥焦脆，方能碾之成末，俾便合丸，而不知药中汁液尽失，岂复有滋阴润燥、补血生津之效哉！故为改善制药方法计，为增进国药治疗效率计，宜加变通以求进步，凡丸药中如有原质柔润，中含汁液药品，如地黄等类，不必再上火烘干碾末，应按照原方分两加一倍或二三倍，煎熬成膏，再与群药合和为丸，则所含有效成分，毫无损失，于治疗上必有特别功效。前虽有人提倡而知者甚希，所望药界同仁自身努力，使此法得以普遍实现，是亦国药进展之一端也。

### 附　制丸药诸补助法

（一）制米糊法　法将糯米粉置盆皿中，量药之多寡为数，用沸水冲煮之成粥状，用以和药，是为米糊。

（二）制面糊法　制面糊之法与米糊相同，但面糊所用之原料为麦粉（通称面粉）。

（三）制枣肉法　先将大枣洗净入锅中煮之，俟其熟透取出，以手去其皮核，捣搅如泥状，用以和药。

（四）制醋糊法　即系先用糯米粉煮成粥状，加以陈醋，搅和调匀，是为醋糊。

（五）制酒糊法　亦系先将糯米粉煮之成粥，加入黄酒和匀，即为酒糊。

（六）原形药品制粉法　凡制丸药，须先将原形药品制之为粉，方能打和为丸。制粉之法约有数种：（甲）碾粉法（乙）研粉法（丙）捣粉法（丁）磨粉法（戊）机械制粉法，兹分述于后。

（甲）碾粉法　用铁碾子（即药碾）将药品置于碾中，工作者坐凳上，以左右两足踏动碾柄，使之前后转动。手执竹板一条，不时将碾中之药前后移动，缓缓碾之，药即成粉。倘药中如有油质之物，更当缓压，否则成饼。此法适用于专方配制药品，药味多而量数少者，或量少体小之品均可用之。现有将铁碾加装木架，架上悬置碾杶，以手推动，可使前后碾转，其法较前稍便。又有用石碾者（即通用碾米之石碾），将药品置石碾中，用人力碾之成为粉末，此法适用于药量过多者。或多量药品，欲去皮取仁，亦用此法。

（乙）研粉法　系用研药乳钵，将原形药品置于钵内，以左手固执乳缸，右手持杵，于药上用力研转之，经过相当时间，其药即成粉矣。而有轻研、重研之分。轻研者即缓缓研之，适用于含油质药品，如乳香、没药之类，急研则成片。重研即急研，或用力研之，适用于矿质药品，如朱砂、赭石之类，轻研终不能碎。以上研法，须药品量少者为宜。

（丙）捣粉法　系将药品置药缸子中（通常黄铜制）左手盖执缸子口上，右手执杵，用力捣之，则药体粉碎而不至跳出，此法适用于坚质药品。

（丁）磨粉法　即系以通常磨面之石磨，将药品磨成药粉。而有二种弊害，一余渣太多，不易磨尽；二药体形长者不能自行入于磨口。

（戊）机械制粉法　系以制粉机器，将国药制为粉末，诚属最为便利而迅速，现更有通以电流者为电磨，但机轮转动过速，药粉飞扬，未免损失耳。

# 第四章　散药总论

各种药物中，以散之发明为最古，殆与丸药同其先后，盖因上古之时汤液之用未兴，医工用以疗疾者只有丸散而已。然散之制作较丸尤为便易，故其应用亦极广泛。《素问·病能篇》曰：有病身热解堕，汗出如浴，恶风少气，此为何病？曰：病名酒风。曰：治之奈何？曰：以泽泻、术各十分，麋衔草五分，合以三指撮，为后饭。附方云：共研为细末，以三指撮，百沸汤服，复以饭食，此实散药之祖方，而制作服食之法无不备具者也。自是以降，历周秦以迄两汉，制作日广，方法日备，仓公淳于意之治淄川王美人怀子而不乳，饮以莨菪药一撮，以酒饮之旋乳。治临淄汜里女子薄吾蛲瘕病，腹大，上肤黄粗，循之戚戚然，饮以芫华一撮，即出蛲可数升，病已。两治所用皆散药也。后汉张仲景出，远绍列圣心传，精于经方，著有《寒食散论》、《解寒食散》，而寒食药者世莫能知。然《伤寒》、《金匮》之编，则散药方极多，如侯氏黑散、五苓散、滑石白鱼散、三物白散、薏苡附子败酱散、王不留行散、葵子茯苓散、鸡矢白散、诃黎勒散等，方不可胜数。而汉魏之际五石散流传亦盛，齐王侍医遂不听仓公之言，自炼五石服之，发疽而死；王仲宣不听仲景言服五石，后落眉而死，均可证也。若华元化漆叶青粘散，则补益之方使人寿考，尤可贵也。至于后世，则《千金》、《外台》以及金元各家散方尤属不可纪极。而《千金》之芫华散，大金牙散博大神奇，与夫刘河间六一散之简括精当，均为散药中之杰出者也。若夫散药特长与其他药品主治不同之处，仲景亦曾言之，谓：四肢病久，风冷发动，次当用散，散能逐邪风气湿痹，表里移走，居无常处者散当平之，盖散者散也，故有逐邪风湿痹之功，治表里移走之疾，及四肢风冷等病也。惟古今医方至繁，抉择匪易，欲考求散药之应用制法，非提挈纲领不为功，兹分类排比，以期稍有条理。若以制法析之，则有捣散、研散之分；以用法析之，则有煮服散、调服散、外用散之异；以药质析之，则有金石散、动物质散、草木散之分。执简御繁，俾其有序，或有助于研讨乎，兹分述于后。

大
医
精
诚
万
世
师
表

# 第一节 捣 散

捣散者将原药捣为粗末,其法至为简易(法见前),或称为杵,或称为治,或称㕮咀,俾便水煮或酒煮而服用也。兹以其法最简,列为首节,举例明之。

**例一 半夏干姜散**（《金匮》方）

半夏 干姜等分

制法:上二味杵为散,取方寸匕,浆一升半,煮取七合,顿服之,治干呕、吐逆、吐涎沫等证,有止逆消涎、温中和胃之功。

**例二 薏苡附子败酱散**（《金匮》方）

薏苡仁十分 附子二分 败酱五分

制法:上三味杵为散,取方寸匕,以水二升煮减半顿服,小便当下,治肠痈身甲错,腹皮急,按之濡,如肿状,腹无积聚身无热,脉数,此为肠内有痈脓,功能破毒肿,退暴热,排脓。

**例三 秦艽散**（张涣方）

秦艽（去苗） 鳖甲（醋炙微黄,去裙襕）各一两 川大黄（剉碎,微炒） 麻黄（去根节）各五钱 竹茹 甘草（炙）各一钱

制法:捣罗为粗末,每服一钱,清水一盏,加葱白二寸,煎至五分,去滓温服,治小儿寒热往来,功能清血热,散外邪。

**例四　除湿散** （《肘后方》）

半夏曲（炒）　厚朴（姜制）　苍术（米泔制）各二两　藿香叶
陈皮（去白）　生白术　白茯苓（去皮）各一两　甘草（炙）七钱　（一方
无茯苓、白术，有木瓜、槟榔、白芷）

制法：㕮咀，每服四钱，清水一盏，加生姜七片、
大枣一二枚，煎至七分，食前温服，治寒湿所伤，身体
重著，腰脚酸疼，大便溏泄，小便或涩或利，及痞满不
食，湿疟等证，有芳香和胃、消积化湿之功。

**例五　逍遥散** （《太平惠民和剂局方》）

柴胡七分（炒）　白术（蜜水拌蒸）　茯苓　当归各一钱　白芍
药一钱五分（酒炒）　甘草（炙）　陈皮（略去白）各八分　薄荷叶五分（一
作七叶）　煨姜（干咳用蜜制）三斤

制法：㕮咀，清水煎，临卧或半饥时热服，主治肝
气抑郁，血虚火旺，头痛目眩，颊赤口苦，倦怠烦渴，
寒热咳嗽，两胁作痛，小腹重坠，妇女经水不调等证，
功能调气和肝。

**例六　白术安胃散** （《卫生宝鉴》方）

白术　茯苓　车前子　乌梅肉各一两　御米壳三两（去
顶膜带，醋煮一宿）　五味子五钱

制法：研为细末，每服五钱，清水二盏，煎至一
盏，空腹温服，主治泄利日夜无度，脓血相杂，里急后
重，及小肠气痛，妇人脐上虚冷，产后儿枕痛，虚弱寒
热，功能理肠胃。

**例七　托里散** (李东垣方)

大黄　牡蛎(煅)　瓜蒌根　皂角刺　朴硝　连翘(去心)各三钱　当归　金银花各一钱(一作各二钱)　赤芍　黄芩各二钱

制法：研为粗末，每服五钱，水酒各半，煎至八分，去滓服，三服消尽，治一切恶疮发背，疔疽，便毒，脉洪数弦实，肿甚欲作脓者，功能疏肝血，解热毒。

**例八　劫劳散** (《太平惠民和剂局方》)

白芍药六两　人参(去芦)　甘草(炙)　绵黄芪(蜜炙)　当归(去芦，酒洗)　熟地黄(洗净，焙干)　五味子　半夏　阿胶(炒)各二两　(一方加白茯苓二两，一方加麦冬二两)

制法：研为粗末，每服三四钱，清水二盏，加生姜三片、大枣二枚，煎至八分，食前空腹服，日三次，治痨病咳嗽或无痰或有痰，或痰带血丝，寒热盗汗，羸倦食少，心神不定，及室女经闭，功能补肺养血祛痰。

**例九　银翘散** (吴鞠通)

连翘一两　银花一两　苦桔梗六钱　薄荷六钱　竹叶四钱　生甘草五钱　芥穗四钱　淡豆豉五钱　牛蒡子六钱

制法：上杵为散，每服六钱，鲜苇根汤煎，香气大出，即取服，勿过煮，肺药取轻清，病重者约二时一服，日三夜一服，治风温、温热、冬温，但热不恶寒而渴者，功能清里解表。

## 第二节 研 散

研散者，将原药研碾成为极细粉末，以便调服也。或先捣碾为粗末，然后加以细研；或随研碾随过绢罗筛之俾其幼细，务使服时毫无渣滓滞涩喉间，方为合法。此为散药中制法之正宗，自上古以来所流传不已者也，兹举例证之，以明制法。

**例一 治酒风散**（《素问》方）

泽泻十分 白术十分 鹿衔草五分

制法：共研为细末，以三指撮，百沸汤冲服，复以饭食，治身热，解堕，汗出浴，恶风少气，病名酒风，功能除风祛湿。

澄按：自上古以来，医圣辈出，而经方流传者极少，虽伊尹发明汤液，而《汤液本草》亦不传，独《素问》、《灵枢》中存有十余方，俾后人得所宗仰，真瑰宝也。

**例二 赤小豆当归散**（《金匮》方）

赤小豆三升（浸令芽出，曝干） 当归十两

制法：上二味杵为散，浆水服方寸匕，三日服，治狐惑之证。病者脉数，无热，微烦，默默但欲卧，汗出。初得之三四日目赤如鸠眼，七八日目四眦黑，若能食者脓已成也，赤豆当归散主之，功能排脓血，除湿热。

大医精诚万世师表

### 例三　侯氏黑散（《金匮》方）

菊花四十分　白术　防风各十分　桔梗八分　黄芩五分
细辛　干姜　人参　茯苓　当归　川芎　牡蛎　矾石
桂枝各三分

制法：上十四味杵为散，酒服方寸匕，日一服，初服二十日，温酒调服，禁一切鱼肉、大蒜，常宜冷食，六十日止，即药积腹中不下也，热食即下矣，冷食自能助药力，治诸风夹寒内伏等证。

澄按：侯氏黑散为治风冷内伏主方，徐、喻诸家均有注释。徐云：此为中风家夹寒而未变热治法之准则也，谓风从外来，夹寒作势，此为大风，证见四肢烦重，又见心中恶寒不足，故用参、芩、归、芎补其气血为君，菊花、白术、牡蛎养肝脾肾为臣，而加防风、桂枝以行痹者之气，细辛、干姜以驱内伏之寒，兼桔梗、黄芩以开提肺热为佐，矾石所至除湿解毒，收涩心气，酒力运行周身为使，庶旧风尽出，新风不受，且必为散，酒饮至六十日止，又常冷食，使药积腹中不下，盖邪渐侵心，不恶热而恶寒，其由阴寒可知，若胸中之阳不治，风必不出，故先以药填塞胸中之空窍，壮其中气，而邪不内入，势必外消，此即《内经》所谓塞其空窍为良工之理。若治其表里，风邪不外出，而重门洞开，出而复入，势将莫御耳。喻氏、陈氏皆主此说，则此方为填窍驱风之神剂，概可见矣。

### 例四　五苓散 《伤寒》方

泽泻一两六铢半　猪苓十八铢(去皮)　茯苓十八铢　白术十八铢
桂枝半两(去皮)

制法：上五味为末，以白饮和服方寸匕，日三服，多饮暖水，汗出愈，治太阳病发汗后脉浮小便不利，微热，消渴者，五苓散主之。

澄按：五苓散为仲景治太阳病发汗后不能转输其津液之方，而应用甚广，如发汗已脉浮数烦渴者，五苓散主之，伤寒汗出而渴者五苓散主之，又中风发热六七日不解而烦，有表里证，渴欲饮水，水入则吐，名曰水逆，五苓散主之。而《金匮·消渴篇》脉浮小便不利，微热消渴者，宣利小便发汗，五苓散主之。诸方或有发表利水之功，或有转输津液之效，诚神剂也。

### 例五　王不留行散 《金匮》方

王不留行十分(八月八日采)　蒴藋细叶十分(七月七日采)　甘草十八分　桑东南根白皮十分(三月三日采)　黄芩二分　川椒三分
厚朴二分　干姜二分　芍药二分

制法：上九味，王不留行、蒴藋、桑皮三味，烧灰存性，各别杵筛，合治之为散，服方寸匕，小疮即粉之，大疮但服之，产后亦可服，如风寒桑枝勿取之，前三物阴干百日，主治金疮。

澄按：此概治金疮之方也，既可内服，亦可外敷，以王不留行能通利血脉，故能止金疮血逐痛，桑白皮能复肌肉之生气，甘草用以解毒和营，蒴藋利气血开痹，其余皆佐使之品也。

**例六　当归芍药散方** 《金匮》方

当归三两　芍药一斤　芎䓖三两　茯苓　白术各四两　泽泻半斤

制法：上六味，杵为散，取方寸匕，酒和日三服，主治妇人怀娠，腹中疠痛。

澄按：尤在泾云，《说文》：疠音绞，腹中急也。徐忠可云：疠痛者，绵绵而痛，不若寒疝之绞痛，血气之刺痛也，乃正气不足，使阴得乘阳，而水气胜土，脾郁不伸，土气不调则痛绵绵矣。故以归芍养血，苓术扶脾，泽泄利其有余之水，芎䓖畅其欲遂之血气，不用黄芩，疠痛因虚则稍寒矣，不用热药，原非大寒，正气充则微寒自去矣。

**例七　葵子茯苓散** 《金匮》方

葵子一升　茯苓三两

制法：上二味杵为散，饮服方寸匕，日三次，小便利则愈，主治妊娠有水气，身重，小便不利，洒淅恶寒，起即头眩，功能利水。

**例八　妙香散** 《苏沈良方》

山药(姜汁炙)　茯苓(去皮)　茯神(去皮木)　远志(去心，炒)　黄芪(炒)各一两　人参　桔梗(去芦)　甘草(炙)各五钱　木香(煨)二钱五分　辰砂三钱(另研)　麝香一钱

制法：研为细末，后入麝香，每服二三钱，不拘时温酒、白汤或莲肉汤调下，治精神恍惚，惊悸郁结，虚烦

少睡，盗汗遗精，妇人败血冲心，产后心神颠倒，言语错乱，功能补益气血，安镇心神，疏肝和脾，通窍解郁。

## 第三节 调服散

调服散，亦系将原药研碾为极细粉末，以便用诸法调服也，或以汤调服，或以酒调服，或以麦粥汁调服，种种不同。如仲景《金匮》排脓散方，方下注云：取鸡子黄一枚，以药散与雄黄相等，糅和令相得，饮和服之。张氏《医通》浚川散方则入生姜自然汁和如稀糊服，其余或以姜枣煎汤调服，或以灯心、竹叶煎水调下，或以黑豆淋酒调下，其例甚多，略举一二证之。

**例一 排脓散**《金匮》方

枳实十六枚 芍药六分 桔梗二分

制法：上三味杵为散，取鸡子黄一枚，以药散与鸡黄相等，糅和令相得，饮和服之，旦服，功能排脓化毒。

**例二 浚川散**（张氏《医通》）

大黄 牵牛头末 郁李仁各一两 芒硝 甘遂各五钱
本香三钱

制法：上为散，每服二钱，入生姜自然汁，和如稀糊服，治水肿胀急，大便不通，大实大满者，功能消积逐水。

**例三 苁蓉散**（《证治准绳》方）

肉苁蓉（酒浸） 续断各二钱五分 远志（去心） 石菖蒲 白

茯苓(去皮)各七钱五分

　　制法：研为细末，每服二钱，食后温酒调下，治老年健忘，功能补心肾。

　　**例四　参苓白术散**《太平惠民和剂局方》

　　　　人参(去芦)一斤八两　　白茯苓(蒸，去皮)一斤　　于术(土炒)二斤
干山药(炒，去皮)　石莲肉(炒，去心)　白扁豆(去皮，姜汁浸炒)各一
斤八两　桔梗(炒黄)　砂仁　薏苡仁(炒)　甘草(炙)各一斤　（一方
有陈皮神曲，无桔梗）

　　制法：研为细末，每服二三钱，米汤或枣汤、熟汤、石菖蒲汤均可调下，治脾胃虚弱，饮食不进，多困少气，胸中痞满，喘嗽消渴，大便不实及久泻，痈疽溃后不思食，功能开胃健脾，调气化滞。


# 第四节　煮服散


　　煮服散者，乃将药品捣筛为散末，或装入绢袋，或不装袋，内汤中煮服之，用以祛疾者。考《千金方·风毒脚气方》内有丹参牛膝煮散，《诸风篇》有续命煮取，《风痹篇》有除风煮散及独活煮散诸方，大抵皆驱风散湿之剂，其中药品繁多，驱邪补正互相为用，故煮而服之，以收捷效也，兹分述于下。

　　**例一　丹参牛膝煮散**《千金方》

　　　　丹参　牛膝　桑白皮　杏仁　升麻　茯苓　猪苓各四

两　犀角　黄芩　橘皮　防己　白前　泽泻　桂心　秦
艽<sub>各三两</sub>　生姜　李根白皮<sub>各二两</sub>　大麻仁<sub>一升</sub>

制法：上十八味捣筛，以水一升半，内散方寸匕，
煮取七合，轻绢滤去滓，顿服，日再，治脚痹弱气、满
身微肿。

## 例二　续命煮散 （《千金方》）

麻黄　川芎　独活　防己　甘草　杏仁<sub>各三两</sub>　桂心
附子　茯苓　升麻　细辛　人参　防风<sub>各二两</sub>　石膏<sub>五两</sub>
白术<sub>四两</sub>

制法：上十五味粗筛下，以五方寸匕，内小绢袋子
中，以水四升，和生姜三两，煮取二升半，分三服，日
日勿绝，慎风冷，治一切中风证，言语謇涩，四肢弹
曳，日四服，十日即愈。

澄按：张路玉《衍义》云：大续命散与大小续命汤、
续命煮散及排风汤、大小八风散，总皆一脉相承，主治八
风十二痹，偏枯不仁，悉属风毒表证，其卧如堕地状，盗
汗，阳痿，则又肾气本亏，不出《内经》"邪之所凑其气
必虚"一语，所以搜逐风痹药中，多用人参扶助胃气，庶
克有济。如大续命散与大小续命汤之制，药皆仿佛，独蔄
茹之除大风恶血，蜀椒之逐骨节皮肤死肌、寒热痹痛，别
出手眼。大小续命之所未及，续命煮散继之，与大续命散
相同者半，惟升麻佐麻黄升散，独活佐防己下泻，白术佐
参附逐湿，稍变蔄茹、蜀椒之法。

### 例三　煮散 《《千金方》》

防风　防己　独活　秦艽　黄芪　芍药　人参　白术　茯苓　芎䓖　远志　升麻　石斛　牛膝　羚羊角　丹参　甘草　厚朴　天门冬　五加皮　地骨皮　黄芩　桂心各一两（一云各四两）　干地黄　橘皮　生姜　麻黄各二两　槟榔　藁本　杜仲　乌犀角各二两　薏苡仁一升　石膏六两（一云三两）

制法：上三十三味捣筛为粗散，和搅令匀，每服以水三升，药三两煮取一升，绵滤去滓，顿服之，取汗，日一服，若觉心中热烦，以竹沥代水煮之，治风痱，得瘥后常服除风之方。

### 例四　独活煮散 《《千金方》》

独活八两　芎䓖　芍药　茯苓　防风　防己　葛根各六两　羚羊角　当归　人参　桂心　麦冬　石膏各四两　磁石十两　甘草三两　白术五两

制法：上十六味，各切刲，分为二十四分，每分入生姜、生地黄（切）一升，杏仁二七枚，以水七升煮取七合，或日晚或夜中或日一服，或间日服无所忌，治诸风痱。

## 第五节　外用散

外用散者，亦系将原药研碾为极细粉末，不以之内服，而应用于外证者也。其法甚多，不遑指数，如《金匮》之头风摩散用以摩头痛之证，蛇床子散为温中坐药，黄连粉为治浸淫疮药，《证治准绳》之通关散则为治中风、口噤风塞、不省人事之吹鼻药，《外科正宗》之如意金黄散则为治痈疽、发背、疔肿、跌扑、一切热毒之敷药，《疡医大全》之生肌散则为痈疽溃后不敛之生肌药，《三因方》之玉钥匙、《金匮翼》之锡类散则均治咽喉红肿或疫喉乳蛾、口舌腐烂之吹喉药，林屋山人之推车散则治多骨疽证，马氏方之玉露散则治流火丹毒痈疽焮肿未破者之敷药，吴氏方之戌药则治重舌之擦药。外用散之应用甚广，兹分述之于次。

**例一　头风摩散**《金匮》

大附子一枚　盐等分

制法：上二味为散，沐了，以方寸匕摩疾上，令药力行。

澄按：修园陈氏云，此偏头风之治法也，附子辛热以劫之，盐之咸寒以清之，内助则助其火，火动而风愈乘其势矣，兹用外摩之法，法捷而无他弊，今人不讲久矣。

**例二　蛇床子散**《金匮》

蛇床子

制法：上一味末之，以白粉和合相得，如枣大，绵裹内之，自然温，治妇人阴中寒，乃温阴中坐药也。

**例三　通关散**《证治准绳》方

细辛　皂角　薄荷　雄黄各一钱

制法：研为末，每用少许，吹入鼻中，取嚏，无嚏难治，治卒中风口噤气塞，不省人事，功能宣风祛寒，开关通窍。

**例四　如意金黄散**（《外科正宗》方）

天南星　甘草　陈皮　厚朴　苍术各二斤　大黄　黄柏　白芷　姜黄各五斤　天花粉十斤

制法：咀片晒干，磨三次，用细绢罗筛，贮瓷罐勿泄气，红肿发热未成脓者，及夏月时，俱用茶清同蜜调敷，治痈疽发背，疔肿，跌扑损伤，湿痰流毒，大头时肿，漆疮，火丹，风热天泡，肌肤赤肿，干湿脚气，妇女乳痈，功能消肿解毒。

**例五　生肌散**（《疡医大全》）

人参　西牛黄　珍珠　琥珀　熊胆　乳香(去油)　没药(去油)各二钱　炉甘石(煅)　海螵蛸　龙骨　石膏(煅)　轻粉各五钱　杭粉二两

制法：共研极细，入冰片五分，再研千下，瓷瓶密贮，每用少许搽于患上，收口如神。

**例六　玉钥匙**（《三因方》）

焰硝一两五钱　硼砂五钱　脑子一钱　白僵蚕二钱五分

制法：研为末，每用五分，以竹管吹入喉中立愈，治风热喉痹及缠喉风，功能消热散风化痰。

**例七　锡类散**（《金匮翼》方）

象牙屑(焙)　珍珠(制)各三分　青黛(飞)六分　梅花冰片三

厘　壁钱二十个（用泥壁上者，木板上者勿用）　西牛黄　人指甲各五厘

制法：共研极细末，密装磁瓶内，勿使泄气，每用少许，吹于患处，治疫喉乳蛾牙疳，口舌腐烂，功能清热解毒，宣壅散结。

**例八　五倍子散**（《证治准绳》方）

五倍子（火烧烟尽）一两　黄柏（剉）　当归（剉，炒）　腻粉　漏芦　白矾（煅）各一分

制法：研为细末，先用盐水洗，拭干敷之，疗癣久不瘥，功能杀虫敛湿。

**例九　接骨散**（张洁古方）

天南星　木鳖子各四两　没药　乳香各五钱　官桂一两

制法：研为细末，生姜一斤，去皮烂研，取自然汁，入米醋少许，白面打糊调摊纸上，贴伤处，以帛缚之，用杉木片夹定，麻索缠住，治骨折断或出血，功能接骨和伤。

**例十　熨背散**（《千金方》）

乌头　细辛　附子　羌活　蜀椒　桂心各一两　川芎一两二钱五分

制法：捣筛，醋拌绵裹，微火炙令暖，以熨背上，取瘥乃止，治胸痹心背疼痛气闷，功能通阳散滞。

**例十一　胆矾散**（《沈氏尊生书》方）

胆矾　儿茶各五厘　胡黄连五钱

制法：研细末，敷之，治牙疳，功能化湿杀虫。

### 例十二　炉甘石散 <small>（张氏《医通》方）</small>

炉甘石<small>三两</small>

制法：银罐煅飞，丸如弹子，多刺以孔，先以童便一盏煅淬七次，再以黄连三钱煎浓汁，煅淬七次，后以芽茶一两浓煎，煅淬七次，又并余汁再煅淬三次，安放地上一宿去火气，细研，瓷罐收贮，临用加冰片少许，治烂弦风眼，功能退热止痛明目。

### 例十三　铁箍散 <small>（《证治准绳》方）</small>

苁蓉叶　黄柏　大黄　五倍子　白及<small>各等分</small>

制法：研为末，清水调敷四围，治一切痈疽疖毒。

### 例十四　戌药 <small>（吴氏方）</small>

硼砂<small>三钱</small>　元明粉<small>二钱</small>　青盐<small>一钱（用火煅红，放地上一日，出火毒）</small>

制法：共研细末，擦之，治重舌，功能清火消毒。

## 第六节　动物质散

动物质散者，应用种种动物质碾而为散，以收疗疾之功也。其类极多，如仲景之蜘蛛散用治阴狐疝气，文蛤散以治消渴病，滑石白鱼散以治淋疾；《千金》之麝香散治妇人短气虚羸，遍身浮肿病，白马蹄散治被打腹中瘀血等证，鹿角散治四肢骨碎跌伤证。其余各方书所载如犀角散、羚羊角散、牛黄散、猬皮散等，其类至繁，兹略举数种，以明制法。

**例一  蜘蛛散**（《金匮》方）

蜘蛛十四枚(熬焦)　桂枝半两

制法：上二味为散，取八分一匕，饮和服，日再，治阴狐疝气，偏有大小，时时上下，功能逐寒湿止疝。

**例二  文蛤散**（《伤寒》《金匮》方）

文蛤五两

制法：上一味，杵为散，以沸汤五合，和服方寸匕。

澄按：喻氏曰：《伤寒论》用此治误以大噀人面肌肤粟起之表证，今消渴里证亦用之，盖取其功擅软坚，且利水撤热耳。

**例三  滑石白鱼散**（《金匮》方）

滑石　乱发烧　白鱼各二钱

制法：上三味杵为散，饮服方寸匕，日三服，治小便不利。

**例四  麝香散**（《千金方》）

麝香三铢　雄黄六铢　芫花　甘遂各二分

制法：上四味为末，酒服五七厘，老少以意增减，治妇人短气虚羸，遍身浮肿，功能逐水消肿。

**例五  白马蹄散**（《千金方》）

制法：烧令烟尽，捣筛，酒服方寸匕，日三夜一服，治被打腹中瘀血并妇人瘀血，功能化血为水。

澄按：马蹄别名千里奔，《潜斋医学丛书》载杨素园大令有治瘰疬方，用千里奔及紫降香，云甚著效。

大医精诚万世师表

**例六　鹿角散**（《沈氏尊生书》方）

鹿角屑　鹿茸各一两　茯苓七钱五分　人参　川芎　当归　桑螵蛸　补骨脂　龙骨(煅)　韭子(酒浸一宿)各五钱　柏子仁　甘草各二钱五分

制法：共为末，每服五钱，加生姜五片，大枣二枚，粳米一百粒，清水煎，空腹服，治色欲耗伤，及阴虚诸症。

**例七　牛黄散**（《证治准绳》方）

西牛黄(细研)五钱　朱砂(研飞)　麝香(细研)　天竺黄(细研)　蝎稍　钩藤各一分

制法：共研为末，和匀，每服一字，新汲水调下，治风热作痉，小儿惊风。

澄按：牛黄散方甚多，兹仅采一方为例，每服一字，则犹言一钱之四分一也。

**例八　犀角散**（《证治准绳》方）

犀角屑　石膏各一两　羌活(去芦)　羚羊角屑各七钱五分　人参　独活　黄芪　当归　防风(均去芦)　甘菊花　川芎　白术　黄芩　天麻　酸枣仁　枳壳　白芷各五钱　甘草(炙)二钱五分

制法：㕮咀，每服五钱，清水一盏，加生姜五斤，煎至六分，去滓服，治肝胆中风，上攻头面，言语謇涩，及上焦风热，口眼㖞斜，膝脚无力，功能清热解毒。

**例九　羚羊角散**（《证治准绳》方）

羚羊角屑　白鲜皮　白蒺藜　麻黄　甘草(炙)　羌活

防风各一两　枳壳(去瓤，麸炒)五钱　　人参　苦杏仁(去皮尖，炒)
黄芩各七钱五分

制法：㕮咀，每服四钱，加生干地黄一钱，清水一中盏，煎至五分去滓，入酒一合，更煎一两沸，温服，治风疹，遍身痒痛，心胸满闷，功能祛风散热。

**例十　开障散**（《证治准绳》方）

蛇蜕(洗焙，剪细)　蝉蜕(洗焙)　黄连(去须)各五钱　绿豆一两
生甘草二钱

制法：剉细末，每服二钱，清水煎，食后临卧服，治诸障翳。

# 第七节　金石散

金石散者，系用金石等矿物质，研碾入散，以为疗疾之用者也。伊古以来，采用金石等质入药，如仲景之硝石矾石散以治女劳疸；《千金方》之太乙流金散、雄黄散以辟温气，凝水石散、滑石石膏散以治黄疸，紫石散之治大人风引、小儿惊痫，大镇心散治惊悸恐畏，钟乳散之治气极，白石英散之补养肺气，《证治准绳》玉锁匙之治咽喉肿痛，甘石散之治下疳；《医宗金鉴》铁粉散之治冷疔；《准绳》铁粉散之治惊风，银粉散之治顽癣，铜黄散之治湿淹疮。其类甚繁，难于指数，兹分述于下以明制法。

### 例一　硝石矾石散 《金匮》方

硝石<sub>熬黄</sub>　矾石<sub>烧</sub>等分

制法：上二味为散，大麦粥汁和服，方寸匕，日三服，病随大小便去，小便正黄，大便正黑，是其候也，治女劳疸。日晡发热，反恶寒，膀胱急，少腹满，身尽黄，额上黑，足下热，因作黑疸，其腹如水状，此女劳得之。

澄按：尤氏注云，硝石咸寒除热，矾石除痼热在骨髓，骨与肾合，用以清肾热也，大麦粥和服恐伤胃也。

### 例二　太乙流金散 《千金方》

雄黄<sub>三两</sub>　雌黄<sub>二两</sub>　矾石<sub>一两半</sub>　鬼箭羽<sub>一两半</sub>(即卫芽)
羚羊角<sub>(烧)二两</sub>

制法：上五味治下筛，三角绛袋盛，一两带心前，并挂门户上，若逢大疫之年，以月旦青布裹一刀圭，中庭烧之。温病亦烧熏之。

### 例三　凝水石散 《千金方》

凝水石　白石脂　瓜蒌根　桂心<sub>各三十铢</sub>　菟丝子
知母<sub>各十八铢</sub>

制法：上六味治下筛，麦粥饮服五分七，日三服，五日知，十日瘥，治内疸，饮少小便多如白泔色，此病得之从酒。

### 例四　滑石石膏散 《千金方》

滑石　石膏等分

制法：上二味治下筛，大麦粥汁服方寸匕，日三服，小便极利则瘥，治女劳疸。

例五 **紫石散**《千金方》

紫石英 滑石 白石脂 凝水石 石膏 赤石脂各六两 甘草 桂心 牡蛎各五两 大黄 干姜 龙骨各四两

制法：上十二味治下筛为粗散，盛以韦囊，悬高凉处，欲用取三指撮，以新汲井水三升，煮取一升二合，大人顿服，小儿一合，治大人风引，小儿惊痫，瘛疭，医所不疗者。

例六 **大镇心散**《千金方》

紫石英 茯苓 防风 人参 甘草 泽泻各八分 黄芪 白术 薯蓣 秦艽 白蔹各六分 麦门冬 当归各五分 桔梗 大豆卷 柏子仁 桂心 远志 大黄 石膏各四分 干姜 蜀椒 芍药 细辛各三分

制法：上二十四味，治下筛，酒服三方寸匕，日三，治心虚惊悸、梦寐恐畏方。

例七 **钟乳散**《千金方》

钟乳石(别研) 干姜 桔梗 茯苓 细辛 桂心 附子 人参各一两六铢 白术一两 防风 瓜蒌根 牡蛎各一两半

制法：上十二味治下筛，酒服方寸匕，日三，渐加至二匕，得力乃止。治气极虚寒，昼瘥暮甚，气短息寒，亦治百病，令人力强，能饮食去风冷。

例八 **白石英散**《千金方》

炼成白石英十两(白石英无多少，以锤子砧上细碎，向明选去杂色者，

大医精诚 万世师表

惟取白净者，为佳，捣筛瓷器中研令极细，以生绢袋于铜器中水飞尽，如作粉法，如此三度，研讫澄之，渐去水，水尽至石英，曝干，看中粗恶者去之，堪用者更研，用白绢袋盛，着瓷器中，以瓷碗盖之，于三斗米上蒸之，饭熟取出悬之使干，更于磁器中研之，为成） 石斛　苁蓉各六分　泽泻　茯苓　橘皮各一两　菟丝子三两

制法：上七味治下筛，总于磁器中研令相得，重筛，酒服方寸匕，日二，不得过服，慎猪鱼鸡鸭蒜冷酢滑，明目利小便治虚，及补五劳七伤。

### 例九　雄黄兑散 《千金方》

雄黄二两　桃仁半两　青葙子　黄连　苦参各三两

制法：上五味为末，绵裹如枣核大，纳下部，治湿气病蜃下部生疮，功能杀虫。

### 例十　玉锁匙 （《证治准绳》方）

硼砂一钱　朴硝五分　僵蚕一条　片脑五分

制法：研为细末，每用少许，以竹管吹之，治咽喉肿痛，及口舌强硬，功能消壅清热。

### 例十一　金朱散 （张涣方）

金箔二十斤（研）　朱砂（细研，水飞）　半夏（汤浸七次，取末）　天南星（牛胆制，取末）各一两　茯苓　石膏（细研，水飞）各五钱

制法：共研细末，每服一字，生姜自然汁加水调下，治小儿脾热多涎，乳食不下。

### 例十二　银粉散 （《证治准绳》方）

轻粉　姜丹　白胶香　沥青各等分

制法：研为细末，麻油调拭净，以竹篦挑涂，二次

便干，治一切顽癣，功能解毒杀虫。

**例十三　铁粉散**（同上）

铁粉五钱　郁金　牛黄　真珠　胡黄连各二钱五分

制法：各研细拌匀，每服一字，温蜜汤调下，治惊风、面赤、口干、大便不利，功能涤痰镇惊清热。

**例十四　铅回散**（《医宗金鉴》方）

黑铅八两

制法：以铜杓化开，倾入水中，取起，再化再倾，以铅化尽为度，澄去水，将铅灰倾在三重纸上，下用灰收干水气，铅灰日晒干，将铅灰同硫黄等分研为细末，每服一钱，温酒调下，至重者不过三次即效，治杨梅结毒，筋骨疼痛，朝轻暮重。

**例十五　铜黄散**（《证治准绳》方）

铜丝少许　白矾一钱　乳香五分　轻粉一字　五倍子（细研）五钱

制法：研为细末，洗净掺之，治下部湿淹疮，功能解毒祛湿。

澄按：金石之类入散药者极多，兹略举数例以明制法而已，又各散除金石质及动物质以外，皆草木也，故草木散一类从省，以归简括。

# 第八节　大　散

大散者，古方中往往有一种散方，所用药味极其繁多，其主治亦极广泛，且制造之时有种种禁忌，殆近古之禁方。如《千金方》所载大芫花散又名大排风散，用药至六十四味之多，主治一切风冷、痰饮、癥癖万医所不能治者；大金牙散用药至五十味，治一切蛊毒百疰不祥医所不治者。此二方皆散药中之至巨者，附于诸散方之后，以见古人用药之神奇，以备参悟而已。

例一 芫花散《《千金方》》

芫花 桔梗 紫菀 大戟 王不留行 乌头 附子 天雄 白术 五加皮 荛花 狼毒 莽草(俗名鱼药，又名鼠药） 栾荆 瓜蒌根 躑躅 麻黄 白芷 荆芥 茵芋各十两 车前子 石斛 人参 石南 石长生各七分 蛇麻子 草薢 牛膝 狗脊 菟丝子 苁蓉 秦艽各五分 藜芦 薯蓣 薏苡仁 巴戟天 细辛 当归 芎藭 干地黄 食茱萸 杜仲 厚朴 黄芪 山茱萸 干姜 芍药 桂心 黄芩 吴茱萸 防己 远志 蜀椒 独活 五味子 牡丹 橘皮 通草 柴胡 柏子仁 藁本 菖蒲 茯苓 续断各二分

制法：上六十四味，并不择不治不炙不熬，但摒去尘土捣，以细罗下之，即与服。凡是猪鸡五辛生冷酢滑任意食之无所忌，惟诸豆皆杀药，不得食。药散二两，细曲末二升，糯米三升，真酒五升，先以三大斗水煮米作粥，须极熟，冬月扬去火气，春月稍凉，夏月扬绝火气，令极冷，秋稍温；次下曲末，搦使和柔相得，重下

药末，搦使好熟乃下真酒，重搦使散，盛不津器中，以净杖搅散，经宿即饮。直以布盖，不须密封。凡服药平旦空心服之，以知为度，微觉发动流入四肢，头面习习然为定，勿更加之。但取肉消大益，胜于五石，兼治诸病，功效一等，治积荫宿食，大块久气，癥瘕积聚，一切痼结，鬼疰，膈上冷，小腹满，肠鸣，膀胱热，冷利，长病人瘦弱虚损，以及虚损阳衰消瘦骨立。服之非常补益，众疴万病皆除，治一切风病、风热、大风、瘫痪、湿风、周痹、瘴气、中恶、蛊毒、温疟、妇人诸病。

### 大金牙散《千金方》

金牙 鹳骨 石膏各八分 斑蝥七分 活草子 胡燕屎白术 雷丸 龙牙各六分 铜镜鼻 栀子仁 干漆 龟甲鳖甲 鬼督邮 桃白皮 大黄各四分 桂心 芍药 徐长卿 羚羊角 射干 升麻 鸢尾 马目毒公 蜂房 细辛 干姜 芒硝 由跋 犀角 甘草 狼毒 蜣螂 龙胆 狼牙 雄黄 真朱各三分 芫花 莽草 射罔 乌梅各二分 蛇蜕皮一尺 铁精 赤小豆一合 地胆 樗鸡 芫青各七枚 桃奴 巴豆各二十枚

制法：上五十味，治下节，服一刀圭。稍加至二刀圭，带之辟百邪，治九十九种疰，能治一切蛊毒百疰不祥医所不能治者。

澄按：张路玉《衍义》云：大金牙散专主蛊毒百疰，纯是大辛大烈以毒攻毒之药。射罔、射干、由跋、鸢尾、芫华、荛草、督邮、长卿、马目毒公专治蛊疰，斑蝥、樗鸡、芫青、地胆、蜣螂、干漆专破毒血，巴豆、雷丸、狼毒、狼牙、芒硝、大黄、龟甲、鳖甲专攻内结，龙牙、真珠、雄黄、铁精、镜鼻、蛇蜕、蜂房、燕屎、桃奴、桃皮专辟疫邪，犀角、石膏、胆草、栀子、赤小豆专解热毒，鹳骨、羚羊角专利筋骨，干姜、桂心、细辛、白术、甘草、升麻、芍药、乌梅专利气血，协辅金牙，为荡涤蛊疰之主帅，溯洄穷源，总不出如上等法。又云复剂迭见，如狼毒、狼牙、射干、鸢尾之类奚必按方全用哉。又云可见临病处方，但当师古圣之意，取古方之法，随机应变，不必拘守成则也，大匠与人规矩，三隅之反不在方圆外耳。

# 第五章　膏药制法（总论）

膏药之制，其源甚古。考《灵枢经》于痹证治以马膏，膏其急者；以白酒和桂，涂其缓者；以桑钩钩之，即以生桑炭置之坎中，高下以坐等，以膏熨急颊，且饮美酒，啖美炙肉，不饮酒者自强也，为之三拊而已。此上古时用膏疗病之始，见于《内经》者。厥后华元化能传古法，其治疾于针药所不及者，乃先令以酒服麻沸汤，既醉无所觉，因刳破腹背，抽割聚积，若在肠胃则断截湔涤，除去疾秽，既而缝合，传以神膏，四五日创愈。其神膏之方虽不传，而用膏以治创伤，使其生肌合创则其效也。然此均外用之膏，若夫内服者始于仲景。

《金匮》于黄瘅及妇人阴吹之证，均用猪膏与乱发融合，以润其燥，此内服膏方之嚆矢也。降及李唐，膏方寖繁，如《千金》之丹参膏、地黄膏、黄精膏、茯苓木防己膏、松脂膏、水银膏、麝香膏、陆杭膏、玉屑面膏、灭瘢膏、治外膏，摭采极多，不遑指数。若近代之化痞膏、飞胜神骏膏、参茸养元膏、金丝万应膏、太乙膏、涌泉膏、阳和解凝膏、普济万金膏等亦属不少，而内服之琼玉膏、集灵膏是其杰出者也。此外尚有诸种制法膏，尤觉美不胜收。膏之方既如此之多，膏之用又如此之广，若不加以分析，诚恐混杂莫辨，难于研讨。兹以制法及用途区别之，可得四类，一曰内服膏，二曰外贴膏，三曰涂搽膏，四曰诸种制法膏，依类排比，或有助于详究乎，分述于下以明制法。

## 第一节　内服膏（煎膏）

　　内服膏者，乃将药品以水煎熬成膏用以内服。又名煎膏，亦名药膏，乃采取药中之精华，弃其无用之渣滓，或少加蜜，或不加蜜，用以常服，调食便利，且可久藏，诚善法也。惟煎制之时，宜用砂锅甜水，将药品咀片下于锅中，火上煎之，煎至药品津液完全融化水内，去其渣滓再煎，熬至起泡时微搅之，以微火煎至稠浓，则膏成矣。其所以宜用砂锅者，诚恐药中往往有忌铁之物，如何首乌之类，倘以铁锅煎之反生毒质，故不如用砂锅之为妥善也。膏成之后，贮于瓷罐，以备应用。亦有煎成入瓷罐内，系于井中以出火毒然后服用者，兹举数例证之。

**例一　猪膏发煎** （《金匮》方）

猪膏半斤　乱发（如鸡子大）三枚

制法：上二味和膏中煎之，发消药成，分再服，病从小便出，治诸黄瘅，亦治妇人胃气下泄阴吹之证。

澄按：尤在泾曰：此治黄瘅不湿而燥者之法。按《伤寒类要》云，男女黄瘅，饮食不消胃胀，热生黄在胃中，有躁屎便然，猪膏发煎服则愈，盖湿热经久，变为坚燥，譬如酱曲，热久则湿去而干也。《本草》猪脂利血脉解风热，乱发消瘀，开关格，利水道，故曰病从小便出。至于能治阴吹，亦以其能润导大便，便通气归，故能止之也。

又按：内服膏通例均系以水膏，此方只以猪膏煎乱发，似为变例，然究为内服膏方，发明最古，故列于内服膏类。

**例二　丹参膏** （《千金方》）

丹参半升　川芎　当归　蜀椒五合（有热者以大麻仁五合代之）

制法：上四味㕮咀，以清酒浸湿，停一宿，以成，煎猪膏四升，微火煎膏，色赤如血，膏成新布绞去滓。每日取如枣许，内酒中服之，不可逆服，临月乃可服，旧用当验，功能养胎，临月服令滑而易产。

### 例三　乌翣膏《千金方》

生乌翣①十两　升麻三两　羚羊角　通草　芍药各二两　蔷薇根（切）一升　生地黄（切）五合　猪脂二斤　艾叶六铢（生者佳）

制法：上九味咬咀统裹，苦酒一升淹浸一宿，纳猪脂中，微火煎取，酒尽膏不鸣为度，去滓薄绵裹膏似大杏仁，内喉中，细细吞之，治脏热、喉肿塞、神气不通。

### 例四　夏枯草膏（验方）

夏枯草一斤半　当归　白芍（酒炒）　元参　乌药　浙贝　僵蚕（炒）各五钱　昆布　桔梗　陈皮　抚芎　甘草各三钱　香附（酒炒）一两　红花二钱

制法：共入砂锅内，水煎浓汁，布滤去滓，将汁复入砂锅内，慢火熬浓，加白蜜八两，再熬成膏，每用一二匙，滚水冲服，戒怒气鱼腥，治肝旺血燥，瘰疬坚硬。

### 例五　枇杷膏（验方）

枇杷叶五十六片（新鲜者佳，洗净毛）　大梨二个（去皮心，切片）　白蜜半盅（熬）　大枣八两　建莲肉四两

制法：先将枇杷叶放铜锅或砂锅内，以河水煎去浓汁，用细绢沥清汁，去叶滓不用，后将梨、枣、莲、蜜和入煎膏，以莲肉融烂为度，用瓷瓶收贮。治劳伤虚损，吐血咳嗽，体酸发烧，四肢酸软，精神疲倦，腰背疼痛，饮食不进，随意温水化服。肺损难治，惟此方最益肺脏，治咳嗽如神，轻者二三料，重者四五料除根。

---

① 乌翣：即射干。

**例六　牛膝膏**（《证治准绳》方）

牛膝四两（去芦，酒浸一宿）　桃仁（去皮，炒）　归尾（酒洗）各一两
赤芍药　生地黄（酒洗）各一两五钱　川芎五钱

制法：剉片，用甜水十盅，炭火慢慢煎至二盅，加麝香少许，分四次服，治死血作淋，功能破血消壅。

**例七　滋荣养液膏**（宋《验方》）

女贞子　旱莲草　干桑叶　黑芝麻　鲜菊花　枸杞子　当归身　白芍药　熟地黄　黑豆　南烛叶　白茯神葳蕤　橘红各四两　沙苑蒺藜　炙甘草各二两

制法：用天泉宿水、桑枝火，煎至味尽去滓，缓火熬膏，将成入黑驴皮胶、炼白蜜各三两，收之，瓷瓶封盛，窖去火气，每服五六钱，卯时熟汤点服，治虚弱气血两亏，功能补脾肾生津血。

**例八　飞腾神骏膏**（《寿世保元》方）

杏仁（去皮，用钵擂开，入水澄去滓，用汁）　地骨皮　防风（去芦）
甘草各四两　黑铅一块　木鳖子（去壳）十四个　麻黄二斤（去节，取一斤净）　灯草　头发（温水洗净）各一大把

制法：用炭五十斤大铁锅一只，将药入锅内，注清水二三桶，煮至五六分，看药水浓时滤去药滓，将汁另收缸内，又将前渣入锅内，再入水一二桶，煎至五六分，药汁又注前汁内，将二次汁并作一锅，熬至干，去黑铅等，其味香甜，瓷罐收贮五年不坏，每服三钱，临卧热酒调下，厚盖被，出大汗为度，徐去被，不可被风

吹，治痈疽发背瘰疬，功能宣肺化痰、劫毒化壅。

### 例九　变理十全膏（薛一瓢方）

人参（潞党参、西洋参可酌代）　黄芪（炙）各三两　白术六两　熟地八两　归身　白芍　川芎各二两　甘草一两（炙）

制法：上八味熬膏，将成入鹿角胶四两、龟鳖板胶三两收之，盛瓷器内，窨去火气，每次开水调服数钱，能补阴阳两虚，调脏腑气血，温厚和平，长养精神。

### 例十　参香八珍膏（薛一瓢方）

丹参（去头尾，酒洗，蒸熟）　四制香附各四两　熟地　炙黄芪　白芍（酒炒）　蒸熟白术　白归身（酒炒）　茯苓各三两

制法：上八味用砂锅甜水熬之成膏，每服三钱，开水调服，此为女科调理之首方，气味和平，功能相称，同行脏腑，灌注血脉，虚人可以久服。

### 例十一　集灵膏（缪仲淳方）

西洋参（取结实壮大者，刮去皮，饭上蒸九次，日晒九次）　甘杞子　怀牛膝（酒蒸）　天门冬　麦门冬　怀生地　怀熟地　仙灵脾

制法：上八味等分，煎熬成膏，白汤或温酒调服，治一切气血两虚、身弱咳嗽。

澄按：《重庆堂随笔》云：此方始见于《广笔记》，无仙灵脾，云出内府。又载于《治法汇》，并无牛膝，方后注：血虚加当归四两、脾弱加白术四两或八两，且云治一切气血两虚、身弱咳嗽者罔不获效。凡少年但觉气弱倦

大医精诚万世师表

急，津液少，虚火上炎，急宜服之，免成劳损。后惟魏玉衡先生善用此方，《续名医类案》极言其功效。愚谓即人参固本加味也，峻补肾肝之阴，实无出此方之右者。原方用人参，近年参价甚昂，非大力者不能致，易以西洋参，可与贫富共之矣。方名集灵，则以有仙灵脾者为是，《理虚元鉴》治劳嗽，于原方去参、膝，加甘、桔、元参。

**例十二　琼玉膏**（申先生方）

生地黄四斤（若取鲜生地汁须用十斤）　白茯苓十二两　白蜜二斤

人参六两（又方加沉香、血珀粉各一钱五分）

制法：上以地黄汁同蜜熬沸，用绢滤过，将参、苓为细末，入前汁和匀，以瓷瓶用绵纸十数层，加箬叶封瓶口，入砂锅内，以长流水没瓶颈，桑柴火煮三昼夜，取出，换纸扎口，以蜡封固，悬井中，一日取出，仍煮半日，汤调服，治虚劳干咳及一切血证。

澄按：徐灵胎先生《兰台轨范》载此方，特批方后云，此为血证第一方。又云按干淮生地四斤，浸透可取自然汁一斤，若浙地则十斤只取自然汁一斤，须三十斤方可配诸药，故修合之法当随时随地变通云。又《洄溪医案》载张瑞五吐血极重，先生赠以新合琼玉膏数两，服后即瘥，则此膏之宝贵可见矣。

又按：各种单味药膏，如生地黄膏、益母草膏、黄芪膏、旱莲草膏、二冬膏等，其数甚多，以其只一味药品煎膏，制法均属相同，故略之。

## 第二节　外贴膏（薄贴）

外贴膏古名薄贴，今通称膏药。徐灵胎先生《医学源流论》中有"薄贴论"，其说曰：今所用之膏药，古人谓之薄贴，其用大端有二：一以治表，一以治里。治表者如呼脓去腐，止痛生肌，并遮风护肉之类，其膏宜轻薄而日换，此理人所易知。治里者或驱风寒，或和气血，或消痰痞，或壮筋骨，其方甚多，药亦随病加减，其膏宜重厚而久贴，此理人所难知，何也？盖人之疾病由外以入内，其流行于经络脏腑者，必服药乃能驱之，若其病既有定所，在于皮肤筋骨之间，可按而得者，用膏贴之，闭塞其气，使药使从毛孔而入其腠理，通经贯络，或提而出之，或攻而散之，较之服药尤有力，此至妙之法也。故凡病之气聚血结而有形者，薄贴之法为良，但制膏之法，取药必真，心志必诚，火候必到，方能有效，否则不能奏功。至于敷熨、吊渗种种杂法，义亦相同，在善医者变通而已。灵胎此论于膏药之功用言之綦详，使人知膏药之用，不仅只于治疮疡、能去腐生肌，而一切风寒积聚、筋骨疼痛等证，亦非贴膏不能见功，且能发明其原理，故徐氏于外科各证有圣手之目也。至于外贴膏之制法因用途各殊，与内服膏大异，其法系先将需用药品浸于净香油中数日，然后用铁锅柴火煎熬，使油将药品炸至焦枯，将药渣取出，仍煎熬其油，同时用杓将油撩动，此时见油内青烟冒出，旋即转成白烟，俟再见青烟时，将油略滴入水中视其成珠不散，火候方到。此时油已熬成，将锅从火上取下，用木棒将油极力搅动，即行下丹（樟丹大约每油一斤约用樟丹六两上下），如膏方中有细料，再下细料（如乳香、没药、冰、麝之类）。此时膏已制成，倾入净水盆中，去其火毒，少时取出摊于被子上，便可应用。此普通制法也，此外尚有一种清油膏，系用香油熬煎至出烟，滴水成珠，如数下丹，搅匀出火毒，俟其凝结，以滑石粉稍糁之，成为一种膏药料子，以备医家用时，将此膏化开加入各种应用药末，用以贴病，亦能有效，但究不如普通制法之美善也。若夫制膏之技术，最重经验，稍有不慎，则膏非老即嫩，老则不黏肌肉，嫩则随人动转而移走，以致与所贴孔穴差错，焉能生效？此均制膏之大忌，不可不知也。至于药质必精，分量必准，则尤当加意矣，兹举例证之于次。

**例一　太乙膏**（《证治准绳》方）

玄参　白芷　当归身　肉桂　赤芍药　大黄　生地黄各一两

制法：㕮咀，用麻油二斤八两（一作一斤）浸之，春五夏三秋七冬十日，入铜锅内，煎至药黑，滤去渣，徐入净黄丹一片（一作十二两）再煎，不住手搅，滴水成珠，捏之软硬得中即成，治痈疽溃烂，功能解热毒。

### 例二 太乙万灵膏《疡医大全》方）

羌活 蓖麻仁 蝉蜕 大蜂房 蜈蚣 败龟板 苦参 猪牙皂角 元参 槐角子 青蒿 过山龙 甘草 半枝莲 荆芥 蕲艾叶 黄芩 仙人掌 川椒 蒲公英 白蔹 龙胆草 防风 忍冬藤 白及 生附子 大黄 石菖蒲 栀子 赤芍药 独活 何首乌 黄芪 蛇床子 桔梗 黑牵牛 漏芦 木鳖子（去壳） 肉桂 大枫子 巴豆（去壳） 地骨皮 昆布 苍耳子 黄柏 青木香 连翘 鼠黏子 桃仁 白僵蚕 血余 穿山甲 黄连 当归 牛膝 苍术 升麻 蝉蜕 槟榔 槐枝 柳枝 桃枝各一两

制法：咀片，用麻油十斤浸之，春五夏三秋四冬十日，入大铁锅内，熬至烟尽为度，先取粗渣冷定，用大皮纸以针戳眼，滤去细渣，复入净锅内，熬至黑色，滴水成珠不散。每油一斤，入淘过黄丹砂紫色者八两。下丹之时以柳棍不住手搅匀，离火再用白芷、天南星、草乌头、北细辛、半夏、高良姜、川乌头各一两，俱生研细末，筛入膏内，搅匀冷定，再用海螵蛸一两，乳香（去油）、百草霜、没药（去油）、鸡肫皮、血竭、象牙末、雄黄、寒水石、儿茶、白石脂、赤石脂、朱砂、轻粉各五钱，青鱼胆、熊胆各三钱，甘松、三奈、潮脑、冰片、麝香、琥珀、珍珠、龙骨、水银各二钱，研为极细末，筛入搅匀，倾入冷水内，扯拔换水，浸三日，拔去火毒，然后装瓷钵内。治痈疽发背，疱疖疔疮，无名肿毒，痰核瘰疬，内损骨节，外伤皮肉，手足麻木不仁，流注疼痛，膈前背后刺痛等证，功能消壅行滞，败毒杀虫。

**例三　金丝万应膏**（宋《验方》）

　　木香　川芎　牛膝　生地黄　细辛　白芷　枳壳　秦艽　独活　防风　当归尾　大枫子　黄芩　南星　羌活　半夏　赤芍　贝母　杏仁　蓖麻子　白蔹　苍术　艾叶　川乌　肉桂　高良姜　续断　两头尖　连翘　甘草节　藁本　丁香　青皮　藿香　乌药　荆芥　苏木　玄参　僵蚕　桃仁　山栀　红花　牙皂　威灵仙　苦参　文蛤　蝉蜕　草乌　蜂房　鳖甲　全蝎　金银花　麻黄　白及　大黄　青风藤<sub>各二两</sub>　蜈蚣<sub>二条</sub>　白鲜皮　五加皮　穿山甲　降真香　骨碎补　苍耳头<sub>各一两</sub>　蛇蜕<sub>三两</sub>　桃、柳、榆、槐、桑、楝、楮树枝<sub>各二尺一寸</sub>

　　制法：各切为粗片，用麻油十二斤，浸药在内，夏三春五秋七冬十宿，方用火熬，以药枯油黑为度，去药沥净，滓贮瓷器内。另以片子、松香不拘多少，先下净锅熔化后，方加药油，量香二斤，用油四两，试水软硬，仍漉入水缸内，令人抽扯，色如黄金即成。主治一切风寒湿热，手足拘挛，骨节疼痛，男子痞积，女人血瘕，及诸般疼痛，结核转筋，泄利疟疾（俱贴脐上），咳嗽哮喘，受寒恶心，胸膈胀闷，男妇面色萎黄，脾胃虚寒，心疼（俱贴前心），伤力身疼（贴后心），诸疝，小肠气（贴脐下），疗癣顽疮，积年不愈，肿毒初发，肿块未破者，功能除风湿，通筋骨。

### 例四　阿魏膏（《苏沈良方》）

羌活　独活　元参　官桂　赤芍药　穿山甲（炮）　生地黄　两头尖　大黄　白芷　天麻各五钱　槐、柳、桃枝各三钱　红花四钱　土木鳖子二十枚（去壳）　乱发（如鸡子大）一块

（一方无羌活、元参、白芷、天麻、生地、赤芍，有川乌、南星、半夏、甘遂、甘草、人参、五灵脂各五钱）

制法：用真麻油二斤四两，浸之，春五夏三秋七冬十日，煎黑去滓，入乱发再熬滤清，徐下黄丹，较软坚得中，入芒硝、阿魏、乳香、没药各五钱，取起离火，再入苏合香油五钱，麝香三钱，调匀成膏，瓷器收藏。治一切痞块，每用两许，摊大红绫上贴患处，凡贴膏须正当痞块，不可偏，偏则随药少处遁去，即不得痊。

### 例五　涌泉膏（宋《验方》）

海龙一对（雄黑雌黄，长尺余者佳，如无用海马亦可）　生附子一个（重一两五钱，切去芦头，热童便、甘草水各浸一日，洗净）　零陵香　大片穿山甲　锁阳各三钱

制法：将各药切碎，用香麻油一斤四两，将药浸入，春五夏三秋七冬十日，然后用木炭火熬至药枯，去净渣，将油再熬至将滴水成珠时，称准分量。每油一斤加黄丹（飞净）六两五钱，小火熬至滴水成珠，用槐枝不住手搅动，再下制阳起石末、麝香末各五钱，冬虫夏

草末、野高丽参末、川椒末、母丁香末各三钱，搅极匀，埋入土中七日，去火毒。治下元虚损，五劳七伤，咳嗽痰喘气急，左瘫右痪，手足麻木，筋骨疼痛，腰脚软弱，肚腹受寒，男子遗精白浊，妇人赤白带下。每用膏三分，摊如钱大，贴两足心，十日一换，不可间断。五十岁内外贴之，方见功效，若少年无病者贴之，足心作痒起泡，反无益也。

**例六 琥珀膏**（《证治准绳》方）

琥珀一两　丁香　木香各三钱　桂心　朱砂　香白芷
当归　防风（去芦）　木通　木鳖子（去壳）各五钱　黄丹七两　垂
柳枝三两　松脂二两　麻油一斤二两

制法：除琥珀、丁香、桂心、朱砂、木香为细末，余药细剉，以油浸一宿，入铛中以慢火煎，候白芷焦黄漉出，次下松脂末，滤去滓，再澄清油，却入铛中慢火熬，下黄丹，以柳木枝不住手调，滴水中成珠不散，软硬得所，入琥珀末调匀，瓷器收贮。治颈项瘰疬经久不愈，渐成瘘疾，视患大小，用火烤摊纸上贴之。

**例七 绛珠膏**（《医宗金鉴》方）

天麻子肉八十一粒　鸡子黄十个　麻油十两　血余五钱
黄丹二两（水飞）　白蜡三两　血竭　轻粉　乳香　没药　儿
茶　珍珠各三钱　朱砂二钱　冰片一钱　麝香五分

制法：以麻油炸血余至焦枯，加麻子肉、鸡子黄，再炸枯去滓，入蜡候化，离火少时，入黄丹搅匀，再加细药，治溃疡诸毒，有去腐定痛生肌之功，每用少许摊贴患处。

### 例八　阳和解凝膏《全生集》

牛蒡(取新鲜根叶梗)三片　川芎　白凤仙梗(新鲜者)各四两
川附子　桂枝　大黄　当归　肉桂　官桂　草乌　川乌
地龙　僵蚕　赤芍　白芷　白蔹　白及　乳香　没药(均
研细末)各二两　续断　防风　荆芥　五灵脂　木香　香橼
陈皮各一两　苏合香油四两　麝香一两

制法：菜油十斤，先将牛蒡、白凤仙熬枯去滓，次除乳香、没药、麝香、苏合油外，余药俱陆续入锅，煎枯去滓，滤净称准斤两。每油一斤，加黄丹（炒透）熬至滴水成珠，不黏指为度，掇下锅来，将乳、没、麝、苏合油入膏搅和，半月后可用。专治脑疽、背疽、乳疽、瘰疬、冻疮，及一切阴毒，功能通阳散结、祛风宣壅，摊贴患处。

### 例九　参茸养元膏（宋《验方》）

天门冬　紫霄花　甘草　川续断　熟地黄　牛膝
菟丝子　远志　虎骨　淡苁蓉　杏仁　番木鳖　谷精草
麦门冬　蛇床子　大附子　生地黄　官桂各三钱

制法：用花油二斤四两，熬枯去滓，次入人参、鹿茸、麝香，再后入母丁香、雌黄、雄黄、阳起石、没药、乳香、木香、蟾酥、沉香、赤石脂、花龙骨各三钱，松香四两，蛤蚧一对，黄丹八两，共研细末，收入成膏。

每张摊三钱重，治男女忧思抑郁，劳倦色欲，诸虚百损，阳痿等证。功能助阴补阳髓，养气育神，调和营卫，固本保元，每用一张贴脐上或腰际。

**例十　杖疮膏**（明《秘传方》）

香油四两　穿山甲一斤　柏枝　槐枝各一茎(用小条)　府丹(水飞去脚)一两　水花朱(水飞去脚晒干)二钱　血竭　没药　乳香　儿茶各三钱　(俱捶碎和匀，共入铜锅炭火上炒沸过)　新珍珠　新红象牙(俱用面包烧存性，油旧者不用)　面粉(炭火上烧黄)各一钱　人指甲(炒黄)　三七(晒干)　石乳(铜锅内炒过)　黄连　黄芩各三分　海螵蛸五分　半夏十枚(大者)　樟冰四钱　黄蜡二钱　冰片三分　麝香三分　阿魏(成块者)五分

制法：以上除穿山甲、柏枝、槐枝、阿魏外，各研细末，较准分量，分作五份。其四份以次下一锅，一份留看药厚薄，以为增减。用上好香油入铜锅中，炭火煮沸，沸时入柏枝、穿山甲煎数沸，去二药渣，将薄绵纸乘热滤净油，揩净锅后，入油于锅中煎沸，下府丹五钱，用槐条急搅不住手，至成膏方止，候六七煎后用清水漱净口，喷清水少许于锅中，即起锅。起锅时于前四份中细末药，将一份渐渐逐一挑下，急搅如前，此份药尽约均和，将槐条蘸药滴水，且不要成珠，复置锅炭火上，急搅，候沸起锅，将前药末一份渐下，如此再煎二次，至末次时下黄蜡、府丹，须成珠，且不黏手，再下水花朱，次下樟冰末，再下麝香、阿魏、冰片，以药入

瓷器内。浸冷水中片时，候凝将药露天，向阳净地掘坎，将瓷器倒覆于坎中，仍以土覆盖，候七日后方起。藏法以油纸及箬包瓶口，以防泄气。治杖伤、跌打损伤、金疮臁疮、无名肿毒，功能和血解毒、生肌收口。用时隔汤炖化，摊于油纸或绢上贴患处。

**例十一　化痞膏**《沈氏尊生书》方

秦艽　三棱　蓬莪术　黄柏　当归各五钱　大黄三钱
全蝎十四个　穿山甲十四片　蜈蚣五条　木鳖子七个

制法：共入菜油二斤四两内，浸二日夜，煎焦黄色，去滓熬，略冷下炒紫黄丹一斤二两，不住手搅，黑烟起滴水不散，离火下阿魏一两，乳香、没药各五钱，风化硝三钱，琥珀末一钱。临用时入麝香少许，狗皮摊贴，治痞积、疗马刀、瘰疬，功能消坚积。

**例十二　拔毒膏**《沈氏尊生书》

蓖麻子肉　铜青各一两(同研)　大蓟汁一碗　豆油春夏三两，秋冬四两　松香一斤(水煮滤净)

制法：先将油煎滚，入松香熔化，下大蓟汁，沸水尽，下水缸内，如绞糖法，入蓖麻、铜青搅匀，以器盛之，功能拔脓长肉，用时重汤煮化摊贴。

## 第三节　涂搽膏

涂搽膏者，用种种药品捣之成膏，或用猪脂，或用蜡油，或用蜂蜜，或用香油，或用水熬，或用醋调，涂搽患处，以治疾病者也。如《灵枢》之马膏，华佗之神膏以及《千金》之五物甘草生摩膏、润脾膏、水银膏、治外膏、食恶肉膏、灭瘢膏，以至《证治准绳》、《疡医大全》之田螺膏、青莲膏、柏油膏、春雪膏等，其方其多，兹举例证之以明制法。

**例一　马膏**（《灵枢经》方）

马膏<sub>不拘多少</sub>

制法：痹证治之以马膏，膏其急者，以白酒和桂以涂其缓者，以桑钩钩之，即生桑炭置之坑中，高下以坐等，以膏熨急颊，且饮美酒，啖美炙肉，不饮酒者，自强也，为之三拊而已。

澄按：此涂搽膏之祖方也，《灵枢》用以治脾证，其谓急者，大概即后世中风证之口眼㖞斜，或筋脉牵强因而顽肿等证也。徐灵胎先生释之曰：马膏，马脂也，其性味甘柔平，润能养筋治痹，故可以膏其急者；白酒辣桂，性味辛温，能通经络行血脉，故可以涂其缓者；桑之性平能利关节，除风寒湿痹诸痛，故以桑钩钩之者。钩正其口也，复以生桑炭火，置之地坎之中，高下以坐等者，欲其浅深适中，便于坐而得其暖也。然后以马膏，熨其急颊，且饮之美酒，啖之美肉者，皆助血舒筋法也。虽不善饮，亦自强之，三拊而已，言再三拊摩其患处，则病亦已矣。筋骨之病总在躯壳，古法多用外治，今人不能知矣。

**例二　五物甘草生摩膏**（《千金方》）

甘草　防风<sub>各一两</sub>　白术　桔梗<sub>各十二铢</sub>　雷丸<sub>二两半</sub>

制法：上五味㕮咀，以不中水猪肪一斤煎为膏，以前药微火上煎消息视稠浊，膏成去滓，取如弹丸大一枚。炙手以摩儿百遍，寒者更热，热者更寒。治小儿新生肌肤幼弱，喜为风邪所中，身体壮热，或中大风，手足惊，小儿虽无病，早起常以膏摩囟上及手足心，甚辟风寒。

**例三　水银膏**（《千金方》）

水银　胡粉　松脂各三两

制法：上三味以猪脂四升，煎松脂，水气尽，下二物，搅令匀，不见水银。以敷之，治小儿热疮。

**例四　苍梧道士陈元膏**（《千金方》）

当归　细辛　川芎各一两　桂心五寸　天雄三十枚　生地三斤　白芷一两半　丹砂二两　干姜十两　乌头　松脂八两　猪脂十斤

制法：上十二味㕮咀，以地黄汁渍药一宿，煎猪脂去滓，内药煎十五沸，去滓，内丹砂末熟搅，用火炙，手摩病上日千遍，瘥，治一切风湿骨肉疼痛。

**例五　麝香膏**（《千金方》）

麝香　菖蒲（一作真珠）　雄黄　矾石各一两

制法：上四味治下筛，以猪膏调和如泥，涂之，恶肉尽出，治痈疽及发背诸恶疮，去恶肉方。

**例六　柏脂膏**（《卫生宝鉴》方）

柏油一斤　黄蜡八两　杏仁四十五粒（碎）　朴硝一抄

制法：和合，于铁器内用老生姜、葱白三根，一顺搅五七次，煎沸滤过成膏，每用少许于疮上搽之，疗干癣，功能润肌止痒。

例七　春雪膏（《卫生宝鉴》方）

炉甘石十二两（煅，用黄连汁淬）　黄连四两（剉，用童便二升浸一宿，去黄连，以汁淬炉甘石）　硇砂一钱（细研水调，在盏肉炖干为度）　黄丹六两（水飞）　乳香（煅存性，研末）　乌鲗骨（烧存性，研细）　当归各三钱　白丁香五分　麝香　轻粉各五分

制法：先用白蜜一斤四两，炼去蜡，乃下炉甘石末，不住手搅，次下黄丹，次下诸药，搅至紫金色不黏手为度，捻作锭。每用一粒，新汲水磨化，时时点之。治风热上攻，眼昏痒痛，隐涩难开，眵泪生翳，羞明疼痛。

例八　拔毒膏（《证治准绳》方）

马齿苋（杵汁）　猪膏脂　石蜜各等分

制法：共熬为膏涂之，治肿毒，功能清热解毒。

例九　神异膏（《证治准绳》方）

雄黄（细研）　蛇床子各三钱　巴豆七粒　皂角一枚　轻粉半字　全蝎七枚　黄蜡五钱　清油一两

制法：先将皂角、全蝎、巴豆煎油变色，去三味入黄蜡化开，取出待冷，入雄黄、蛇床子末，轻粉和匀成膏，治一切疮疥，功能杀虫解毒。用时先以苦参汤温洗，后以此药擦疥上。

**例十　龙脑膏**（同上）

龙脑一钱二分（研）　椒目五钱（捣末）　杏仁二钱五分

制法：捣研合匀，每用如枣核大，绵裹塞耳中，一日二易。治聤耳，功能收湿解毒。

## 第四节　诸种制法膏

外用膏除上述制法外，尚有诸种制法，亟宜摭采，以备研讨。如《医宗金鉴》之紫金膏系用蜜熬；《外科正宗》之散瘀拈痛膏以白灰水加麻油打膏；沈氏《尊生书》之琥珀膏系用大蒜捣膏；《证治准绳》之升麻膏系用猪脂煎膏，乳香膏系用羊脂煎熬，日精月华光明膏、夜光膏均系用水煎熬，金宝膏系用灰汁煎成；张香峰之芙蓉膏系用鸡子清调；金箍膏系用米醋调，其方甚多不遑指数，兹举例证之，以明制法。

**例一　紫金膏**《医宗金鉴》方）

炉甘石（入大银罐内，盐泥封固，用炭火煅一炷香，以通红为度。取起研为末，用黄连水飞过，再入黄芩、黄连、黄柏汤内，将汤煮干至如松花色）　黄丹（入锅内炒黑，用草试之，草灼提起，如此三次，研极细末，水飞）各四两　硼砂（研细，飞过）　朱砂（研细，飞过）　珍珠各三钱　海螵蛸（去皮）二钱　轻粉　青盐（水洗，去泥）　白丁香（乳汁化开，去渣）　没药　乳香　枯矾　硇砂　当归　川芎　黄连　甘草　麝香　冰片各五分

制法：各研极细末，至无声为度，另用好白蜜十五

两，入铜锅内熬去渣沫，只用白蜜十两，先下炉甘石搅匀，再下诸药，不住手搅匀，至如紫金色，不黏手为度，治胬肉攀睛，功能消坚软结、蚀恶杀虫，每用少许，点于患处。

**例二　散瘀拈痛膏**（《外科正宗》方）

如意金黄散一两　樟冰三钱　（研匀）

制法：以白石灰一升，用水二碗和匀，候一时许，用灰上清水倾入碗内，加麻油一半和匀，以竹箸搅百转，自成稠膏，调前药稠稀得所，疗杖伤、跌打损伤。功能活血散瘀。用时将药敷患处纸盖布扎，一日或二日一换，痛止毒消，青紫即退。

**例三　琥珀膏**（《沈氏尊生书》方）

大黄　朴硝各一两（研为末）

制法：将上药末以大蒜捣为膏，作片贴之，治一切积块痞块，功能破积滞泄热气。

**例四　升麻膏**（《证治准绳》方）

升麻一两　犀角屑　射干　赤芍药　玄参　黄芩　栀子仁　大黄　大青蓝子　羚羊角屑各五钱　生地黄二两

制法：剉细，猪脂一斤八两，于锅中慢火熬，不住手搅成膏去渣，盛之瓷盒。治小儿头面身体赤毒肿起作片，功能解热毒。用时频摩患处。

**例五　乳香膏**

乳香一两（研）　食盐　松脂　杏仁（去皮尖，研）各一两五钱

生地黄十三合　　白羊肾胰脂八两　　黄蜡三两

制法：先熬羊脂令沸，下杏仁、地黄汁蜡煎，候蜡熔尽，入香盐、松脂煎，以柳条搅匀，稀稠得所，瓷盒贮之，取涂疮上，日二三度，治诸疮痛，功能活血润肌止痛。

### 例六　日精月华光明膏（《证治准绳》方）

炉甘石　黄丹各八两　　绿豆粉四两（炒黑）　　黄连一两　当归　硼砂　朱砂　元明粉　决明粉各二钱　轻粉　生白矾　白丁香　海螵蛸　片脑　自然铜　硇砂各一钱　龙胆草　乳香　没药　雄黄　青盐　胆矾　铜青　牙硝　山猪胆各二分五厘　麝香　樟脑各五分　（各另研细末依方称合和匀，碾至千万余下，熟绢罗过，次用）鸡柏根一斤　黄连八两　龙胆草　黄柏　生地黄　苦参各二两　大黄　黄芩　栀子　赤芍药　防风　菊花　玄参　当归各一两　羌活　木贼　蒺藜　连翘　蔓荆子　细辛　川芎　白芷各五钱　夜明砂　蛇蜕　蝉蜕各二钱半　冬蜜半斤

制法：上锉，入井水中铜器内浸三宿，慢火煎熬浓汁，滤去滓，以滓再煎再滤，慢火煎熬，槐、柳、桑枝搅，熬如饴糖，入蜜和匀。更入羯羊胆2枚、雄猪胆2枚和匀，瓷碗顿放，汤瓶口上蒸成膏，复滤净，滴沉水中成珠，可丸为度。待数日出火毒，再熔化，入诸药末和匀，杵丸为锭，阴干，用金银箔为衣。治翳膜胬肉，诸般眼疾。

**例七 芙蓉膏**（张香峰方）

芙蓉叶　黄荆子各等分

制法：研细末，鸡子清调搽四围，留顶，中间如烟雾起立效，用于未溃之先、将溃之际并效，治发背痈疽痛如锥挖不可忍者，功能解热毒、活血气。

**例八 松葱膏**（《证治准绳》方）

松香二两　葱十茎(连根叶炒)

制法：其捣杵成膏，炙热敷伤处，先以葱姜捣烂，炒热罨少时，次以此膏贴之，退肿除痛，主治跌打损伤，功能消肿通筋络。

**例九 金箍膏**（《沈氏尊生书》方）

凤仙子　大黄　五倍子各十两(俱研细末)　人中白一两五钱
小粉(三年陈者)十三两

制法：共入铁锅内，炒至黄焦色，用米醋调敷，肿毒初起围之，治一切疮毒，功能清热化毒。

**例十 定痛膏**（《证治准绳》方）

芙蓉叶二两　紫金皮　独活　生南星　白芷各五钱

制法：研为末，加生采马蓝菜、墨斗菜各一两，杵捣极烂，和为末，用生萝汁、老酒和炒暖敷。若打跌等伤骨肉酸疼有黑紫色皮肉未破者，加草乌、肉桂、高良姜各三钱。若折骨出白者，加赤葛根皮二两捣烂和匀，再用皂角十枚，童便煮，去皮弦子膜，杵捣极烂，入生姜汁少许，生白面一两，杵烂和匀，与前药同杵匀。用芭蕉叶托，用前后正副夹须仔细，整顿其骨紧敷，看上下肿痛消方可换药，否则不可换。治打扑损伤，赤肿作痛。

### 附　外贴膏摊制法

膏药摊制亦系一种技术，非熟练不为功。其法系将已熬成膏药，用锅以温火化开（若能隔汤熔化更妙），左手持定膏药背子（膏药背子分四种，一厚纸，二布面或缎面纸里，三狗皮，四油纸，此种背子必须裁成方形，大小依药之多寡而定），右手拿蘸子一根（俗称沾子），先向锅中之膏缓沾急提，放于左手中之背子上，使蘸子由外向内转一二周，则药成圆形，厚薄相等，而照例均中央厚四周略薄，少候俟凝，即将该膏药背子，或两角相对合，成三角形，或两边相对合，成长方形，而制作毕矣。其熟练者，摊药之时两手转动如飞，不但其形正圆，而所蘸之药绝无忽多忽少之弊，分量准确，故亦为一种技术也。

# 第六章　丹药制法（总论）

丹药之作，其源甚远，大概在于周末及秦汉之世。考《通鉴》秦始皇二十八年，帝东巡，封泰山，禅梁父，遂游海上，求神仙，南渡江乃还。初燕人宋无忌（《史记索隐》白泽图云：火之精曰宋无忌，盖其人火仙也）、

大医精诚万世师表

羡门子高（《纲目集览》：应劭曰：羡门古仙人也，字子高，居碣石山上，一曰羡门高）之徒，称有仙道、形解（即尸解）销化之术，自齐威宣、燕昭王皆信之，遣人入海求蓬莱、方丈、瀛洲。云此三神仙在渤海中，去人不远，患且至，则风中船去，尝有至者，诸仙人及不死药皆在焉（其物禽兽尽白，黄金银为宫阙，未至望之如云，及至三神山，反居水下，临之风辄引去，终莫能至云）。至是方士徐巿等上书，请得斋戒，与童男女求之，于是遣巿发童男女数千人入海，船交海中，皆以风为解，曰未能至，望见之焉。又始皇三十五年，作阿房宫，卢生说始皇微行以辟恶鬼，所居宫毋令人知，然后不死之药始可得也。又考《通鉴》，汉武帝元光二年，冬十月，始亲祠灶（五祀夏所祭，其神祝融），遣方士求神仙，乃因李少君以祠灶却老方见上，上尊之。少君者，故深泽侯舍人，匿其年及所生长，善为巧发奇中（尝从武安侯宴，坐中有老人九十余，少君乃言与其大父游射处，老人为儿时识其处，一坐尽惊。及见上，上有故铜器，问少君。少君曰：此器齐桓公十年，陈于柏梁，已而按其刻，果然。于是上大骇，以少君为数百数人也）。言上曰：祠灶则致物（谓鬼物），而丹砂可化为黄金，蓬莱诸仙可见，见之以封禅则不死。于是天子始亲祠灶，遣方士入海，求蓬莱安期生（琅玡人，秦时卖药海边，人言其千岁。少君为上言，安则生尝食臣枣，大如瓜）之属，而事化丹砂诸药齐（才计反，药之分剂）为黄金。久之，少君病死，天子以为化去不死，而海上燕齐怪迂之士，多更来言神仙事矣（时有亳人谬忌，奏祠太一，曰天神贵者太一，太一佐曰五帝，上为立祠长安东南郊）。又元鼎二年春，起柏梁台（在今长安县故城内，以香柏为梁，故名），作承露盘（故建章宫内），盘高二十七丈大七围，以铜为之，上有仙人掌以承露，和玉屑饮之，可以长生云。又元鼎四年夏，以方士栾大为五利将军，尚公主，栾大（胶东王家人，故尝与文成同师，上方悔文成，乐成侯丁义乃荐大）敢为大言，处之不疑。见上曰：臣尝往来海上，见安期羡门之属，曰黄金打成，而河决可塞，不死之药可得，仙人可致也，然臣恐效文成，徒为方士掩口。上曰：文成食马肝死耳，子能修其方，我何爱乎。大曰：臣师非有求人，人自求之，陛下必欲致之，则贵其使者，令为亲属，以客礼待之，乃可使通于神人。时上方忧河决，而黄金不就，乃拜大为五利将军，封乐通侯，食邑，赐甲第，以卫长公主妻之，斋金十万斤，上亲幸其第，自宝太主将相以下皆献遗之，大见数月，凡佩六印（天士、地士、大通、五利四将军，及侯，帝又刻玉印授之曰天遣将军），贵震天下。而海上燕齐之间，莫不扼腕自言有禁方，能神仙矣。明年，大坐诬罔，要斩（大装为入海求其师，乃之泰山，上使人随验，实无所见，而大妄

制药大纲

言见其师，方又多不售，遂诛之）。其后帝屡幸东海，并遗方士候蓬莱皆无所见云。夫秦皇汉武，皆雄才大略之主，秦皇混一区宇，汉武威震匈奴，其功烈冠绝古今，且贵为天下，富有四海，更有何求？而必尊信方士，盖惟长生不死之药与丹砂，实足以蛊惑其心，使其深羡不已。故宋无忌、徐芾之徒发童男女，入海求三神山以惑秦皇，而文成、五利之辈更祠灶入海，求不死之药以惑汉武，使奸佞之人得售其诈以要荣利，故天下习焉成风，竞言神仙之事。此皆由帝王贪生畏死一念之微，遂为方士所惑，流毒于无穷，自为有国者之大戒，而实烧炼丹砂之所由起也。自兹以降，炼服丹砂之风，愈演愈广。至魏晋之世，上自公卿下逮士庶，多饵丹砂以求长生。《容斋随笔》载：刘表在荆州，与王粲登障山，见一冈不生百草。粲曰：此必古冢，其人在世服生矾石，热蒸出外，故草木枯焦。鉴看果矾石满墓堂，此一证也。又《晋书·葛洪传》：葛洪字稚川，丹阳句容人也，好神仙导养之法。从祖先吴时学道得仙，号曰葛仙公，以其炼丹秘授弟子郑隐，洪就隐学，悉得其法。后见天下已乱，礼辟皆不赴，以年老欲炼丹以祈遐寿，交阯出丹，求为勾漏令，帝以洪资高不许。洪曰：非欲为荣，以有丹耳。帝从之，洪遂将子侄俱行，乃止罗浮山炼丹，并著《神仙传》。又《北魏书·徐謇传》：謇与兄文伯皆善医，后入魏，高祖知其能，及迁洛稍加眷宠，体小不平，及所宠冯昭仪有疾，令处治，除中散大夫，转右军将军，侍御师，詧欲为高祖合金丹，致延年之法，乃入居之高，采营其物，历岁无所成，遂罢。又史载莫君锡大业中为太医丞，炀帝晚年沉迷酒色，方士进大丹，帝服之愈甚，入夏烦躁，日引饮数百杯，而渴不止。莫君锡奏曰：心脉烦盛，真元大虚，多饮则大疾生焉，因进剂治之，仍乞进冰盘于前，俾上日夕照望之，亦解烦躁之一术也。又许文懿公患顽痰之证，后触风雪，腿骨痛，医以黄芽岁丹治之，十余年无效，此均烧炼丹药之有记载可征者。其余帝王卿相及士大夫因饵丹药患背疽躁渴或暴卒者更难指数矣，由此可见丹药之来源极远，而服食者亦极众。故唐宋以迄元明各朝，其风浸盛，烧丹方之出入于缙绅之家不以为异，则其传布之广为何如乎！然考此种丹药，大抵均系金石燥烈之品经炉火烧炼而成，故极悍厉有毒，而方士则多大言欺人，或称金丹，或称仙丹。谓人服之能飞升成仙，或长生不死，或能壮元阳。此乃古代所遗烧丹之类也。厥后则渐失此旨，医方家欲神其药之效，于丸药施以朱衣，亦冒丹之名，而实与丸药无所歧异，此名实不相符之丹也。若夫师上古之遗规，炼金石以为丹，用注疮疡，斯真丹药之正途，无戕之害，有救济之功，如红升白降之属，此又古法仅存之丹也。噫！丹药之历史如此庞杂繁复，自非详纪其源流，无由考镜，兹分述之。

## 第一节　妄服烧丹之弊害

《经》云，谷入于胃，以传于肺，五脏六腑，皆以受气，清者为荣，浊者为卫。可见五谷为荣卫气血之根源，经胃肺之输化以养全体者也。故古之圣人以五谷养民，而注重于稼穑。至于味草之滋，察其寒热平毒之性以疗民疾，亦不过以物性之偏，救人身之偏而已，非谓药物与五谷并重也。乃后世之人不明此旨，往往盗服药饵，以图延年，以求助欲，其卒也害多利少。欲求长生者，反以速死，岂非自贻伊戚哉！古诗云，服食求神仙，多为药所误，读之可以发人深省。乃古今以来妄服烧丹以自杀其躯者比比皆是，岂习俗移人难于湔除欤，抑惑于邪说竟忘其害欤！兹略绍数则以证妄服烧丹之害。考《五代史》，南唐主李昪（即徐知诰）服方士史守冲所献丹，浸成躁急，旋疽发于背，疾亟谓子齐王璟曰：吾饵金石，始欲延寿，乃更伤生，汝宜戒之。遂殂。又张邦基《墨庄漫录》载，张忠定安道，居南都，炼丹一炉，养火数十年，丹成不敢服。时张刍圣民守南都，羸瘠殊甚，闻有此丹，坚求饵之。安道云：不敢吝也，但此丹伏火之久，不有大功，必有大毒，不可遽服。圣民求之甚力，乃以一粒如粟大以与之，且戒宜韬藏，慎勿轻饵。圣民得之吞焉，不数日便血不止，五脏皆糜烂而下，竟死云。又《避暑录》载，士大夫服丹砂死者，前此固不一。余所目击：林彦振，平日充实，饮啖兼人，居吴下，每以强自夸。有医周公辅，言得宋道方炼丹砂秘术，可延年而无后害。道方，拱州良医也，彦振信之。服三年疽发于脑，始见发际如粟，越两日顶额与胸背略平，十日死。方疾亟时，医使人以帛渍所积脓血，濯之水中，澄其下略有丹砂，盖积于中与毒俱出也。谢任伯平日闻人畜伏火丹砂，不问其方必求服，唯恐不尽，去岁亦发脑疽。有人与之语，见其疾将作，俄顷觉形神顿异，而任伯犹未之觉，既觉如风雨，经夕死。十年间亲见此两人，可以为戒矣！《容斋随笔》载：洪容斋云，子仲兄文安公镇金陵，因秋暑减食，当涂医汤三益教以服矾石丸，已而饮啖日进，遂加意服之，越十月而毒作，鼻衄血斗余，自是数日不止，竟至津液皆竭，迫于捐馆。偶见前语，使人追痛，因书之以戒来者。罗谦甫云：僧闻仲章，服火炼丹砂二粒，项出小疮，肿痛不任，牙痒不能嚼物，服凉膈散半斤始缓，以饮酒辄发，药以寒凉之剂则缓，终身不愈。《泊宅篇》载：吴兴吴景渊刑部，服硫黄，人罕知之者。其后二十年，子橐为华亭市易官，发背而卒，乃知流毒传气尚及其子，可不戒哉！王偶定观者，元符殿帅恩之子，有才学，好与元祐故家游。政和末为殿中监，眷遇甚渥，少年贵任，酒色自娱。一日忽宣召入禁中。上云：朕近得一异人，能制丹砂，服之可以长生久视，炼治经岁而成，色如紫金，卿为试之。定观欣然拜命，即取服之，才下咽，觉胸间烦躁之甚，俄顷烟从口中出，急扶归已不救。既殁之后，但闻棺中剥啄之声，莫测所以。已而火出其内，顷刻之间，遂成烈焰，庐室尽焚，但得枯骨于余烬中，亦可怪也。又丁广明者，里中老儒也，尝任保州教授，郡将武人而通判者戚里子，多姬侍，以酒色沉纵，会有道人过郡，自言数百岁，能炼大丹，服之可以饱嗜欲而康强无疾，然后飞升度世，守二馆之事以师礼，择日创丹灶，依其法炼之七七日而成，神光烛天，置酒大合乐相庆，然后尝之。广明闻之，裁书以献，乞取刀圭，以养病身。道人以其骨凡，不肯与。守二怜之为请，仅得半粒。广欣然服之，不数日郡将通判皆疽发于背，道人宵遁。守二相继告殂，广腰间亦生疮甚重，亟饮地浆解之得愈。明年考满，改秩居里中，疾复作，又用前法稍痊。偶觉热躁，因澡身水入疮口，竟不起。金石之毒有如此者。以上各条所记均系妄服烧丹致戕其生，足见金石燥烈之品未可轻试，录之以为制者之龟鉴焉。

## 第二节　名实不相符之丹药

丹药之制原以金石等质经火烧炼为正宗，如上节所述葛洪烧炼丹砂以冀遐年之类是也。乃后世所称丹药者，名虽为丹，其实与普通丸药无异。考其制法，亦系将草木等品研为细末，或以蜜为丸，或以米糊等为丸，或以酒水等为丸，并不经火烧炼，不过或以朱砂挂衣而已，此名实不符之丹也。如《沈氏尊生书》之五瘟丹，《世医得效方》之天王补心丹，《千金方》之孔圣枕中丹，《秘旨方》正元丹，宋《验方》之玉枢丹，《证治准绳》之玄精丹，《和剂局方》之伏虎丹，《验方》之太乙灵丹，《尊生书》之延年益寿不老丹、延寿丹，《医宗金鉴》之化毒丹，《本事方》之化水丹，《全生集》小金丹以及外用之月华丹、火龙丹、北庭丹、卧龙丹，其方甚多，不遑屈计。均与炉水烧炼无涉，举例证之于次。

**例一　五瘟丹**（《沈氏尊生书》方）

黄连（火，戊癸年为君）　甘草（土，甲己年为君）　黄芩（金，乙庚年为君）　黄柏（水，丙辛年为君）　香附（木，丁壬年为君）　紫苏叶各一两，为君者倍入

制法：各至日制之，研为末，用锦纹大黄三两，熬成膏为丸，如弹子大，朱砂、雄黄为衣，再贴金箔，每服一丸，井华水磨下，治瘟疫疟疾。

澄按：据陆九芝《世补斋医书·瘟疫病选方》内有运气五瘟丹。方下注云：方载韩氏《医通》、马氏《瘟疫发源》、万氏《家抄方》，亦名代天宣化丸，药多山栀一味，且为丁壬年君药，与此方以香附为君药者少异耳。

**例二　天王补心丹**（元《世医得效方》）

生地黄（洗）　人参（去芦）　白茯苓（去皮）　远志（去心）　石菖蒲（去毛）　玄参　柏子仁　桔梗（去芦）　天门冬（去心）　丹

参(洗)　酸枣仁(去壳，炒)　甘草(炙)　麦门冬(去心)　杜仲(姜汁炒断丝)　茯神(去木)　当归(去芦尾)　五味子(去枝)

　　制法：研为细末，炼蜜为丸，每两作十丸（或梧子大），金箔为丸，一作辰砂为丸，每服一丸（或二三十丸）。食后临卧灯心大枣汤或桂圆汤化下，或灯心竹叶汤送下。功能宁心保神，壮力强志，化痰除惊。治心血不足，神志不宁，健忘怔忡等证。

　　**例三　孔圣枕中丹**《千金方》

　　败龟板(酥炙，一作鳖甲)　龙骨(研末，入鸡腹煮一宿)　远志九节菖蒲各等分

　　制法：研为细末，水泛丸，每服一钱，熟汤送下，治读书善忘，久服益智聪明，功能益阴养心。

　　**例四　正元丹**《秘旨方》

　　人参三两(用附子一两，煮汁收入，去附子)　黄芪一两五钱(用川芎一两，酒煮收入，去川芎)　白术二两(用陈皮五钱，煮汁收入，去陈皮)　甘草一两五钱(用乌药一两，煮汁收入，去乌药)　茯苓二两(用肉桂六钱，酒煮汁收入晒干，勿见火，去桂)

　　制法：共为细末米糊和丸，如梧子大，每服三钱，姜枣汤送下。治命门火衰，不能生土，吐利厥冷，阴火上冲，头面赤热，眩晕恶心腹胀等症。

　　**例五　玉枢丹**（宋《验方》）

　　山慈菇(洗净为末)　五倍子(刷净)各二两　麝香三钱　大戟(净末)　草河车(净末)　雄黄各五钱　千金子(净末)一两

制法：共为末，米饮调和，捣千余下为度，每服五六分，治一切恶毒及喉症，功能解热毒。

例六　玄精丹（《证治准绳》方）

血余（自己发及父子一本者，及少壮男女发，拣去黄白色者，用灰汤洗二三次，再以大皂角四两捶碎，煮水洗净，务期无油气为佳。将发扯碎晒干。每净发一斤，用川椒四两拣去梗核，于大锅内，发一层，椒一层，和匀，以中锅盖之，盐泥封之，桑柴慢火煅三炷香时退火，待冷取出，约重四两余，研为细末）　何首乌（用黑豆九蒸九晒，拣去豆，取净末）　黑芝麻（九蒸晒，取末）　生地黄（产怀庆沉水者，酒浸杵膏）　熟地黄（同上制）各八两　桑椹（取净汁熬膏）女贞子　旱莲草（取净汁熬膏）　破故纸（炒取净末）　槐角子（入牛胆内百日）各四两　胡桃肉（研膏）　胶枣肉（研膏）各二两

制法：研为末，入诸膏和匀，加炼蜜一斤，入石臼内春千余下，为丸，如梧子大，每服六十丸，空腹用何首乌酿酒一二杯送下，日三次，治一切肾病，功能补血益肾。

例七　伏虎丹（《太平惠民和剂局方》）

生干地黄　蔓荆子　白僵蚕（炒）各二钱五分　五灵脂五钱踯躅花（炒）　天南星　白胶香　草乌（炮）各一两

制法：研为末，酒煮半夏末为糊和丸，如龙眼大，每一丸分四服，温酒送下，日二次，治左瘫右痪，功能化痰通经络。

例八　太乙灵丹（宋《验方》）

丹参　赤小豆　鬼箭羽各三两　红芽大戟　锦纹大黄各二两　生香附　金银花　文蛤壳　滑石（飞）各一两　法半夏

桔梗　雌黄　山慈菇　茅术　紫苏叶　新会皮　广藿香各一两五钱　千金霜　明雄黄　川乌（制）　广木香　山豆根生麻黄　升麻各七钱五分　朱砂（飞）五钱　北细辛六钱　麝香一钱五分

制法：生晒为末，神曲糊丸，每重二钱，辰砂为衣，晒干瓷瓶蜜贮，忌火焙，解毒气，治一切瘟疫，功能泻毒辟恶，每服半丸，薄荷汤下。

**例九　延寿丹**（宋《验方》）

白术（土炒）　青皮　生地黄　厚朴（姜汁炒）　杜仲（姜汁炒）破故纸（炒）　广皮（去白）　川椒　青盐　黑豆　巴戟肉（去心）白茯苓　小茴香　肉苁蓉各一两

制法：入铜锅内或砂锅内，用水二十小碗，桑柴文武火煎至十小碗，将水盛出，复煎药渣，用水十小碗，煎至五小碗，去渣不用，将两次药汁十五碗，并黑豆二升，放锅内，用火缓煎水干，盛起俟冷，用瓷罐装贮。每服三钱，早晨空腹时开水送下，不可间断。功能添精补髓，健脾养胃，健体轻身，调经养血。

澄按：此方以诸药煎汁煮黑豆，乃法制黑豆方也，延寿丹特其别名耳。兹检《世补斋医书》有延寿丹方，录之以资参考。

**延寿丹方**（《世补斋医书》）

何首乌七十二两　豨莶草十六两　菟丝子十六两　杜仲八两牛膝八两　女贞子八两　霜桑叶八两　忍冬藤四两　大生地四两　桑葚膏一斤　黑芝麻膏一斤　金樱子膏一两　旱莲草膏

一斤

制法：何首乌用雌雄各半米泔浸三日，竹刀刮皮，切片，每一斤取淘净黑大豆二升，柳木砖上蒸之，豆熟取出，去豆晒干，换再蒸，如是九次，晒干为末。

豨莶草，温水洗净九蒸九晒，用酒与蜜酒酒之，晒干捣末。

菟丝子，米泔淘净略晒，拣去秕子，酒浸一昼夜，乘潮研碎，微火焙干，研极细。

杜仲，竹刀刮去粗皮，每斤用蜜三两涂炙，蜜尽为度，所贵在丝，不可炒枯，新瓦上焙干为末。

牛膝，青盐拌之晒干为末。

女贞子，蒸烂摊开，尽一日晒干研末，放地上得地气。

桑叶，微火焙干研末。

忍冬藤，照豨莶法研末。

生地黄，温水洗净，加水煮至中心透黑，所贵在汁，不可滤去。

桑椹、黑芝麻、金樱子、旱莲草，均熬膏。

法将前药末和匀，加四膏子，并酌加炼熟白蜜，捣丸，如梧子大，早晚酌服数钱。功能滋肾肝、和气血，为平补第一方。

澄按：此方据陆九芝先生云，为董文敏所传，思翁年登耄耋，服此神明不衰，须发白而复黑，精力耗而复强。梁茝林中丞云：本朝服此方者亦不乏人，咸臻上寿，享康强，腰脚转健，真延年却病之仙方也。据此以观，则是方深得《内经》"阴平阳秘"之旨，多人服之而效，不愧延寿之名。世之讲服食以冀遐寿者正当制服，较之妄饵金石燥烈以自殒其身者，岂不高出万万哉。

**例十　化毒丹**（《沈氏尊生书》方）

乳香　没药各五钱（另研）　巴豆四十九粒（去皮心，另研）　草乌头（醋浸炮制）　浮石（醋淬七次）

制法：共为末，以制乌头及浮石之醋，调面糊为丸，如梧子大，每服五七丸，食后冷酒下，忌热饮，服后以利下或吐出恶物为效，治肿疡。

**例十一　小金丹**（《全生集》方）

白胶香　草乌头　五灵脂　地龙　木鳖各一两五钱　乳香（去油）　没药（去油）　当归身各七钱五分　麝香三钱　黑炭一钱二分

制法：各研细末，用糯米粉一两二钱，和为糊，打千锤，融为丸，如芡实大，每料约二百五十粒，每服一粒，陈酒送下，醉盖取汗，治痰注痰核、瘰疬乳岩等证。

## 第三节　古代仅存丹药及制法

丹药之制，起于秦汉之世，总论已详言之。然此乃方士者流烧炼丹砂，使人服食，以求长生，惑世诬民，其害无穷。若夫烧炼金石之品，用注疮疡，则有拯救疾苦之功，诚无愧于圣法，实起于周代焉。考《周礼·天官》医师之属有疡医，掌肿疡、溃疡、金疡、折疡之祝药，刮杀之剂，凡疗疡以五毒攻之。郑氏注云：五毒，五药之有毒者。医方有五毒之药，作之合黄堥，置石胆、丹砂、雄黄、矾石、磁石其中，烧之三日三夜，其烟上著，以鸡羽扫之，以注创，恶肉破骨则尽出。审此则岂非金石烧炼之祖，而流传于后世者乎。凡后世红升、白降之类，其制法胥莫能逾此范围，不过药品略有出入耳。至于师古代烧丹之遗意，炼金石草木等品，以治痼疾，则始于宋《太平惠民和剂局方》。明清两代，亦有踵而效之者。惟志在疗疾，与方士之旨不同，无妨略述以存古法，此又属于例外者也。兹分述之。

### 例一　红升丹《医宗金鉴》方

朱砂　雄黄各五钱　水银二钱（一作二钱）　火硝四两　白矾一两　皂矾六钱

制法：先将二矾、火硝研碎，入大铜杓内，加火酒一小杯炖化，一干即起，细研。另将汞、朱、雄研细，至不见星为度。再入硝、矾末研匀，先将阳城罐用纸筋泥搪一纸厚，阴干，常轻轻扑之，不使生裂纹。如有裂纹，以罐泥补之，极干再晒，无裂纹，方入前药在内。罐口以铁油盏盖定，加铁梁，盖上下用铁攀铁丝扎紧，用棉纸撚蘸蜜周围塞罐口缝间，外用熟石膏细末醋调封固，盏上加炭火二块使盏热，罐口封固易干。用大钉三根钉地下，将罐子放钉，罐底下置坚大炭火一块，外加百眼炉，升三炷香，第一炷香用底火（加火大则汞先飞上），二炷香用大半罐火，以笔蘸水擦盏，第三炷香，火平罐口，用扇扇之，频频擦盏勿令干（干则汞先飞上）。三炷香完，去火冷定开看，方气足盏上约有六七钱，刮去研极细，瓷罐盛用。再预以盐卤汁调罐于泥，用笔蘸泥水，扫罐口周围，勿令泄气。如罐上有绿烟起即汞走也，急以笔蘸盐泥，多多刷在出烟之处，封固为要（一法收贮瓷罐内，以蜡封口，埋土中去燥性）。

治一切疮溃后疮口坚硬、肉黯紫黑，功能拔毒去腐、生肌长肉，为外科第一圣药。每用少许，鸡翎扫上，立时红活。如小毒用骨簪挑药上疮口上，如痈疽口面大者，用小筛罗挑药于内，以手轻弹之，均匀，俱可上到，诚仙丹也。

### 例二　白降丹 （《医宗金鉴》方）

朱砂　雄黄（水飞）各二钱　　水银一两（一作二两五钱）　硼砂五钱（一方用碙砂）　火硝　食盐　白矾　皂矾各一两半（一作各二两五钱）

制法：先以朱砂、雄黄、硼砂研为细末，入盐、矾、硝、水银，共研匀，以水银不见星为度。用阳城罐一个，放微炭火上，徐徐起药，入罐化尽，微火逼令干取起（如火大太干则汞走，如不干则药倒下无用）。再用一阳城罐合上。用棉纸截半寸宽，将盏子泥、草鞋灰、光粉研细，以盐卤汁调极湿，一层泥一层纸，糊合口四五重，及糊有药罐上二三重，地下挖一小坑，用饭碗盛水放坑底，将无药罐放碗内。以瓦挨坑口四边铺满，不令炭灰落碗内，有药罐上以生炭火盖之，不可有空处。炼时罐上如有绿烟起，急用笔蘸盐泥固之。约三炷香，去火冷定，开看约有一两以外之药，刮下研细，瓷瓶收贮。

治一切痈疽发背、疔毒，功能行滞解毒杀虫，疮大者每用五六厘，小者一二厘，清水调涂疮头上，初起即起疱消散，成脓者即溃，腐烂者即脱，其妙在不假刀针，一半时便见功效。

**例三　拔萃丹**（《疡医大全》）

生铅　水银　火硝　白矾　青盐各一两

制法：同研至水银星不见为度，入阳城罐内，铁盏盖定，以铁梁、铁线扎紧，盐泥固济，先文后武火，升三炷香，冷定，开看盏内升药，刮下研细，加冰片研匀收贮，每用少许掺于患处，凡升药罐底药渣铲下，研细，擦癣疥颇神，功能提脓拔毒、杀虫生肌。

**例四　玉丹**（同上）

明矾（指头大一块）　火硝　硼砂（每矾一两，各用三钱）

制法：先将明矾入罐内，放炭上熔化，以箸试看罐底无块时，随投火硝、硼砂，少顷又投明矾，化尽再下硼硝，逐层化完，待至罐口如馒头样，方用武火炼至干枯，用净瓦覆罐一时取起，将研细牛黄少许用水五六匙调和，以匙挑滴丹上，将罐扔火内烘干，即连罐覆于洁净地上，下衬以纸，上盖以瓦，七日之后收贮听用，每用少许吹于患处，治重舌、喉蛾、舌根痛，功能清热散毒。

**例五　玉华白丹**（《太平惠民和剂局方》）

钟乳粉（炼成者）一两　白石脂（净瓦阁起，煅红，研细，水飞）　阳起石（用坩埚于大火中煅通红，取出酒淬，放阴地令干）各五钱　左顾牡蛎七钱（洗用韭叶捣汁，盐泥固济，火煅取白者）

制法：各研令极细如粉，方拌和作一处令匀，再研一二日，以糯米粉煮糊为丸，如芡实大，入地坑出火毒一宿，每服一丸，空腹时浓浓煎人参汤放冷送下，入熟水亦得，常服温平不湿不燥，泽肌悦色，祛除宿疾。妇人无妊者，以当归、熟地浸酒下。忌猪羊血、绿豆粉，恐解药力也。功能养肺肾，固元气。

**例六　太乙神精丹**（《证治准绳》方）

丹砂　曾青　雄黄　雌黄　磁石各四两　金牙二两五钱

制法：将丹砂、二黄醋浸，曾青酒浸，纸封晒百日，各研极细，醋拌干湿得宜，纳土釜中，六一泥固济，安铁脚环上，高支起，缓火熬之。其火勿靠釜底，一周时取出，冷定，其药精飞化凝著釜上，五色者上，三色者次之，一色者为下，但如雪光洁者最佳。若飞不尽，再著火如前。以鸡羽扫取，枣肉和丸如黍米大，治客忤、鬼气、卒死、久疟、癥瘕，辟瘴疫时邪，功能解毒辟恶，初服一丸，渐加一丸，熟汤送下。

**例七　金液丹**（《太平惠民和剂局方》）

舶上硫黄五两

制法：研细水飞，入砂罐内，铁盖盖定，铁线缠口，铁钉旋紧，水调赤石脂封口，盐泥固济，候干埋地坑，以三足钉钉于地，将罐置钉上，另用一盏盛水置罐上，再用盐泥固济，慢火烧养七日夜（一作三日夜），再加顶火，用炭十斤为度，候冷取出，用柳木锤于乳钵内研细。每末一两，用蒸饼一两打糊为丸，如梧桐子大。每服二三十丸，空腹熟汤米汤送下。治阴极发躁，厥脉冷伏，爪甲唇青，自汗吐利，小便不禁，或阴结畏寒，二便不通，小儿脾胃虚寒，吐利肢厥慢惊。功能辅命门真火，清痼沉寒冷。

**例八　玉命丹**（《证治准绳》方）

硫黄　密陀僧　黄丹各五钱　寒水石　白矾各二钱

制法：俱入新瓦瓶内，盐泥固济，煅令通赤，研匀细，加麝香一字再研，令极匀，蒸饼和丸，如绿豆大，每服十粒，乌梅、甘草煎汤送下。治小儿赤白利、休息利，腹痛腹鸣，日渐羸瘦，多食泥土。量儿大小加减，忌食生冷。

# 第七章　药酒制法（总论）

药酒之制，其源甚古。考《素问·汤液醪醴论篇》，黄帝问曰：为五谷汤液及醪醴奈何？岐伯对曰：必以稻米，炊之稻薪，稻米者完，稻薪者坚。帝曰：何以然？

岐伯曰：此得天地之和，高下之宜，故能至完，伐取得时，故能至坚也。张隐庵注云：五谷黍、稷、稻、麦、菽五行之谷，以养五脏者也。醪醴甘旨之酒，熟谷之液也。帝以五谷为问，是五谷皆可以为汤液醪醴以养五脏。而岐伯答以中央之稻米稻薪，盖谓中谷之液，可以灌养四脏故也。又帝曰：上古圣人作汤液醪醴，为而不用何也？岐伯曰：自古圣人之作汤液醪醴者，以为备耳。又《玉版论要篇》曰：容色见上下左右，各在其要。其色见浅者，汤液主治，十日已。其见深者，必齐主治二十一日已。其见大深者，醪酒主治，百日已。注云：色，面色也，色见浅者其病亦微，色见深者其病亦深，色大深则病更深矣。醪醴熟谷之液，其气剽悍，饮酒者卫气先行皮肤，先充络脉，荣卫运行则所逆之色亦散矣。又《素问·腹中论篇》曰：有病心腹满，旦食则不能暮食，此为何病？曰：名为鼓胀。治之奈何？曰：治之以鸡矢醴，一剂和，二剂已。注云：鸡矢，取鸡矢上之白色者，鸡之精也。鸡属阳明秋金，在卦配巽风木。此乃脾土艰于运化，以致胀满不食。风木制化土气，阳明燥合太阴，醴乃熟谷之液，酿以稻米，炊以稻薪，主补益中土而先行于荣卫者也，故一剂则腹中温和，二剂其病则已。又《灵枢·寿夭刚柔论》曰：荣卫寒痹之为病奈何？曰：荣之生病也，寒热少气，血上下行。卫之生病也，气痛时来时去，怫气贲响，风寒客于肠胃之中。寒痹之为病也，留而不去，时痛而皮不仁。曰治寒痹内热奈何？曰：布衣者以火焠之，大人者以药熨之。曰：药熨奈何？曰：用醇酒二十斤、蜀椒一斤、干姜一斤、桂心一斤，凡四种，皆㕮咀渍酒中。用棉絮一斤、细白布四丈，并纳酒中。置酒马矢煴中，盖封涂勿使泄，五日五夜，出布棉絮曝干之，干复渍，以尽其汁。每渍必晬其日乃出干，干并用滓与棉絮，复布为复巾，长六七尺，为六七巾则用之。生桑炭炙巾，以熨寒痹所刺之处，令热入至于病所，寒复炙巾以熨之，三十遍而止。汗出以巾拭身，亦三十遍而止。起步内中，无见风，每刺必熨，如此病已矣。据此以观，则上古之世，已用药制酒，以疗疾病，盖因酒为谷所酿成，其气剽悍而能行于皮肤经络之间，再和以相当药品，则其祛疾之功较之丸散当迅疾。如《素问》、《灵枢》所载药酒方，虽有内服外用之不同，而为药酒之创作则无可疑也。嗣是以降，至战国之世，秦越人有万应愈风酒方，用治气血虚损、感受风湿、手足酸麻、百节疼痛、半身不遂等证，极著功效。后汉张仲景《金匮要略》有红蓝花酒方，治妇人六十二种风、腹中血气刺痛等证。唐代则《千金方》有大豆酒、金牙酒方，用以驱风邪、去蛊毒。宋代则有白术酒、虎骨酒方，以祛风湿、健筋骨、止疼痛。明代则有五加皮酒方、石斛酒方、竹茹酒方，各有妙用。清代以来，则药酒种类甚多，不遑指数。兹特综其大纲，以制法详为分析，可得六类：一曰酿酒法，二曰煮酒法，三曰煎酒法，四曰浸酒法，五曰蒸酒法，六曰冲兑酒法，制作不同，为用亦异，分述于下以明制法。

<h2 style="text-align:center">第一节　酿　酒</h2>

药酒之中，虽有煮煎浸兑种种制法，然均不及酿酒之法为佳。盖他种制法，皆系酒成之后，再入药品，独此酿造药酒，通将药品与曲米共同酿造，故其性味独纯也。唐宋以来，已传此法，兹举例证之。

**例一　枸杞菖蒲酒**《千金方》

菖蒲五十斤　枸杞子一百斤

制法：上二味细剉，以水四石，煮取一石六斗，去滓，酿二斛米，酒熟稍稍饮之，治缓急风，四肢不随，行步不正，口急及四体不得屈伸。

澄按：张石顽《衍义》云：《本经》言菖蒲治风寒湿痹，咳逆上气，开心孔，补五脏，通九窍。枸杞子主五脏内邪气热中，消渴周痹，风湿，久服坚筋骨。此虽兼根实而言，然所言诸病，全是地骨皮之功用。用以酿酒，深得仙经妙用，岂止治风湿脚弱而已。

**例二　蓼酒**《千金方》

八月三日，取蓼曝燥，把之如五升大，六十把。

制法：取蓼以水六石，煮取一石，去滓以酿酒，如常法，随多少饮之，已用讫，效甚速。治胃脘冷，不能饮食，耳目不聪明，四肢有气，冬卧脚冷，服此酒十日后，目既精明，体又充壮。

澄按：张石顽《衍义》云：蓼性温散，《本经》有明目温中耐风寒、下水气治面浮肿之用，故《千金》以之酿酒而治方下诸病甚速，《本草》言蓼微寒谬矣。

### 例三 术膏酒《千金方》

生白术(净洗)一石五斗(捣取汁三斗，煎取半) 湿荆二十五束，束别三尺围，各长二尺五寸，径头二寸(烧取沥三斗，煎取半) 青竹三十束，束别三尺围，各长二尺五寸，径一寸(烧取沥三斗，煎取半) 生地黄根五大斗，粗大者(捣取汁三斗，煎取半) 生五加根三十六斤(洗净讫剉于大釜内，以水四石煎之，去滓澄清取汁七斗，以铜器中盛，大釜内火上煎之，取汁三斗五升)

制法：上白术等五种药，总计得汁九斗五升。好糯米一石五斗，上小麦曲八斤，曝干为末，以药汁六斗渍曲。五日，待曲起，第一投净淘米七斗，令得三十遍，下米置净席上，以生布拭之，勿令不净，然后炊之下，以余药汁浸渍，调强弱更蒸之，待上痧生，然后下于席上，调强弱冷热，如常酿酒法，酝之瓮中，密盖头三日后，第二投更淘米四斗，一如前法投之，三日后即加药如下。

桂心 甘草 白芷 细辛 防风 当归 麻黄 川芎各六两 附子五两 牛膝九两 干姜 五加皮各一斤

上十二味哎咀讫，第三投以米四斗净淘如前法，还以余汁浇渍重蒸，待上痧生，下置席上，调冷热如常酿法，和上件药投之，三日外，然后尝甘苦得中讫，密封头二七日，乃压取清酒。一服四合，日再服，细细加，以知为度，温酒不得过热，慎生、冷、酢、滑、猪、鲤鱼、蒜、牛肉等。此酒专治脚弱风虚、五劳七伤等病。

澄按：张氏《衍义》云：脚气之病，多缘肾虚湿痹所致，以脾湿故用白术，肾虚故用五加，血燥故用地黄，风温故用荆沥，筋急故用竹沥，用以酿酒，次第更加后药，较之浸酒，工力虽繁，而功用洵不寻常。

**例四　五加皮酒**（《本草纲目》方）

五加皮(洗，刮去骨，煎汁)

制法：和曲米酿之，治一切风湿痿痹，功能壮筋骨，填精髓。

**例五　白花蛇酒**（《濒湖集简方》）

白花蛇肉(一条，温水洗净，头尾各去三寸，酒浸去骨刺，取净肉)一两
全蝎　当归(炒)　防风　羌活各一钱　独活　白芷　天麻　赤芍药　甘草　升麻各五钱

制法：上剉碎，以绢袋盛贮，用糯米二斗蒸熟，如常造酒，以袋置缸中，待成，取酒同袋密封，煮熟置阴地七日，出毒，每温服数杯。治诸风顽痹，口眼喝斜，瘫缓挛急，恶疮疥癞。

**例六　地黄酒**（《证治准绳》方）

地黄汁　好曲　好净秫米(蒸)各二升

制法：先以地黄汁渍曲令发，准家法酿之至熟，封七日取清者服，常服令酒气相接，勿令绝，凡妇人产讫

皆可服。但夏三月不可酿，春秋始可酿之。主治产后百病，功能养血和胃。

**例七　虎骨酒**（《本草纲目》方）

虎胫骨—具

制法：将虎骨炙黄捶碎，糯米三升，用曲作酒，封五十日，每服数杯，当身体习习而愈。主治肾虚骨弱，膀胱寒痛，臂胫疼痛，功能壮筋骨，逐风湿。

**例八　茵陈酒**（《证治准绳》方）

茵陈（炙黄）一升

制法：秫米一石，曲三升，合茵陈如常法酿酒饮之。

澄按：酿药酒方，如枸杞酒、苦参酒等方均以单味药品，加曲米之而成，无特异之处，概从节省。

# 第二节　煮　酒

煮药酒之法，系以原方药料，按量称准，装入新夏布袋内（或用绢袋），将袋口缚固，然后将定量之酒（或用白干酒，或用无灰黄酒，从原方所定）倾置坛内，即以药袋置于酒坛中，将坛口封固，置于水锅中，加火煮之，以锅内之水开沸时不侵至坛口为宜，煮至水开后约一二小时，将酒坛由锅中取出，开封即成药酒矣。如加冰糖时，可将药袋取出，压净含酒，再加入冰糖，封口入锅中更煮少时即成，举例证之于下。

**例一　大麻仁酒**（《证治准绳》方）

大麻仁三升

制法：清水淘净麻仁候干，以酒一斗浸一宿，和酒研取白汁，用生绢滤过，却入瓷瓶中，重汤煮数沸即止，每服一小盏，主治大便秘，功能润肠养血。

**例二　何首乌酒**（《医宗金鉴》方）

何首乌四两　当归身　当归尾　穿山甲（炙）　生地黄熟地黄　干蛤蟆各一两　侧柏叶　松针　五加皮　川乌头（汤泡去皮）　草乌（汤泡去皮）各四钱

制法：将前药入夏布袋内扎口，用黄酒二十斤，同药袋入罐内封固，重汤煮三炷香，埋至七日，开罐口取酒，时饮之，令醺醺作汗，避风，主治大麻风，功能祛邪毒、通经络。

**例三　桑根白皮酒**（《证治准绳》方）

桑根白皮（取东引者，剉）一升　吴茱萸根皮（取东引者，净刷去土）五两　狼牙（去连苗处，净刷去土）三两（一方无狼牙）

制法：上细剉，黄酒七升，隔汤煮之，每日空腹时饮数杯。治肺劳热，生虫在肺为病。

澄按：狼牙过于毒劣，虽证系肺病生虫，须用杀虫之药，然恐正气不支，若易以百部或较为妥当也。

**例四　先天一气酒**（《疡医大全》方）

铅七斤（打成片剪碎）

制法：用上好堆花烧酒十五斤，将铅片浸酒内，泥封坛口，隔汤文武火煮一昼夜，埋土中七日，逼火气。早晚任服一二杯，待筋骨不痛，然后服八宝丹收功。主治杨梅疮筋骨疼痛，功能解毒。

## 第三节 煎 酒

煎药酒法，较之煮酒尤为简单。其法系以原方药品，分量称准后，混合装于净豆布或白布袋内，将袋口扎固，放于盛酒锅内，酒内略加以水，将锅盖好，上火煎之。须用微火缓缓慢煎，不可使其开沸，更当注意看视以防火患。应煎时间，视便方所示，或药品出味难易而定。但古方多注明燃香记时，或云煎一炷香时，或煎二炷香时，然香有粗细长短之不同，则时间亦不能正确，应以定一标准时间为妥，大约普通煎酒约一二时足矣。举例证之于次。

**例一 红蓝花酒**（《金匮》方）

红蓝花—两

制法：上一味，酒一大升，煎减半，顿服一半，未止再服，治妇人六十二种风，腹中血气刺痛。

澄按：尤在泾曰：妇人经尽产后，风邪最易袭入腹中，与血气相搏而作刺痛，痛如刺也，六十二种未详。红蓝花苦辛温，活血止痛，得酒尤良。不更用风药者，血行而风自去也。

又按：张隐庵曰：红花色赤多汁，生血行血之品也。

临川先生曰：治风先治血，血行风自灭。风乃阳邪，血为阴液，此对待之治也。红花枝茎叶皆多毛刺，其坚金之象，故能制胜风木。《金匮》红蓝花酒，治妇人六十二种风，良有以也。

**例二　白术酒** <sub>（《三因方》）</sub>

白术<sub>一两</sub>

制法：酒三盏，将白术剉细入酒内煎一盏，不拘时频服。治中湿，骨节疼痛，功能理脾祛湿。

澄按：王宇泰《证治准绳》六有白术酒方，治妇人中风口噤，方用白术、黑豆各三两（或加独活），酒四升，煎至二升去滓，分温四服，撬口灌之，得汗即愈。

**例三　忍冬酒** <sub>（《证治准绳》方）</sub>

忍冬藤<sub>五两（用木锤捣碎，不犯铁器）</sub>　生甘草<sub>（剉）一两</sub>

制法：将前药入砂瓶内，清水二碗，文武火煎至一碗，入好酒一大碗，煎十数沸，去渣，分为三服，一日夜连服尽，病重可二剂。治痈疽初发，功能解毒清热。

**例四　竹茹酒** <sub>（同上）</sub>

青竹茹<sub>二合</sub>

制法：酒一升，煎竹茹三五沸，分作三服即安。主治妊娠失坠，胎损腹痛下血。

**例五　芎䓖酒** <sub>（同上）</sub>

芎䓖<sub>一两</sub>　生地黄汁<sub>一盏</sub>

制法：用酒五盏，先煎芎䓖去滓，后下地黄汁，再煎二三沸，分为三服。主治崩中不止，功能活血通经。

## 第四节 浸 酒

浸酒之法，最为普通。古今药酒方，多用酒浸药以治疾病，其法最为简易。其法即系将原方之药合而为剂，装入夏布袋内，缚固袋口，再放入酒坛中，浸泡半月或一月或数日，俟药味完全融于酒内即成。举例证之于下。

**例一 鸡矢醴** (《内经·腹中论》方)

鸡矢白一升　老酒二斤

制法：将酒炖热，浸渍鸡矢，乘温以布囊绞取汁服。治臌胀病，心腹满，旦食则不能暮食。一剂和，二剂已。

澄按：张氏曰：臌胀者，如鼓革之空胀也。此因脾土气虚，不能磨谷，故旦食而不能暮食，以致虚胀如鼓也。鸡矢白者，鸡之精也，鸡为巽畜，风木制化土气，故能治腹胀不食之证也。

**例二 万应愈风酒** (秦越人方)

金毛狗脊(炙去毛)　川牛膝　海风藤　广木香　川桂枝　左秦芄　大熟地　补骨脂　川杜仲　千年健　追地风　藏红花　枸杞子　肥玉竹　西羌活　独活　生川乌官桂　黄芪　党参　肉桂　明天麻　广皮　女贞子　淡附子各一两　威灵仙　全当归　油松节　野桑枝各四两　红曲五钱　大枣　赤砂糖各一斤　白蜜糖八两　桂圆肉　鹿角

胶各二钱

制法：咬咀，装入夏布袋内，先用陈酒五斤将药炖透，再合烧酒二十五斤，共装入坛内，封固待半月后取用。轻者每服至二三斤即愈，重者不过六七斤断根。主治气血虚损，感受风湿，手足酸麻，腰膝百节疼痛，甚至半身不遂，口眼㖞斜及一切远近风证。

澄按：方中有藏红花、千年健、追地风等品，皆《神农本经》所无，恐系后人所伪托，然药性和平，确有散风邪、通经络之功，录存以备参考。

### 例三　大金牙酒《千金方》

金牙一斤　侧子　附子　天雄　人参　苁蓉　茯苓当归　防风　黄芪　山药　细辛　桂心　萆薢　葳蕤白芷　桔梗　黄芩　远志　牡荆子　川芎　地骨皮　五加皮　杜仲　厚朴　枳实　白术　牛膝　丹参各三两　独活半斤　茵芋　石南　狗脊各二两　磁石十两　薏苡仁　麦冬各二升　生石斛八两　蒴藋四两　生地黄(切)一斤

制法：上三十九味咬咀，以酒八斗，浸渍七日，温服一合，日四五夜一，石药细研别绢袋盛，共药同渍。药力和善，主治极多，凡是风虚，四体小觉有风痫者，皆须之，无所不治也。服者一依方修合，不得辄信人言，浪有加减。

澄按：张氏《衍义》云：金牙专辟瘴疠毒风、鬼疰恶气，而汤液罕用，惟酒散中间有用之者。方中侧、附、天雄之威，苁蓉、牛膝、杜仲、远志以助桂、南、草薢之势，细辛、防风、独活、白术以助蒴、荆、茵芋之力，其余门冬、葳蕤、山药、薏苡又为人参、黄芪之补，丹参、川芎、当归、地黄又为蓉、膝之补，石斛、地骨、加皮又为细辛、独活之辅，苓、桔开发毒风于外，枳、朴疏通恶气于内，无坚不克。非独脚气之金药，而八风五瘅靡不疗之。

**例四　秦艽酒**《千金方》

秦艽　天冬　五加皮　牛膝　附子　桂心各三两　巴戟肉　杜仲　石南　细辛各二两　独活五两　薏苡仁一两

制法：上十二味吹咀，以酒二斗渍之得气味，可服三合，渐加至五六合，日三夜一。主治四肢风，手臂不收，脾脚疼弱，或有拘急挛缩、屈指偏枯、痿意不仁、顽痹，悉主之。

**例五　百益长春酒**（验方）

潞党参　怀庆生地　白茯苓各三两　于潜术　白芍药全当归　福细曲各二两　川芎一两　木樨花一斤　桂圆肉八两

制法：共为粗末，绢袋盛，用高粱酒三十斤，浸四五日滤清，加冰糖三斤，任意饮之。治虚损劳伤，筋骨疼痛，半身不遂，左瘫右痪。

**例六　周公百岁酒**（塞上周翁）

黄芪　白茯神各二两　肉桂六钱　全当归　生地黄　熟地黄各一两二钱　西党参　白术　麦门冬　茯苓　陈皮　茱

黄肉　枸杞子　川芎　防风　龟板胶各一两　五味子　羌活各八钱

制法：共为粗末，装入夏布袋，浸高粱酒二十斤，饮之。治气弱阳衰，亡血失精，诸风瘫痪，劳伤虚损。

澄按：陆九芝《世补斋医书》中盛称此酒之妙，云多人常服，咸体康强，登上寿云。

### 例七　虎骨木瓜酒 (宋《佚方》)

虎骨(炙酥)一两　木瓜三两　川芎　牛膝　当归　天麻　五加皮　南红花　续断　白茄根各一两　玉竹二两　秦艽　防风各五钱　桑枝四两

制法：捣为粗末，绢袋盛，浸高粱酒二十斤，浸七日，滤清加冰糖二斤任量饮之。治风寒湿气，流入经络，筋脉拘挛，骨筋痛痛，四肢麻木，口眼喎斜，山岚瘴气。功能追风定痛，除湿散寒，强筋骨，和气血。

### 例八　黄芪酒 (《证治准绳》方)

黄芪　独活　防风　细辛(去苗)　牛膝　川芎　炙草　附子(炮，去皮脐)　蜀椒(去目并合口者，炒出汗)各三两　川乌头(炮，去皮脐)　山茱萸(去核)　干葛根　秦艽(去苗)各二两　官桂(去粗皮)　当归(切焙)各二两五钱　生大黄(剉)一两　白术　干姜(炮)各一两五钱 (一方无官桂、当归、大黄、白术、干姜)

制法：上剉如麻豆大，夹绢囊盛贮，清酒一斗浸之，春夏五日，秋冬七日，初服一合，日二夜一次，渐增以愈为度，酒尽可更以酒二斗重渍之。主治一切筋肉之病，偏枯诸痹痰癖，四肢不遂，周身肿疼恶风，心下伏水寒疝，久坐腰痛，卒起头眩，耳聋眼花，恍惚善忘，妇人产后余疾，风虚积冷。

**例九　羌活酒** (同上)

羌活(去芦)一两五钱　防风(去芦)一两

制法：㕮咀，好酒五升，浸一宿，用黑豆一合，炒令热去皮，投以药酒一大盏，候沸即住，去滓，分二服灌之。主治妊娠中风，发痉，口噤，四肢强直，角弓反强。

## 第五节　蒸　酒

蒸酒者，较之煮酒不同，其法系将药品和酒内，或和之以曲，贮器内，上锅蒸之，俾成药酒，以备疗疾者也。兹举例证之，以明制法。

**例一　松豆酒** (宋《验方》)

油松节(剉碎)四两　黑料豆(小扁如腰子样者佳)一升　白蜂蜜一斤

制法：用好烧酒十五升，和上药置坛中，上锅蒸一炷香久，取出浸水中，过十四日，早晚随量饮。有人癖疾不能行动，饮此半月，行走如常，其效无比。主治风气骨节疼痛，半身不遂。

**例二　蚺蛇** (明《验方》)

蚺蛇肉一斤　羌活一两

制法：绢袋盛之，以糯米二斗蒸熟，安曲于缸底，置蛇于曲上，乃上锅密盖，蒸之，待熟取酒。主治诸风瘫疾，筋挛骨痛，痹木瘙痒，疗疠风、济癣。

## 第六节　冲兑酒

　　冲兑酒者，不用煎煮蒸浸等法，直接将药品冲入热酒，用以疗疾者也。惟此法大概均系随冲随用，药与酒之量均小，以备临时应用而已。故以药酒之制法而论，以酿酒为最精，以冲兑为最粗，亦不可不知也。兹举例证之。

　　**例一　蒲黄酒**（《沈氏尊生书》方）

薄黄一两（炒褐色）

　　制法：以清酒十杯温热沃之，温服，主治产后暴厥，功能和血。

　　**例二　远志酒**（《证治准绳》方）

远志五钱（泔浸，捶去心，晒干为末）

　　制法：黄酒一盏，调末三钱，澄饮之，滓敷患处。疗痈疽发背，疖毒恶候，或阴毒在中摸之不痛，或蕴热在内热逼入手，或气血虚冷溃面不敛。功能解毒。

　　**例三　如意酒**（潘氏方）

如意草（新鲜且大者）一两

　　制法：将草捣烂，滚酒冲入，少顷挤汁温服，渣敷踵上，三服可愈，治痈疽疮毒，功能解毒消肿。

岐黄之术自有传承

# 第八章　药露制法（总论）

药露之制，盖取法于天地之自然。盖地气上升而为云雾，斯天气下降而为雨露，此乃宇宙水气升降循环之定理。惟人为万物之灵，能取象之，以宏物用。伊古以来，既已蒸酿米谷而为酒，后世效之，更蒸煮药品而为露。俾芳香富于气味之药，一经清轻上升，则纯净无滓，气味芳烈，有升清降浊之功、解郁舒结之效。更宜于上焦头目等病，裨益良多，诚至巧之法焉。考《史记》扁鹊受长桑君术，饮上池水三十日而能知物，汉武帝起柏梁台作承露盘以取北斗之露，和玉屑饮之，云可长生，均系天降之露而非人造之药露也。近世以来，始传蒸药为露之法，或仿自元代古喇水之制欤。考蒸药露法，用鲜药或干药数斤，盛以纱囊，入蒸馏器中（古名甑）下加以火蒸之，使药气上升，器之顶上、凹处预贮冷水，温则换之，器中热气上升时，遇冷水冷气，则凝成水点，由旁边小管缓缓流出，铁管下接以玻璃管引露入玻瓶内，瓶满即另换一瓶，约一时余，甑内药已蒸至无味，即可停止。将所得药露用滤纸或薄纱布滤净，即成矣。如玫瑰、蔷薇、茵陈、白莲、金银花、杭菊花等可以此法蒸之成露，其余咸涩苦酸钝滞药品，均不能蒸过，乃近来欺罔之人，用水煮各种药品，以骨炭滤去色素，即名为药露，于是种类繁多，即生熟地黄、杜仲等亦均有露，几于无药不露，其实并非药露，乃药水耳，且制法亦不能精，存贮最易腐坏，是徒有药露之名，于治疗上不发何等功效，可断言也。至于蒸制药露之法虽止一端，而从药物单复上析之，可分二种，一为单味药露，二为多味药露，兹分述之。

## 第一节　单味药露

单味药露者，只用一种药品，制而为露，以备疗疾者也。

### 例一　玫瑰露（通法）

玫瑰花二斤

制法：将花洗净，置蒸馏器中，约一时余，则花露均从旁管中涓滴流入瓶内，密封以防气泻，有疏气郁、平肝解结、止痛之功。

### 例二　金银花露（通法）

金银花二斤

制法：拣去枯茎，净水洗过，入甑蒸之，约一时余，花之气味随热气上升，遇冷凝而为露，从旁管流入瓶内，滤过封存。功能清瘟毒，祛恶邪，散头目风热，凉肺胃，治痈疽。

澄按：药露中如杭菊露之清上平肝，野蔷薇露之疏郁活血，茵陈露之祛温止疟、治骨蒸劳热，均有奇功，为引用之良药，潜斋王孟英最好用之，取效甚捷，惟制法相同，概不赘述。

## 第二节　多味药露

药之制露，除单味药品如上节所述外，尚有合数种药品用以制露者，别出机杼，以合病势，亦不无可取也。

例一　**肺露**（清·马培之方）

孩儿参　天门冬　麦门冬　百合　川贝母　丝瓜络　阿胶珠各二钱　玉竹　白茯苓　北沙参　黛蛤散　冬瓜子各三钱　桑白皮（炙）　知母　款冬花　牡丹皮　地骨皮各一钱五分　葶苈子　马兜铃（炙）各一钱

制法：共为末，用雄猪肺一具，去心血，灌血洁净，一半灌入肺中，一半撒在肺上，蒸露，再将枇杷叶（蜜炙）十二两，嫩芦根十两，另蒸露和入，每服一二两，隔水炖温，逐日服一二次。治吐血衄血，干嗽无痰，久咳而成肺痿等证。功能补肺阴、止咳痰、止血。

澄按：此外尚有显圣符之金茎露，系用扁豆茎叶一大握，捣绞汁一碗，饮之，治霍乱转筋，功能清暑邪，止吐泄；《金鉴》之菩提露，用熊胆三分，冰片一分，凉水一大茶匙，调化开，涂于患处，治脏毒热痛。则或像其形或神其用，名虽为露，而于药露之制法，固毫无关涉也。

大医精诚万世师表

### 附　药油制法

药油制法，可分为二类，一种系用蒸露法，蒸药物使其所含油类随热气升腾，杂于露水中，由蒸馏管中流出，再由露水中提取，如薄荷油、玫瑰油等，均用此法造成，一种系用麻油或菜油，将药或花浸于油内多日，用以治疾，如种种药油、松节油、葵花油（治烫伤）之类是。此外《医宗金鉴》尚有治耳油，系胡麻仁榨之出油，用以治聤耳等证。獾油系野生动物之油，亦治烫火伤，虽均为药油，而非蒸取而成，故附列之于后焉。

## 第九章　胶类制法 (总论)

胶者，乃取动物之皮骨，以水煎煮，使其胶质尽出，俟冷凝结，以供人用者也。盖胶之性最黏，能黏合一切断绝之物，为用亦不在少。《十洲记》载，凤麟洲在西海中，洲上多凤麟，仙家煮凤喙及麟角，合煎作胶，名为集弦胶，或云连金泥，此胶能属连弓弩断弦，折剑亦以胶连，唐杜甫所谓"麟角凤嘴世莫识，煎胶续弦奇自见"者也。后世率多仿制，如牛皮胶、马皮胶、鱼鳔胶等均是。若夫制动物之胶，用为药物，取以疗疾，则较此尤古焉。考《神农本草经》上品有阿胶，经文云，气味甘平无毒，主治心腹内崩，劳极，洒洒如疟状，腰腹痛，四肢酸疼，女子下血，安胎，久服轻身益气。至于制法，参诸本草注，均谓所以称为阿胶者，乃取东阿县井水煎取黑驴皮而成。东阿县井亭之水，乃济水千里伏流，至此涌出，济水弱，黄水强，其流为黄水所夺，故伏流于地中，其性至静。黑驴之皮，其性纯阴，以至静之水，煎纯阴之皮而为胶，故能以静制动，而能治内崩下血等证也。又《本草经》鹿角胶，气味甘平无毒，主治伤中劳绝，腰痛瘠瘦，补中益气，妇人血闭无子，止痛安胎。则胶类入药如此悠久可以见矣。若汉武帝之慎恤胶，为房中之药，史不详其药品制法，无可研究。至于后世则胶类浸广，如龟板胶、鳖甲胶、龟鹿二仙胶等均大有助于疾病，近来海参、淡菜亦皆制胶入药（见吴鞠通《温病条辨》），则矜奇立异，无甚足取矣。胶之制法，纯系煎煮一端，若从物质上析之，可得二类，一曰兽类胶，一曰鳞介胶，兹分述之。

## 第一节　兽类胶

兽类胶者，取兽类之皮革骨角，用以煎熬成胶者也，如阿胶、鹿角胶等是也。

**例一　阿胶**（通法）

正黑驴皮二十五张

制法：将驴皮刷净，用剪刀剪开，成为半尺方块，入清水池泡两日，换水二次，再用大锅添清水与皮满锅，用枣木柴火煎一昼夜出汁，缸内下白矾二两，澄清去泥底，第二日早晨出汁，再续水一锅，煎一昼，间随时用铁铲搅之，晚六时出锅起汁，再入矾澄缸，再添水煎一夜，用文火，大枣木根，盖灰烧之，次早出汁，缸内下矾澄清，余渣添水温热，压毛出汁，使皮内胶质化尽，再用文武火熬炼胶汁，不时抢锅起沫，如此澄缸四次，四日出净缸底泥土，用开水提净胶质，收敛成熟，无水气，是为纯阿胶。若加以细料药膏，如参茸、西红花、沉香、黄酒等，微火炼胶起大蓬状，挂于铲子不下坠为度，其火候以三日收完，装铁槽中，刷油候凉，开条切块，按二十一两下刀，干足十六两重，有八块、十六块、二十块、二十四块、三十二块不等，盖戳记载年月，存久陈者佳。凡煎各种胶，以此类推。此法乃专门手艺，由山东东阿所传授，然在东阿则汲阿井之水煎胶，在他处则用泉水而已。

澄按：阿胶功用，惟邹润安《疏证》最为精确，其说曰：诸家论阿胶者，于阿井水黑驴皮津津言之，类多中窍，但以合之《本经》、《别录》主治、《伤寒》、《金匮》功能，殊有不尽符者。予则谓阿胶能浚血之源，洁水之流。何则？夫不因经产，非关六淫，而生血之所，气溃败以不继，血奔溢以难止，内则五脏之气不凝，外则经络之血不荣，所谓心腹内崩，劳极、洒洒如疟状者，则仗其取肺所主之皮，肾所主之水，以火煎熬融洽成胶，恰有合于膻中火，金水相媾，生血之义，导其源而畅其流，内以充脏腑，外以行脉络也。痰与饮皆为水属，血亦水属，水非热不浊，非挠亦不浊。水浊于中，则滓停于四畔及洼坎不流之处，所谓腰腹虚四肢酸疼者，则仗其取气熏津灌之皮，假水火烹炼成胶，胶成之后，随亦水消火熄，恰有合于澄水使清，各归其所，俾外廓之气悉会于中，中宫之津得行四末，流激则源自清，外安则内自定也。云安胎，则定系妇人，治女子下血，为妇人安胎，亦疏其源以裕其流。云丈夫，则无与童稚天真，小腹无因火痛者，故惟治丈夫小腹痛，亦洁其流以通其源耳。其虚劳羸瘦，阴气不足，即心腹内崩所致，脚酸不能久立，即腰腹痛、四肢酸痛之互文也，肝藏血，血衰则肝家之气失所恋而耗散，血复则气得所养而充旺矣。

### 例二　鹿角胶（通法）

鹿角<sub>五十斤</sub>

制法：洗净打碎，大铁锅内加水，令八分满，以干柴烧火煎七昼夜，随时抢锅，俟其胶质尽出，取去滓煎至成胶，俟冷取起备用，为一种无色透明或半透明物质。

澄按：《本经》云：鹿角胶气味甘平无毒，主治伤中劳绝，腰痛羸瘦，补中益气，妇人血闭无子，止痛安胎。《名医别录》云：疗吐血下血，崩中不止，四肢作痛，多汗淋露，折跌伤损。盖正鹿为仙兽，其角又为督脉所主，故其功效在益阳气，补督脉，治腰腿酸、伤中、羸瘦等证，又能治崩中折跌也。李时珍则曰：鹿角生用则散热行血、消肿辟邪，熟则益肾补虚、强精活血，亦不可不知也。

## 第二节　鳞介胶

　　鳞介胶者，取鱼介之属，煎之为胶以备治疗之用也。如龟板胶、鳖甲胶、鱼肚胶之类皆是，举例证之于次。

### 例一　龟板胶（通法）

血龟板十斤

制法：将龟板洗净，水浸三日，用桑柴火煎熬，俟其汁浓去滓，煎炼成胶，备用。

澄按：龟象玄武之神，故医书称龟板为玄武板或称坎板，最能滋阴。入药用败龟板者，因其生气最盛，酥炙不透，能入腹化生而为害也，惟煎胶用之可免此弊。《本草注》及《药典》称龟板为下甲，味甘性平无毒，功能补心益骨、滋阴益智，治阴血不足、骨蒸劳热、腰脚酸疼、久利、久泄、久嗽、癥瘕、崩漏、五痔、难产、阴虚血热之证，亦不可少之药也。

### 例二　鳖甲胶（通法）

鳖甲十斤

制法：洗净，水浸三日，用桑柴火煎熬，俟其汁浓去滓及釜底泥土，煎炼成胶，备用。

澄按：鳖甲别名上甲，团鱼壳，《本草注》称其味咸性平无毒，功能益阴、除热、散结，主治心腹癥癖、坚积寒热、老疟疟母、骨节间劳热、消肿等证，为滋阴破瘀之上药，煎胶用之，性尤纯和也。

### 例三　明鱼胶 <sub>(通法)</sub>

明鱼肚五十斤

制法：浙江宁波地方滨海，多有制明鱼肚为胶者。其法系将鱼肚洗净，入大锅内，加水煎熬一日夜，以绢滤去渣滓，再煎炼成胶，为白色半透明黏液或块，功能与鹿角胶同，而效能犹远过之，治咯血、肠出血有特效，每服三分至一钱，与秋石合用治咯血，合当归、蒲黄炭、甘草、茯苓治肠出血，反良姜、醋、五倍子、茶、榴皮等酸涩之物。

此外尚有一种兽类与鳞介共同煎胶以备用者，名曰龟鹿二仙胶，系元朱丹溪先生所传，述之于次，以明制法。

### 例四　龟鹿二仙胶 <sub>(朱丹溪)</sub>

鹿角<sub>(血者)</sub>十斤　　龟板<sub>(自败者)</sub>五斤

制法：以上二味打碎，入大锅内熬煎二昼夜，去滓炼成胶，再加枸杞子（甘州者）三十两，人参十五两，共入于铅坛内，如法煎之成胶，初服酒化一钱五分，渐加至三钱，空心下，功能大补精髓、益气养神。

澄按：徐灵胎《兰台轨范·通治门》采录此方，批其后云：精不足者，补之以味，而龟鹿又能通督任，填补之法此为最稳，则此胶之功效盖可见矣。

大医精诚万世师表

# 第十章　药锭制法 (总论)

药锭者，将药品捣为细末，或用米糊，或用面糊，或用蒸饼，捻合为锭，以疗疾病者也。其法大约起于宋代，元明以降，迭相仿制，如宋《惠民和剂局方》之紫金锭、如圣饼，《验方》之万应锭、青金锭，元罗谦甫《卫生宝鉴》之保生锭，明代《证治准绳》之三才绛云锭、坎宫锭、离宫锭、信效锭、紫霞锭、万应锭，均锭药也。推而言之，即《本事方》之药棋子，亦何莫非锭药。或用以治内证，或用以治外证，莫不左宜右有，而为诊治之助也。此外如午时茶、六神曲，亦系将药品打合切为方块，亦当属之于药锭之类。盖药锭之长处在于贮存携带均极便利，而且按数服用不假权衡，斯其特征欤。兹举例证之于次，以明制法。

**例一　紫金锭**《局方》　亦名解名万病丹

山慈菇(去皮洗净，焙)二两　　川文蛤(一名五倍子，捶破，洗，刮内籽)二两　　千金子(去壳，用纸包裹，换纸，研数十次，去尽油成霜)二两　　麝香(细研尽)三钱　　红芽大戟(洗，焙)一两

制法：上各研细末，和匀，以糯米粥为剂，每料分作四十粒，于端午、七夕、重阳合，如饮急用，辰日亦得，于木臼中杵数百下，不得令妇人、孝服人、不具手足人及鸡犬之类见之。治一切药毒，菇子、鼠莽、恶

菌、疫死牛马、河豚等毒，及时行瘟疫、山岚瘴疟、缠喉、风痹、黄疸、赤眼、疮疖、热毒上攻或自缢溺水、打扑伤损、痈疽发背、百虫蛇犬所伤、男妇癫狂邪走、鬼胎鬼气并宜服之。

澄按：徐灵胎《兰台轨范》选采此方，批其后云：此秘药中第一方也，用药之奇，不可思议，或加朱砂、雄黄各五钱尤效。

**例二　如圣饼**《太平惠民和剂局方》

防风　生半夏　天麻各五钱　天南星(洗)　川乌头(炮, 去皮尖)　干姜各一两　川芎　甘草(炙)各二两

制法：研为细末，汤浸蒸饼和丸，如芡实大，捻作饼子曝干，每服五钱，同荆芥穗三五茎细嚼，不拘时，茶汤或温酒、白汤送下，主治消风、化痰、暖胃，治气厥、偏正颈风。

**例三　药棋子**《类证普济本事方》

黑牵牛　不拘多少，以新瓦火烧赤，牵牛便倒瓦上，自然一半生，一半熟，不得搅动，取头末一两，加硫黄一分，同研令匀，分作三服。每服白面一匙，清水和捏如棋子式，五更初熟汤送下，痛住即止。不应，明日五更再服。治腰痛气滞，功能流气止痛。

**例四　三才绛云锭子**《证治准绳》方

一、天才第一步开疮口紧要之药

白矾(煅)五钱　雄黄三钱　生信石　生硇砂　朱砂各二钱

生胆矾　乳香　没药各一钱五分　麝香　片脑各少许

　　　二、地才第二步去死肉之药

　　白矾(煅)五钱　雄黄三钱　信石(煅过)　朱砂各二钱　生硇砂　生胆矾　乳香　没药各一钱五分　儿茶　血竭　轻粉各五分　麝香　片脑各少许

　　　三、人才第三步去瘀肉生新肌之药

　　白矾(煅)五钱　雄黄三钱　赤石脂(煅)　儿茶　朱砂各二钱　硇砂(水煮干)一钱五分　胆矾(煅)　乳香　没药　轻粉　血竭各一钱　麝香　片脑各少许

　　制法：研为末，秫米糊为锭子，如豆大带扁些，阴干，治瘰疬、痔漏、六瘤、恶疮。

　　**例五　坎宫锭子**（《外科正宗》）

　　京墨一两　胡黄连二钱　熊胆三钱　麝香五分　儿茶二钱　冰片七分　牛黄三分

　　制法：研为末，用猪胆汁为君，加生姜汁、大黄水（浸取者）、酽醋各少许，和药杵成锭，用时以凉水磨开，以笔蘸涂之，治热毒诸疮、肿痛焮赤、痔疮。

　　**例六　离宫锭**（同上）

　　血竭　胆矾　蟾酥各三钱　朱砂二钱　京墨一两　麝香一钱五分

　　制法：研为末，凉水调成锭，每用一锭，凉水研浓涂之，治疔疮肿毒、一切皮肉不变、漫肿无头。

### 例七　紫蟾锭（同上）

真蟾酥（酒化）　山慈菇（去皮毛，焙）　文蛤（去蚌末，炒）　朱砂（漂净）　蜈蚣（去头足，炒）各二钱　千金霜（去油，净）　麝香　雄黄（鲜红者）　铜绿　胆矾　乳香　没药（去油）　全蝎（酒炒）　穿山甲（炙）　僵蚕（炒）　血竭　皂刺（炒）各一钱　红芽大戟一钱五分（洗净，焙）　寒水石（煅）　红砒各三钱　梅花冰片　轻粉各五钱　枯矾一钱六分　藤黄四两（酒化）

制法：各研细末，合和一处，再研极细，先用蜗牛二十一个微捣去壳，再同蟾酥、藤黄和研稠黏，方入各药，共捣极匀，作成小锭，放石灰坛中收燥，另以瓷瓶贮之，每用一锭，清水磨涂，极为神效，疗痈疽初起，有祛风散邪、解毒杀虫之功。

### 例八　青金锭（宋《验方》）

玄胡索二钱　牙皂十四条（去皮弦，火煅）

制法：共为细末，加青黛六分，麝香一分，再研，清水调成锭子，每重五分，阴干。每用一锭，新汲井水磨化，以棉纸蘸药入鼻内，或但将药滴入鼻孔，即进喉内，痰即吐出，立刻得生。如病沉重者，研末吹之。治中风风痰痰厥、牙关紧闭、乳蛾不能言及小儿惊风痰迷。

### 例九　保生锭子（元《卫生宝鉴》方）

金脚信　轻粉各二钱　雄黄　硇砂各三钱　麝香一钱五分　蟾酥一钱　巴豆四十九粒（另研，文武火炮）

制法：研为细末和匀，黄蜡五钱（一作一两）熔开，和成锭子，冷水浸少时取出，捏作饼子，如钱眼大。每用一饼，先以羊角骨针挑疮头，按药在上，醋糊纸或膏药贴之，黄水出为效，次用神圣膏。若疔疮必有一条红线，可针红线所至之处出毒血，然后敷药。疗背疽、疔疮、瘰疬、一切恶疮。

**例十 万应锭**（宋《验方》）

京墨二两　儿茶　胡黄连　川黄连各一两　冰片六分当门子麝香　犀牛黄各五分　熊胆二钱

制法：各取净粉，再入人乳合糊为锭，如梧子大，金箔为衣，内证每服四五分，小儿减半，熟汤化下，外证用醋研敷，蓄病用无根水化服，孕妇忌服。治中风、中痰、中寒，半身不遂，口眼㖞斜，喉闭，乳蛾，牙疳，霍乱瘟疫，疟利血热便血，斑疹伤寒，黄疸，疔毒攻心，小儿痘证惊风；疗无名肿毒、臁疮、伤水疮，及骡马水结、粪结，孤眼黄病，狗生风毒。

**例十一 午时茶**（明《经验百病内外方》）

茅术　陈皮　柴胡　连翘　白芷　枳实　山楂肉羌活　前胡　防风　藿香　甘草　神曲　川芎各十两　陈茶叶二十斤　厚朴　桔梗　麦芽　苏叶各十五两

制法：各研为细末，拌匀，宜于五月五日午时，糊成小块，每服三钱，加葱姜少许，煎热服，汗出即效。治风寒感冒停食，水土不服，腹泻腹痛等证，功能祛风寒湿邪、和脾胃、宣热滞。

### 例十二 六神曲（佚）

白面二十斤　青蒿五斤　苍耳五斤　野蓼五斤　杏仁一斤
赤小豆二斤

制法：将青蒿、苍耳、野蓼捣取汁，杏仁、赤小豆研捣为细末，与白面合和，石臼内杵极匀细，置缸内熏发黄衣成曲，切成经寸方块，箬叶包之，功能消食化滞。

澄按：陈修园云：凡曲蘖皆主化谷，谷积服此便消。制神曲法由白面、青蒿、苍耳、野蓼、杏仁、赤小豆，窖发黄衣，故名六神曲。今人除去六字，只名神曲，任意加至数十味，无非克破之药，大伤元气。且有百草神曲，害人更甚。近日通行福建神曲，其方于六神曲去赤小豆（原注恶其易蛀），加五苓散料、平胃散料及麦芽、谷芽等四十五味，为末，制为方块，此方杂乱无序，误人匪浅。余临证二十年，而泉州一带，先救误服神曲之害者，十居其七。夫修园闽人，故能痛陈福建神曲之害，则建曲之利少害多，可以明矣。

### 附　药霜制法

药霜之制，其区有二：一则用原形药品，剥去外皮，夹纸打之，则药品内所含油质全被榨出傅于所包纸上，换纸屡打，油质全去，遂至药质洁白如霜，如巴豆霜、杏仁霜、苏子霜、千金霜，均系用此法制成，能使药全变其形，稍缓其性，亦制法之妙也，然不及自然所生之霜。自生霜者，始于宋代《验方》，其制法系用咸寒之品入于菜果之中，使其生出白霜，以为外科消肿止

大医精诚万世师表

疼之用，如黄瓜霜、西瓜霜之类是也，兹举例证之。

例一　黄瓜霜（宋《验方》）

嫩黄瓜（有刺者）不拘几条

制法：于端阳日午时，切开瓜头，挖去瓜瓤，用皮硝装满，仍将瓜头用竹签盖好，将黄瓜挂檐下，勿令见日，候瓜外起霜刷下，加冰片研末，吹患处，止痛如神，治实火喉痛及瘟毒喉肿作痛。

例二　黄瓜霜（同上）

黄瓜不拘数

制法：破瓜两边，去肉去子，入生白矾末填入合住，丝捆悬挂有风无日之处阴干，俟皮外起白霜取下，研细收瓷瓶内，用蜡封口，治急心痛、实火邪痛或喉痛。如急心痛欲死者，口有微气，用此霜点眼四角立愈，喉痛者吹入，牙痛用霜擦之。

例三　西瓜霜（通法）

西瓜（大者一枚）

制法：将西瓜大者一枚，用新大瓦罐一个，带盖，火硝十二两研细末，将西瓜顶切开一厚片，将火硝装入瓜瓤内，装毕仍用切下瓜顶厚片盖之，放置不见日光地下，下垫新砖两块，在末伏前数日制之，罐上盖以瓦盆，用牛皮纸封严，其中西瓜瓤，已硝化而为水，渐次内皮浸烂，外皮因硝制住不破，饱受秋风，内中潮气与硝质凝结，自然生出白霜，高寸许，此即西瓜霜。扫下，其霜再出，每瓜约出霜五两上下。若制时稍早，或阴雨连绵，则罐外潮湿过重，无秋风吹拂，则不出霜。或传罐上，或瓜之硬皮糟烂浸出罐外，均不能出霜。此霜性极清凉，专治瘟毒、咽喉赤肿作痛、单双乳蛾滴水不咽等证，吹入立即消肿止疼。

# 第十一章 成药贮藏法

孙思邈《千金方》卷首论贮药之法甚详，其说曰：存不忘亡，安不忘危，大圣人之教；求民之瘼，恤民之隐，贤人之用心。所以神农鸠集百药，黄帝纂录《针经》，皆预备之当道也。且人疴疾，多起仓卒，不与人期，一朝婴疾，岂遑知救！想诸好事者，可贮药藏用，以备不虞。所谓起心虽微，所救惟广。见诸世录之家，有善养马者，尚贮马药数十斤，不见养身者，有蓄人药一锱铢，以此类之极可愧矣！贵畜而贱身诚可羞矣！伤人乎不问马，此言安用哉。

至如人或有公私使命，行迈边隅，地既不毛，药物焉出？忽逢瘴疠，素不资贮，无以救疗，遂拱手以待毙，以致夭没者，斯为自致，岂是枉横？何者？既不深心以自卫，一朝至此，何惜叹之晚哉？故置药藏用，以防殆云尔。

又曰：凡药皆不欲数之日晒曝，多见风日，气力即薄歇，宜熟知之。诸药未即用者，候天大晴时，于烈日中曝令大干，以新瓦器贮之，泥头密封，须用开取，即急封之，勿令中风湿之气，虽经年亦如新也。其丸散以瓷器贮，蜜蜡封之，勿令泄气，则三十年不坏。诸杏仁及子等药，瓦器贮之，则鼠不得之也。凡贮药法皆须去地三四尺，则土湿之气不中也。

澄按：孙真人论贮藏药法，洵极详尽，倘能遵而行之，则药力久全，永无变坏之虞，取用随时，更无枉横之悔，真医药两界所宜拳拳服膺者也。


（上编完）

# 下　编

## 第一章　生药制法总论

古之圣人采百药以疗民疾，岂有玄奥难明之理哉？亦不过以药性之偏，治人身之偏而已。补泻温凉，药性之所偏也；虚实寒热，人身之所偏也。人内有七情之伤，外有六郁之感，则不能无所偏，偏则病矣。唯圣人能取药性之所偏，以治人身之所偏，然后偏者去而病以愈，此药物所以疗疾之原理也。惟药物之气厚力大者，则其所禀未免过偏，过偏则有利必有害，古之圣贤欲取其利而免其害，乃有术以去其过偏，使之臻于醇和，则制药之法尚焉。考制药之法，古时甚鲜，惟仲景深得神农之意，于用药之法多所发明，无不泛应曲当，能开制药之法门。观《伤寒》、《金匮》各方，制作之妙，斑斑可考。如于甘草则用炙，于麻黄则去节、去沫，于百合则以水渍一宿、去白沫，于乌梅则用醋渍一宿，于升麻鳖甲汤、大建中汤中蜀椒则炒去汗，鳖甲煎丸中乌扇则烧，鼠妇、蜣螂则熬，蜂窠则炙，八味肾气丸、附子粳米汤方中附子均炮，甘草干姜汤方中干姜则炮，皂荚丸方中皂荚则刮去皮酥炙，葶苈大枣泻肺汤方中葶苈则熬令色黄、捣丸如弹子大，半夏泻心汤、小青龙汤、赤丸方中则半夏均洗，瓜蒂散、麻仁丸方中杏仁均去皮尖熬、别作脂，滑石白鱼散方中乱发则烧，硝石矾石散方中硝石熬黄、矾石则烧，诃黎勒散方中诃黎勒则煨，王不留行散则全方烧灰存性，蜘蛛散方蜘蛛则熬焦，枳实芍药散方枳实烧令黑勿太过，抵当汤方水蛭、虻虫均熬大黄则酒浸，大承气汤大黄则酒洗，吴茱萸汤方吴茱萸酒洗，此均仲景制药之法而实能得补偏救弊之妙者也。嗣是以降，历晋魏各代，至唐孙思邈、王焘著《千金》、《外台》两书，搜罗古来遗方，于制法亦多所讨究。至宋雷敩始矜言制法，著《炮炙论》，于制药分炮、燀、煿、炙、煨、炒、煅、炼、制、度、飞、伏、镑、搬、晒、曝、露十七法，几于无药不制，非炒即蒸，恣用煎煮，漫无限度，坐使良药沦于废材，沉疴莫由挽治，所谓去精微而存渣滓，岂非雷敩无知妄作有以致之欤。夫药禀天地之精华，备五行之运气，以生以长，虽各有所偏长，亦即其本性，其偏之太过者自不妨加以炮制，冀自纯和，若不显功能，尽施煎煮，是使药物大失其效率，岂古圣贤发明制法之本意乎！乃后人不察，流传久远，至今信奉未衰，虽金李杲著《珍珠囊指掌药性赋》、明李中梓著《炮制药性解》，稍有择别，然矫揉造作之弊依然未去，是则深堪叹惜者也。故欲研求制药之法，宜远师仲景，近采诸贤，既备制法之规模，更存药物之功效。其间精思妙义，实非窥阴阳之秘、尽物理之奇者莫能创作，此制法之所以可贵也。兹编所辑生药制法，胥本此旨，并融合古今成规，兼采近世物理，而推重其原力，分为火制法，凡炒、炙、烧、煨、焙、蒸、煮之用火者属之；曰水制法，凡洗、浸、飞、熬之用水者属之；曰酒制法，凡酒洗、酒炒、酒浸、酒蒸之用酒者属之；曰药制法，凡以药制，如姜制、矾制、胆制、甘草制以及其他药制者均属之；曰自然制法，凡日晒、阴干、露置之类属之。其有诸法所不能赅者，则另附于后，以免遗落。制作必求其原理，引证不厌其详备，庶几工力不致妄施，而药物尽呈奇效，方有助于制药之研讨焉。

## 第二章　火制法

古人云：燥万物者，莫熯乎火。又云：火能革物之性。盖五行之中，惟火之用为最大，亦惟火之力为最猛。粤稽上古之世，人民穴居而野处，茹毛而饮血，燧人氏出钻木取火，生民始知烹饪，而后文化方能日进。且五谷禽鱼非火不能熟，五金器物非火不能治。资人生之用，变万物之形，莫重于火，则火之功用大矣。至若施于药物，尤为重要。盖生药其性多寒，其力多猛，若用火以制之，则寒者温，猛者和。或炙之使熟，或焙之使干，或煨之使香，或蒸之使透，或烧之为炭，而有止血导滞之功；或炒之以蜜，而有温中补益之效。应用无穷，皆火制之效也。故古人于制药之法，率曰炮制，炮字从火，岂非以火制之用为最广乎，兹分述于后。

## 第一节　炒药法

炒药之法，应用最多，古今方书，药品之用火炒者不可胜数。其法亦甚简易，即系以生药用火炒之使熟也。然细分之有单炒、并炒之殊，单炒者将应炒药品，放置锅中，锅下加以微火缓缓炒之，再以木板或笤帚随手拌炒，以免生熟不匀之弊，务使全锅药品均得炒熟，方为合度。合并炒者，则炒药之时，除药品外，再加入定量之佐物，合并炒熟也，如蜜、如盐、如醋、如土、如米、如麸、如其他药汁，均可用以炒药。惟药品一经火炒，则已变生为熟，功用即不相同，故除医方所示，不可妄施，以免减损效率也。

**（甲）单炒**

**（一）山栀子**　栀子性味苦寒，功能泻三焦实热，解五志郁火，故有解热清血、治黄疸之效。

制法

雷敩《炮炙论》曰：凡使栀子，须要如雀脑，并须长有九路赤色者为上，先去皮须取仁。

朱丹溪曰：治上焦、中焦连壳用，下焦去壳，洗去黄浆，炒用，治血病炒黑用。

例

《肘后方》：治霍乱转筋、心腹胀满、未得吐下，栀子二七枚烧，研细，热酒服之，立愈。

丹溪方：治胃脘火痛，大山栀子七枚或九枚，炒焦，水煎，入生姜汁，饮之立止。

澄按：栀子禀至寒大苦之气，凡脾胃虚弱者忌之，故古方有炒用之法焉。

（二）酸枣仁　形如枣而味酸，药用核中之仁，性质酸平无毒，功能温肝胆、宁心神、敛汗醒脾，用为健胃镇静、滋养安眠药品。《本经》主心腹寒热，邪气结聚，湿痹。《别录》谓治烦心不得眠，虚汗烦渴，补中益肝气。

制法

雷敩《炮炙论》曰：凡使酸枣仁，以叶拌蒸半日，去皮尖，后人有炒用者。

缪希雍《本草经疏》云：酸枣仁其实甘平，仁则兼甘，专补肝胆，亦复醒脾，从其类也，熟则芳香，香气入脾，故能归脾，能补胆气故可温胆。

《本草求真》曰：酸枣仁甘酸而润，仍有生熟之分，生则能导虚热，故疗肝热好眠、神昏烦躁之症；熟则收敛津液，故疗虚不眠、烦渴虚汗之症。凡伤寒虚烦多汗及虚人盗汗，皆炒熟用之，取其收敛肝脾之津液也。

**制药大纲**

例

《太平圣惠方》：治骨蒸不眠、心烦，用酸枣仁一两，炒研，水二盏，研取汁，煮粥，熟下地黄汁一合，再煮匀食。

《和剂局方》：治胆虚不眠、心惊悸，用酸枣仁一两，炒香，捣为散服。

澄按：仲景酸枣仁汤用酸枣仁以治虚劳虚烦不得眠之证，后世《圣惠方》及《局方》则皆炒用，取其气香而有舒敛肝脾之功也。及雷氏《炮炙论》，以为应用叶拌蒸，失之远矣。敦，宋人，二方皆宋代官书，已皆主炒用，则所谓人亦有炒用者亦非也。

**（三）麦芽** 此药乃以麦制令萌出嫩芽晒干者。制法系用大麦浸水，至已柔软，先去水，复干其水气，乃堆置五六日，则渐郁蒸而生幼根及芽，此即麦芽，又名麦蘗。晒干炒之，揉去其皮，以供药用，性味咸温无毒，功能消食下气，温中除满。

**制法** 唐·甄权曰：麦芽破冷气，去心腹胀满。贾九如《辨药指南》云：大麦甘温入脾，以此发芽，取其体轻性锐，炒香则开胃以除烦闷，生用力猛，主消米面食积、癥瘕气结、胸腹胀满、郁结痰涎、小儿伤乳，又能行上焦滞血。若女人气血壮盛，若产后无儿饮乳，乳房胀痛，朱丹溪用麦芽二两，炒香捣去皮为末，分四服立消。

澄按:《至正直记》云:麦蘗经炒则不能化谷,医者陈以明与予言,每炒用,忽遇造饴糖者曰:麦蘗不可见火,但以酒缸炊饭试之。陈如其言,以炒者置一缸内,以不炒者别置一缸内,三日视之则炒者饭如故,不炒者已化为醯矣。可见,麦芽经炒不能化谷,故造糖、造酒俱失其效。若用以助消化则宜用生者,用以治乳胀则可以从丹溪方炒用也。

　　**(四) 神曲**　李时珍曰:五月五日,或六月六日,或三伏日,用白面百斤,青蒿自然汁、赤小豆末、杏仁泥各三升,苍耳自然汁、野蓼自然汁各三升,以配白虎、青龙、朱雀、玄武、勾陈、腾蛇六神,用汁。

　　**制法**　和面、豆、杏仁作饼,麻叶或楮叶包熏如造酱黄法,待生黄衣收之,临用炒令香入药,性质甘,辛温无毒,功能行气消食,治泄利、化痰涎,主化水谷宿食、癥结积滞,健脾暖胃。

　　**例**

　　《千金方》:治产后晕绝,神曲炒为末,水服方寸匕。

　　《普济方》:胃虚不克,神曲半斤、麦芽五升、杏仁一升,各炒为末,炼蜜丸弹子大,每服一粒。

　　澄按:考古今各方书,神曲均炒用,少生用者。

　　**(五) 山药**　山药原名薯蓣,后改名山药,性甘温平无毒,主治伤中补虚羸,除寒热邪气,补中益气力,长肌肉,强阴,止腰痛,充五脏,除烦热。

**制法** 黄宫绣《本草求真》曰：山药本属食物，古人用汤丸，以其补脾益气除湿，且性涩，故能治遗精不禁。生捣敷疮痈，消硬肿。入汤剂宜多用方愈，以其禀性和缓故耳。入滋阴药中宜生用，入补脾肺药宜炒黄用。

**例**《普济方》：治心腹虚胀，手足厥逆，或饮苦寒之剂多，未食先呕，不思饮食，山药半生半炒为末，米饮服二钱，日再极效。

澄按：山药汁极稠黏，故有益精强阴之功，补中治虚羸之效。若炒用之则津液枯竭，功用消失矣。张锡纯亦曰：山药宜用生者，煮汁饮之，不可炒用，以其含蛋白汁甚多，炒之则蛋白汁枯焦，服之无效。若作丸散，可以蒸用，近世医者多恣用焦山药，岂足以语此哉。

**(六) 白扁豆**　白扁豆别名蛾眉豆，产江苏镇江者佳，江北次之。另有由荷属暹罗、英属运来者名洋扁豆。嫩时可充蔬茹，老则采充药用，功能补脾，止泄利，化湿，治带浊，用治霍乱，又解酒毒。

**制法**

李时珍曰：凡用，取硬谷扁豆子，连皮炒熟，入药，亦有生用者，从本方。

李时珍《本草纲目》曰：扁豆止泄利，消暑，暖脾胃，除湿热，止消渴。

王孟英《随息居饮食谱》曰：扁豆甘平软，荚可以为蔬，子以白者为胜，补肺开胃，下气止呕，清暑生津，安胎祛湿，治带浊时利，解鱼酒药毒，炒熟则温，健脾止泻，患疟者忌之。

例 《永类钤方》：治赤白带下，白扁豆炒为末，用米饮调下，每服二钱。

**（七）白僵蚕** 蚕病风死，死而不朽，其色自白。蚕属于昆虫类中之麟翅类，当未成蛾之时，因有一种细菌，寄生其体，遂患疾病而死，体亦从而僵硬。至其死后所以色白者，据动物学家考求，乃蚕患白粉病之细菌而死，菌繁殖不已，终必延及所养之蚕，故白粉病为养蚕家之大患。

性质咸，辛平，无毒，功能祛风化痰，治惊痫，疗喉痹，主小儿惊痫，夜啼，去三虫，灭黑黯，令人面色好，男子阴痒病。

制法

《别录》曰：凡使白僵蚕，须白颖川平泽，四月取自死者，勿令中湿有毒不可用。

苏颂曰：所在养蚕处有之，不拘早晚，但用白色而条直食桑叶者佳，用时去丝绵及子，炒过。

雷敩曰：凡使僵蚕先以糯米浸一日，待涎出如蜗涎浮水上，然后漉出，微火焙干，以布拭净黄肉毛，黑口甲，捣筛如粉，然后入药。

例

苏颂《图经本草》：白僵蚕焙末，姜汁调灌，治中风喉痹欲绝，下喉立愈。

《瑞竹堂方》：治风痰喘嗽，夜不能卧，白僵蚕炒研，好茶末各一两为末，每用五钱。卧时泡沸汤服。

《存仁方》：开关散治喉痹，用白僵蚕炒，白矾半生半烧，等分为末，每用一钱，生姜自然汁调灌，得吐顽痰立效。

（八）**白芷** 白芷为三年生草本，属缴形科，性辛温无毒，功能发表解肌散风、燥湿，治女子漏下赤白、寒热头风侵目泪出；长肌肤，润泽颜色，可作面脂；疗风邪久渴呕吐，胁满头眩。

**制法** 采根洗刮，寸截，以石灰拌匀，晒收，为其易蛀并欲色白也，入药微炒，治便风炒焦。

**例**

朱丹溪方：治眉棱骨痛，属风热与痰，白芷、片芩炒，等分为末，茶调下。

《医学集成》方：治妇人白带，白芷四两，以石灰半斤，淹三宿去灰切片，炒研末，酒服二钱，日二服。

《十便良方》：治大便风秘，香白芷炒为末，每服二钱，米饮入蜜少许，日二服。

澄按：徐洄溪《本草经百种录》论白芷曰：凡驱风之药，未有不枯耗精液者。白芷极香，能驱风燥湿，其质又极滑润，能和利血脉而不枯耗，用之则有利无害者也云云。是白芷之用在其性味之香烈与其质之滑润，乃考向来制法，则以石灰拌匀晒收，其理由则因其易蛀，实则欲其色白也。然石灰性极燥热，与火相似，凡物遇之，极革其性，以芳香之白芷而拌以石灰，则芳香之气与滑润之质几何其不尽消失也，是则徒欲其色白以符其白芷之名，精华之是否存在全然不顾，是岂制药之事乎，直戕药而已。此与以石灰拌瓜蒌根而为天花粉其害正同，深愿药界明达，除此大害，用时微炒足矣。若《医学集成》治妇人白带，用白芷，以石灰浸炒，则白带本湿淫之疾，制以石灰之燥，尚有用意，则属于例外者也。

**（九）杏仁** 杏为落叶乔木，药用其核之仁，性苦温冷利，有小毒，功能泻肺解肌，下气润燥，主治咳逆上气、喉痹、下气产乳、金疮、惊痫、心下烦热、风气往来时行头痛。

制法

陶弘景曰：凡用杏仁，以汤浸皮尖，炒黄，或用面麸炒过。

黄宫绣曰：凡用杏仁，去皮尖炒研，发散连皮尖研。

例

《千金方》：治咳逆上气，不拘大人小儿，以杏仁三升去皮尖，炒黄研膏，入蜜一升，杵熟，每食前含之咽汁。

《圣济方》：治上气喘急，杏仁、桃仁各半两，去皮尖炒研，用水调生面和丸，梧子大，每服十丸，姜蜜汤下，微利为度。

《古今录验方》：治卒不小便，杏仁二七枚，去皮尖

大医精诚万世师表

炒黄，研末，米饮服之。

《普济方》：治小儿咽肿，杏仁炒黑，研烂含咽。

澄按：仲景方用杏仁者，有麻黄汤、苓甘姜味辛夏汤、茯苓杏仁甘草汤、麻黄杏仁甘草石膏汤、桂枝加厚朴杏子汤、大青龙汤、麻黄杏仁薏苡甘草汤、大陷胸丸，所主皆不离喘咳、短气心痛、形体浮肿等证，但皆生用，未闻用炒，用炒大概自陶弘景始也。

（十）远志　《本经》远志主咳逆伤中，补不足，除邪气，利九窍，益智慧，耳目聪明不忘，强志倍力。《别录》云：利丈夫，定心气，止惊悸，益精，去心下膈气，皮肤中热，面目黄，性质苦温无毒。

制法

雷敩曰：凡使远志须去心，否则令人烦闷，仍用甘草汤浸一宿曝干，或炒干用。

李士材《本草图解》亦云：甘草汤浸一宿，去心焙。

陶弘景曰：今此药用之去心，取皮一斤，止得三两尔。

例　《袖珍方》：治吹乳肿痛，远志焙研，酒服二钱，以滓敷之。

（十一）川椒　川椒古名蜀椒，仲景大建中汤、乌梅丸两方皆用之，性辛温。《本经》云：主邪气咳逆、温中、逐骨节皮肤死肌、寒热痛痹、下气。《别录》云：除六腑寒冷、伤寒温疟、大风、汗不出、心腹留饮宿食、肠澼下利、女子产乳余疾，散风邪瘕结、水肿黄疸、鬼疰蛊毒、杀虫鱼毒。

制法

寇宗奭曰：凡用秦椒、蜀椒并微炒，使出汗，乘热入竹桶中，以梗捣去里面黄壳，取红用，未尽再捣或只炒热，隔纸铺地上，以碗覆，待冷碾取红用。

王孟英《随息居饮食谱》曰：川椒辛热，温中下气，暖肾祛寒，开胃杀虫，除湿止泻，涤秽除郁，消食辟邪。然阴虚内热者忌之，闭口者杀人，中其毒者冷水解之。

例

宋佚方：椒红丸治元脏衰惫，目暗耳聋，服百日效。用蜀椒去目及合口者，炒出汗，曝干，捣取红一斤，以生地黄捣自然汁，入铜器中煎至一升，候稀稠得所，和椒末丸梧子大，每空心暖酒下三十丸。

邵真人经验方：椒苓丸，补益心肾，明目驻颜，顺气祛风。真川椒一斤，炒去汗，白茯苓十两，去皮为末，蜜丸梧子大，每服五十丸，空心盐汤下。

又　治呃噫不止方，川椒四两炒研，面糊丸梧子大，每服十丸，醋汤下，神效。

陈言《三因方》：治传尸劳瘵，用真川椒红色者，去子及合口者，以黄草纸二重隔之，炒出汗，取放地上以炒盆盖定，以火灰密遮四周，约一时许，为细末，去壳以老酒浸白糕和丸，梧子大，每服四十丸，食前盐汤下，服至一斤，其疾自愈。

澄按：川椒一物，按《本经》、《别录》及《饮食谱》，所载主治各症，均因其性属辛温，气味芳烈也。故其制法，古今诸方书均主微炒及去目与闭口者而已。独雷敩《炮炙论》云：凡使南椒，须去目及闭口者，以酒拌湿蒸，从巳至午，放冷，密盖无气后取出，便入瓷器中，勿令伤风也。夫川椒之用，既全在其气味，乃上火久蒸，使其气味尽失，徒成废物而已，安能治病哉？故其于各药，非蒸即煮，极矫揉造作之能，而自矜炮制，真魔道也。

（十二）**椒目** 椒目即蜀椒之子，光而黑，如目之瞳神，故名。虽系蜀椒之子，而性味主治与蜀椒迥异，是亦生物之一奇也。性质苦寒无毒，功能行水道、消肿胀，故能治腹水胀满等症，仲景己椒苈黄丸用之。唐甄权《药性本草》云：椒目治十二种水气，及肾虚耳卒鸣，膀胱急。朱丹溪《本草衍义补遗》云：椒目止气喘。

**制法** 朱丹溪云：用椒目，须炒之汗出。

**例**

《千金方》：治水气肿满，椒目炒捣如膏，每酒服方寸匕。

《金匮钩玄》方：治崩中带下，椒目炒碾细，每温水服一钱。

《本事方》：治眼生黑花年久不可治者，椒目炒一两，苍术炒一两为末，醋糊丸，梧子大，每服二十丸，醋汤下。

**（十三）砂仁**　原名缩砂仁，或名春砂仁，属荷科，为缩砂之子实，产广东及安南等处，七八月间采之，性辛温涩无毒，有行气止痛、调中止呕之功，主治虚劳冷泻、宿食不消、赤白泄利、腹中虚痛下气。

**制法**　略炒，吹去衣，研用。

**例**

《简便方》：治上气咳逆，砂仁（洗净，炒研）、生姜（连皮）等分，捣烂，热酒食远泡服。

温隐居方：治子痫昏冒，缩砂和皮炒黑，热酒调下二钱，不饮者米饮下，此方安胎止痛皆效，不可尽述。

《妇人良方》：治妇人血崩，新缩砂仁炒末，米饮服三钱。

澄按：曹炳麟曰：砂仁名阳春砂，产广东肇庆府阳春县，三角长圆形，而头微尖，外皮红紫色，肉紫黑色，嚼之辛香微辣为最地道。罗定产者，头平而圆，气味较薄，略次。广西出者名西砂，颗圆皮薄，刺更浅，色赭黑色，香味皆淡薄，更次。性质确燥。郑肖岩曰：土蜜缩砂仁，在山采下，用蜜生浸，所以杀其燥烈之气也。据此，则砂仁以阳春砂为上，若嫌其稍燥则微炒可矣，而土蜜砂仁用蜜炒虽意在润燥，然恐其本质未必能及阳春砂也。而缩砂蜜之名则由此起，亦不可不知。

**（十四）合欢皮**　乃合欢树之皮。合欢树植之庭除，使人不忿而欢乐，故古人有合欢蠲忿、萱草忘忧之说。

大医精诚万世师表

性质甘平无毒，功能调心脾、续筋骨，用作治跌打接骨药，又为消肿散痛药。陈藏器《本草拾遗》曰：合欢皮杀虫，涂蜘蛛咬疮。《大明本草》及《本草衍义》、《纲目》均谓合欢皮消痈肿、接筋骨、止痛。而缪希雍则云：合欢味甘，气平，无毒。脾虚则五脏不安、心气躁急，则遇事拂郁多忧。甘主益脾，脾实则五脏自安，甘可以缓心，心气舒缓则神明自畅，而欢乐无忧，神明畅达则觉圆通，所欲咸遂矣。嵇叔夜《养生论》云：合欢蠲忿，其此之谓欤。其主消痈疽、续筋骨者，皆取其补心脾、生血脉之功耳。

制法　去粗皮，炒用。

例

《百一选方》：治扑损折骨，合欢皮（去粗皮，炒黑色）四两、芥菜子（炒）一两，为末，每服二钱，温酒卧时服，以滓敷之，接骨甚妙。

《普济方》：治发落不生，合欢皮烧灰二合，墙衣五合，铁精一合，水萍末二合，研匀，生油调涂。

**（十五）使君子**　使君子为常绿蔓性木本树所结之实，产于中国及东印度。所以有此名者，俗传潘州郭使君，疗小儿独用此物，后医家因号为使君子。七月采之，性甘温无毒，功能补脾、润脾、润肠、治疳，用为小儿杀虫之要药，主治小儿五疳、小便白浊、杀虫、疗泄利。

制法　凡使，去壳取仁，或兼壳用，勿使油黑者，炒食或到末。

例

《儒门事亲》：治小儿脾疳，使君子（炒）、芦荟等分为末，米饮服一钱。

《全幼心鉴》方：治小儿蛔，口流涎沫，使君子仁微炒为末，米饮调服一钱。

（十六）**五倍子**　五倍子亦名文蛤，因其形似海中文蛤。又名百虫仓，因其为虫所生也。此药乃生于漆树科属之盐肤木，其叶柄或嫩叶，为一种昆虫所刺伤，因之该部逐渐膨大而成虫瘿，即五倍子也。据陈仁山《药物出产辨》云：产广西桂林、怀集、柳州，广东乐昌、连州等处，但以柳州者为最佳。形为不整齐之瘿块，或似菱，或分歧作裂瓣，色灰白而褐，坚脆如角质。性味酸涩，无毒。功能敛气涩肠、鼻血、肠出血、肠结核，大致与诃黎勒相同，而收敛功力较强。《开宝本草》云：主齿宣疳䘌，肺脏风毒，五痔下血不止，风湿癣疥脓水。陈藏器《本草拾遗》云：五倍子治肠虚泄利，为末，熟汤服之。

制法　五倍子用时去枝茎与虫用，亦有炒用者，生用亦可。

例

《杏林摘要》方：治鱼口疮毒初起未成脓者，用五倍子炒黄，研入百草霜等分，以腊醋调涂患处，即消。

邵真人经验方：治心疼腹痛，五倍子生研末，铁杓内炒，起烟黑色者为度，每服一钱，以好酒一盏，倾入杓内，服之立止。

危氏《得效方》：治消渴饮水，五倍子为末，水服方寸匕，日三服。

澄按：五倍子，《本草纲目》亦称为百药煎，又云皮工造为百药煎，以染皂色。据日本学说云：阿仙药亦名百药煎。向日阿仙药系用五倍子制之，故无论阿仙药与五倍子制剂均可通称百药煎。又云：涅齿者，以五倍子与铁浆，将牙齿染黑之谓也。日本自古盛行涅齿，至明治六年下令废止，此风方止云云。

又按：李时珍《纲目》云：五倍子，宋《开宝本草》收入草部，《嘉祐本草》移入木部，虽知生于肤木之上，而不知乃虫所造也。肤木即盐肤子木也，此木生丛林处者，五六月有小虫如蚁，食其汁，老则遗种，结小球于叶间，正如蛅蟖之作雀瓮，蜡虫之作蜡子也。初起甚小，渐渐长坚，其大如拳，或小如菱，形状长圆不等，初时青绿，久则细黄，缀于枝叶，宛若结成，其谷坚脆，其中空虚，有细虫如蠛蠓，山入霜降前采取，蒸杀货之，否则虫必穿坏而壳薄且腐矣。然据《和汉药考》云：理学博士白井光太郎云：向来我国将五倍子蒸杀及热汤浸杀之法，均不免减损有效成分，不如用火焙杀虫之法，较为有利无弊。读中国《宁乡县志》有云：五倍子，即五焙子之义，知中国亦以火制之也。医家苟能确实试验以较其优劣，则利益之溥可断言矣云云。读此，则五倍子不但药用时有火炒之方，即产地收采时亦当用火制，而废弃向来蒸法也。

**（十七）水蛭** 水蛭古名蜞、马蜞、马蛭，系属蠕形环节虫类，栖息于各地之池沼、溪流并水田、沟渠中，每吸附人体而吮其血液，体略似蚯蚓而粗，有扁平之环节长一二寸，大者至三寸，其体可以伸缩，缩则如小球，口为三叉形，五六月采取于水中。性质咸苦平有毒。功能破瘀结，通经，专作破血通经药。《本经》云：逐恶血、瘀血，月闭，破血癥、积聚，无子利水道。《别录》云：堕胎。

制法

韩保升曰：凡使水蛭，须采得以堇竹桶盛，待干，用米泔浸一夜，曝干，以猪脂炒令焦黄，然后用之。

陈藏器曰：收干蛭当展其身令长，腹中有子者去之，性最难死，虽以火炙，亦如鱼子烟熏经年，得水犹活也。

《大明》曰：此物极难修治，须细锉，以微火炒黄色乃熟，不然入腹竟生子为害。

李时珍曰：昔有人途行饮水及食水菜，误吞水蛭入腹，生子为害，唼呲脏血黄瘦者，惟以用泥，或捣黄土水饮之数升，则必尽下出也。盖蛭在人腹，勿得土气而下尔，或以牛羊热血一二升同猪脂饮之亦下也。

例

《千金方》：治渴血不止，水蛭炒为末，酒服一钱，日二服，恶血消即愈。

《保命集方》：治产后血晕，血结聚于胸中，或偏于小腹，或连于胁肋，用水蛭（炒）、虻虫（去足翅，炒）、没药、麝香各一钱，为末，以四物汤调下，即血下痛止。

周密《志雅堂方》：治杖疮肿痛，水蛭炒研，同朴硝等分研末，水调敷之。

澄按：水蛭为吮血之虫，故仲景抵当汤、抵当丸用之，以治血蓄之病。惟欧洲所产者谓之医用蛭，不以之内服，只取活蛭养之，遇血液凝滞及膨胀等症，则令其吸附咬咂，饱满自然脱落，与中土用以内服者不同矣。

**（十八）桃仁** 陈仁山《药物出产辨》云：桃仁各省均有出产，以湖南常德、湖北襄樊、山东、河南产者为良，为桃实之核仁，七月采实取仁，性苦甘平无毒，有破血行瘀、润燥通便之功。主治瘀血血闭、癥瘕、邪气，杀小虫（《本经》）；止咳逆上气，消心下坚硬，除卒暴击血，通月水，止心腹痛（《别录》）。

制法 李时珍曰：桃仁行血，宜皮尖生用；润燥活血，宜汤浸去皮尖炒黄用，或麦麸同炒，各随本方。

例

《外台秘要》方：消男子阴肿作痛，用桃仁炒香为末，酒服方寸匕，仍捣敷之。

《千金方》：治小儿聤耳，桃仁炒研绵裹，日日塞换。

《圣济总录》方：治大便不快，里急后重，用桃仁三两去皮，吴茱萸二两，食盐一两，同炒热，去盐、茱，每嚼桃仁五七粒。

《圣惠方》：治冷劳减食黑瘦，用桃仁五百粒、吴萸三两，同入铁铛中，微火炒一炊久，将桃仁去皮，即渐加火，待微烟出，乘热收入新瓶内，厚纸封固，每日空心取桃仁二十粒嚼之，温酒下，重者服五百粒愈。

**（十九）荆芥**　荆芥原名假苏，属于唇形科植物，为一年生草本，入药为花穗与茎叶，产江西红梗者佳，浙杭者次之，五六月间采取花实成穗者曝之。性辛温无毒。功能轻宣发表，祛风理血，主寒热鼠瘘、瘰疬生疮、破结聚气、下瘀血、除湿疽。

**制法**　凡使以陈者良，去梗取穗，有微炒用以杀其辛香者，若用以止血须炒黑。

**例**

华佗愈风散：治妇人产后中风，口噤，手足瘛疭如角弓，或产后血晕不省人事，四肢强直，或心眼倒筑，吐泻欲死，用荆芥穗子，微炒为末，每服三钱，豆淋酒调，其效如神。

戴原礼《要诀》方：治产后迷闷、因怒气发热迷闷者，独行散，用荆芥穗以新瓦半炒半生为末，童便服一二钱。此外如许叔微《本事方》、王贶《指迷方》、《图经本草》方、《妇人良方》，均盛称其妙。

《普济方》：治一切疮疥，荆芥末以地黄自然汁熬膏和丸，梧子大，每服三十五丸，茶酒任下。

**（二十）侧柏叶** 原名扁柏叶，为松杉科侧柏树之叶，性苦微温，无毒。功能凉血止血，祛风理湿。用为妇人崩漏及吐衄之止血药，亦为淋疾之利尿药。主吐衄、血利、崩中、赤白，去湿痹生肌。

制法 李时珍曰：常用或生或炒。

例

《圣惠方》：治吐血不止，用柏叶为末，米饮服二钱，或蜜丸或水煎并良。又治忧恚呕血、烦满少气、胸中疼痛，柏叶为散，米饮调二方寸匕。

《百一选方》：治大肠下血，采柏叶炒研，米饮服二钱。

澄按：侧柏叶味苦而微温，故仲景《金匮》柏叶汤，用以治吐血不止者。至于用法，古今均以为或生用或微炒，惟雷敩《炮炙论》云：凡用接去两畔并心枝子，用糯泔浸七日，以酒拌蒸一伏时，每斤用黄精自然汁十二两浸焙，又浸又焙，待汁干用之。夫柏叶亦不过松毛之类，禀气甚薄，既以酒拌蒸，又用黄精汁浸焙，此矫揉造作，其本性所存有几，安能治病哉？至于后世，凡用侧柏叶必炒为炭，亦嫌太过。

**（二十一）蛇床子** 蛇虺喜卧于其下，食其子，故有蛇床、虺床、蛇粟诸名。《药物出产辨》云：两广均有出，江苏镇江为多，五月采实阴干，性辛无毒。功能温子脏，逐寒湿，疗阴疮肿痒。主治男子阴痿湿痒，妇人阴肿阴痹气利关节，恶疮，又能温中下气。

制法　《大明》曰：凡用即挼去皮壳，取仁微炒杀毒，即不辣也。作汤洗浴则生用之。

例　《经验方》：治大肠脱血，蛇床子一两炒为末，甘草一两为末，合匀每服一钱匕。

澄按：《金匮》有蛇床子散方，仲师取以治妇人阴寒，为温中坐药，故只以白粉少许和合为丸。因系外用，未言制法，若欲内服则应从《大明》之说微炒杀毒。雷敩《炮炙论》曰：凡使，须用浓蓝汁并百部草根自然汁同浸一伏时，漉出晒干云云。则意在杀虫去毒，亦未可厚非也。

（二十二）**槐花**　为属豆科槐树之花蕾。《药物出产辨》云：槐花以广西桂林产者为佳，广东连州者亦佳，四五月采花曝干，性苦平无毒。功能泻热凉血，用治五痔、心痛、眼赤、杀腹脏虫及皮肤风热、肠风泻血、赤白利。

制法

寇宗奭曰：凡使槐花，须未开时采收，陈久者良，入药则炒用。

《纲目》曰：槐花炒香用。

例

朱氏方：治咯血、唾血，用槐花炒研，每服三钱，糯米饮下，仰卧一时取效。

《永类钤方》：治暴热下血，用生猪脏一条洗净，以炒槐花末填满扎定，米醋砂锅内煮烂擂丸，弹子大，日干，每服一丸，空心当归煎酒化下。

（二十三）**榧实** 亦名榧子，古名赤果、玉榧、玉山果，系松柏科榧属之果实。其树山野平原多有之，为常绿乔木，高数丈，叶浓绿色。实椭圆形，供食外亦可供药用，性甘平涩无毒，功能杀虫疗痔，主三虫五痔、蛊毒，生食或炒。

制法 朱丹溪曰：榧子，肺家果也，火炒食之。

例

孟诜方：治寸白虫，日食榧子七枚，满七日，虫皆化为水也。

《外台秘要》方：用榧子一百枚，去皮，火炒，啖之，经宿虫消下也。

（二十四）**干漆** 漆树科属之漆树，其树干锯下后，锯痕有液汁流出，即为漆液。其散去水气，成为暗褐色浓稠液者，谓之黑目漆。其干涸成黑色蜂窝状轻块，谓之笼目干漆。可供药用，性辛温无毒，功能破血消积、燥湿杀虫，则为通经药。又可烧烟吹之，用治劳、疗喉痹等证。《本经》云：主绝伤，补中，续筋骨，填髓脑，安五脏，五缓六急，风寒湿痹。《别录》云：疗咳嗽，消瘀血痞结，腰痛，女子疝瘕，利小肠，去蛔虫。

制法

《大明》曰：凡使干漆入药，须捣碎炒熟，不尔损人肠胃，若是湿漆煎干更好，亦可烧存性。

李士材《本草图解》曰：入药煎干炒令烟尽存性。黄宫绣《本草求真》亦曰：炒令烟尽为度。

例

《杜仁方》：治小儿虫病，胃寒，危恶证与痫相似者，用干漆捣炒烟尽，白芜夷等分为末，米饮服一字至一钱。

《妇人良方》：治产后青肿疼痛，及血气水疾，用干漆、大麦芽等分为末，新瓦罐炒赤放冷，研末，每服一二钱，热汤下。

《圣济总录》方：治喉痹欲绝，不可针药者，干漆烧烟，以筒吸之。

（二十五）**马兰子** 马兰为自生之宿根草，属鸢尾科，高二三尺。花后结荚实，中有带赤色小扁子，为马兰子，供药用，古名剧草子、马蔄子，性甘平无毒。功能泄湿热，解诸毒，用治小腹疝痛药，主皮肤寒热、胃中热气、风寒湿痹、坚筋骨，令人嗜食。《别录》云：止心烦满，利大小便，长肌肤。苏恭《新修本草》云：马兰子疗金疮血内流、痈肿有效。

制法 李时珍曰：凡入药炒过用，治疝则以醋拌炒之。

例

《千金方》：治诸冷极病医所不能治者，马兰子九升，洗净微炒，空腹服一合，酒下，日三服。

姚僧垣《集验方》：治寒疝诸疾，及腹内一切诸疾，消食肥肌，马兰子一升，微炒，每日取一把，以面拌煮吞之，愈。

**（二十六）高良姜**　本品始出高良郡，即今高州，为多年生草，茎圆而直立，高六七尺，叶则披针形，其根须颇多，入药用其地下茎。《药物出产辨》云：良姜产广东琼州各属为多，性辛大温无毒，功能暖胃散寒、止痛消食，用作芳香性健胃药，主治暴冷、胃中冷逆、霍乱腹痛，健脾胃、破冷癖、除瘴疟效。

**制法**　李时珍曰：凡使良姜、红豆蔻，并宜炒过入药，亦有以姜同东壁土炒过入药者。（按：红豆蔻即高良姜子。）

例

《外台秘要》方：治霍乱吐利，高良姜炒令香，每用五钱，以酒一升，煮三四沸，顿服，亦治腹痛中恶。

《和剂局方》：温养脾胃，去冷消痰，宽中下气，大治心脾痛及一切物伤，高良姜干姜等分，炒研末，面糊丸梧子大，食后橘皮汤下。

**（二十七）苍耳子**　古名葈耳子、卷耳子，为属于菊科雄苍耳之子实，产广东各地，为一年生草木，茎高四五尺，叶似茄叶，开白绿色花，花后结实，长四分许，秋季实熟时采之。性甘温有小毒。功能轻清发散，祛风化热，用作发汗药。主治：《本经》云：风寒头痛，风湿周痹，四肢拘挛痛，恶肉死肌；《别录》云：治膝痛溪毒；甄权《药性本草》云：治肝热明目。

制法

《大明》曰：入药炒热，捣去刺用。

李时珍《纲目》曰：炒香浸酒用。

例

朱氏治验方：治久疟不瘥，苍耳子或根茎亦可，炒研末，酒糊丸梧子大，酒下三十丸。

《食医心镜》：治风湿挛痹，一切风气，苍耳子三两炒为末，以水煎去滓服之。

《证治要诀》方：治鼻渊流涕，苍耳子即缣丝草子，炒研为末，白汤点服一二钱。

**（二十八）抚芎** 本品为芎䓖之出于江西抚州者（按：蜀产曰川芎、秦产曰西芎、江西产曰抚芎。川芎气味辛烈，西产者力稍次，至抚芎则性专开郁上升，迥不相同耳。性味辛温无毒，功专开郁宽胸，通行经脉）。

制法 微炒。

例 《不药良方》：治失血涌吐，因饱食用力，努伤脉络，用抚芎一两微炒，当归二两，酒洗，水酒煎，作二次服，能引血归经。

（二十九）**蒲黄**　蒲为生于池沼间宿根草，叶丛生，长四五尺，厚而柔软，夏季抽圆茎于顶上开花，成长穗，花粉作黄褐色。入药即香蒲花蕊之粉，性甘平无毒，功能行血祛瘀，止血和营。

制法

雷敩曰：凡使勿用松黄并黄蒿，其二件全相似，只味不同而吐人，真蒲黄须隔三重纸焙令色黄，用之炒。

《大明》曰：破血肿者生用之，补血止血炒用之。

例

《简要方》：治吐血唾血，蒲黄二两，每日温酒，或冷水服三钱甚妙。

又　治耳中出血，蒲黄炒黑研末掺入。

《产宝方》：治产后血瘀、儿枕血瘕，蒲黄三钱，米饮服。

（三十）**黑大豆**　大豆有黑白二种，入药用其色黑者，处方名黑豆或乌豆，为黑大豆之种子，各地均产，性甘平无毒，功能祛风热、解诸毒，兼有滋养之效。《本经》云：黑豆生研涂痈肿，煮汁饮杀鬼毒止痛。《别录》云：逐水胀，除胃中热痹、伤中、淋露，下瘀血，散五脏结积内寒，炒为屑主胃中热，除痹去肿止腹胀，消谷。

制法　采得去荚壳，晒干炒用，或生用。

例

《千金方》：风入脏中治新久肿，风入脏中以大豆一斗，水五斗，煮取一斗，去滓，入美酒斗半，煎取九斗，旦服取汗，神验。

《居家必用方》：治阴毒伤寒危笃者，用黑豆炒干，投酒热饮或灌之，吐则复饮，汗出为度。

《活人心镜方》：治男子便血，用黑豆一升，炒焦研末，热酒淋之，去豆饮酒，神效。

（三十一）**鹤虱** 本品系天名精所结之子实，形小而长，有刺，善螫人衣，有似于虫故名。鹤虱草本，属菊科，山谷原野皆有，性味苦辛有小毒，功能杀虫治疳，为杀灭诸虫之要药。《开宝》云：治蛊证心痛。《大明》曰：杀五脏虫，止疟，传恶疮。

**制法** 凡使，须微炒香入药用。

**例**

《怪疾奇方》：治大肠虫出不断，断之复生，行坐不得，用鹤虱微炒为末，水调半两服，自愈。

《古今录验方》：治蛔咬心痛，取鹤虱十两微炒，捣筛蜜丸，梧子大，以蜜汤吞服四五十丸，忌酒肉。韦云患心痛十年不瘥，服之便愈。

**（乙）合并炒**

**第一项 蜜炒**

（一）**桂枝** 桂枝乃属于樟科之桂，用其新干及其枝条入药，即桂枝也。据《药物出产辨》云：桂枝产广东肇庆、罗定等处，树干高大，为常绿乔木，每年春秋采取，性甘温，功能发汗解肌、温经通络。主治：《本经》云：主上气咳逆，结气喉痹，吐呕，利关节，补中益气；《别录》云：治心痛胁痛，胁风，温筋通脉，止烦出汗。

**制法**　或以蜜炒，或清炙，或与芍药同炒。

澄按：甄权云：桂枝去风冷疼痛。张元素曰：去伤风头痛，开腠理，解表发汗，去皮肤风湿。邹澍《本经疏证》云：桂枝为用之道有六：曰和营，曰通阳，曰利水，曰下气，曰行瘀，曰补中。其功之最大，施之最广，无如桂枝汤，则和营其首功也。夫风伤于外，壅遏卫气，卫中之阳，与奔逆相助，不得不就近泄营气为助，是以营气弱，卫气强，当此之时，又安能不调和营气，使散阳气之郁竭通邪气之相并耶？章次公曰：近世药工剖切桂枝，必先以水浸三五日，是桂枝芳香之性已受损失。张氏曰：若营血素虚，而卫阳亦微，外有凛寒，则用桂枝一二分，与白芍合炒。又云：其效在皮，而伤寒者中反去其皮，或属传抄之谬。无皮则为木，而晚近以来或用其木，毋乃嗜好之偏。

**（二）甘草**　按：甘草多为人所栽植之宿根草，春季从宿根生苗，高二三尺，叶互生，夏秋间于叶腋开淡紫色蝶形花药用，为粗三四分长，三尺许之鞭状根，性味甘平无毒，功能清热解毒、补虚和药，并能疗疮疡，生血液。《本经》云：主补五脏六腑，寒热邪气，坚筋骨，长肌肉，倍气力，金疮肿，解毒。《别录》云：温中下气治烦满短气，伤脏止咳嗽上渴，通经脉，利血，解百药毒。

制法 李时珍曰：方书炙甘草，皆用长流水蘸湿炙之，至热刮去赤皮，或用浆水炙熟，未有酥炙酒蒸者。大抵补中宜炙用，泻火宜生用。

澄按：雷敩云：凡使甘草，须用酒浸蒸，从巳至午，取出曝干，剉细用。一法：每斤用酥七两涂，炙酥尽为度。又法：先炮令内外赤黄用云云。夫甘草之为用甚广，故《本经》列于上品。而用者有生熟之分，生用则能清热解毒，熟用之则能补中益人，故仲景各方往往炙用。据邹澍云：《伤寒》、《金匮》为方二百五十，用甘草者百二十方。而复脉汤即炙甘草汤，且以为君药，而所谓炙者，不过于火上微烤而已。故时珍云：皆用长流水蘸湿炙之，其言自有所本。若近时制法则皆用蜜炒，而亦为炙甘草，求其蘸水清炙者不复备矣。然蜜之为物，亦有和胃补中之功，用以炒甘草，当有相得益彰之妙，未可訾也，故不入于炙药类，而属之于蜜炒类，重实际也。至于雷敩《炮炙论》于甘草制法云用酒浸蒸、酥炙，则或系服食家所传，李时珍驳之云，酥炙、酒蒸者，可谓有功于制药学。

例

仲景《伤寒》、《金匮》方用甘草多注云炙，如芍药甘草汤治脚挛急，甘草干姜汤治咽中干躁烦，甘草泻心汤证治心烦不得安，生姜甘草汤治咽燥而渴，桂枝人参汤中有甘草治下利不止，甘麦大枣汤治脏躁喜悲伤欲

大医精诚万世师表

哭，甘草汤治咽痛，桂枝甘草汤治叉手自冒心，桂枝甘草龙骨牡蛎汤治烦躁，四逆汤治四肢拘急厥逆，甘草粉蜜汤治吐涎心痛发作有时之虫病，苓桂甘枣汤治脐下悸，苓桂五味甘草汤治气从小腹上冲胸咽，小建中汤治里急等证，半夏泻心汤治心下痞，小柴胡汤治心烦胁痛往来寒热，小青龙汤治咳逆倚息，黄连汤证治腹中痛，人参汤治逆抢心，旋覆花代赭石汤治心下痞噫气不除，乌头汤治疼痛不可屈伸，调胃承气汤治不吐不下心烦，桃核承气汤治其人如狂少腹急结，桂枝去芍药加蜀漆龙骨牡蛎汤治惊狂起卧不安。

李东垣《用药法象》曰：甘草生用泻火热，熟用散表寒，去咽痛，除邪热，缓正气，养阴血，补脾胃。

李时珍《本草纲目》曰：甘草解毒降火止痛，且外赤中黄色兼坤离，味浓气薄，资全土德，协和群品，有元老之功，普治百邪，得王道之化，可谓药中之良相也。

（三）黄芪　芪，古作耆。耆，长也。因其色黄而为补药之长，故名黄芪。属豆科宿草根，药用其地下茎。产地古籍谓出陇西。《纲目》云：出绵上者良。王好古云：绵上即山西沁州。今东省法库及东蒙林西一带亦产芪，性味甘微温，无毒。《本经》云：主痈疽久败疮，排脓止痛，大风癞疾，五痔鼠瘘，补虚，小儿百病。《别录》云：主妇人子脏风邪气，逐五脏间恶血，补丈夫虚损，五劳羸瘦，止渴，腹痛泄利，益气，利阴气。

制法

雷敩曰：凡使勿用木芪，草真相似，只是生时叶短，并根横也。须去头上皱皮，蒸半日，擘细，于槐砧上剉用。

李时珍曰：今人但捶扁，以蜜水涂炙数次，以熟为度。

澄按：黄芪古法均用蜜炙，如时珍所云是也。但近则皆以蜜炒耳，故入于蜜炒类。

例

黄宫绣曰：血虚肺燥捶扁蜜炙。

贾九如曰：用蜜炒又能温中。

澄按：仲景方用黄芪者，如芪芍桂酒汤以治黄汗，防己黄芪汤以治身重汗出恶风，防己茯苓汤以治四肢肿水气在皮肤中，黄芪桂枝五物汤以治身体不仁，黄芪建中汤以治中气虚羸等证，以及后世玉屏风散、保元汤均用黄芪，应用甚广，多以蜜炙也。

（四）罂粟壳　罂粟壳，乃罂粟子之壳也。陈仁山《药物出产辨》云：罂粟壳原产印度，后流入云南，至今各省无不有之，其汁即煮鸦片烟者也，形态为壶状蒴果之皮壳，生者其色绿，干则变灰绿或茶褐色，内外多纵纹，入药乃用此果皮，皆在割取鸦片后已伤之余壳。间或取成熟之蒴果，除去种子用之。性质酸涩微寒无毒。功能敛肺涩肠，固精止痛，用作祛痰镇痉药。主治泻利，固脱肛，治遗精，久咳敛肺，止心腹筋骨诸痛。

大医精诚万世师表

制法　李时珍曰：凡用以水洗润，去蒂及筋膜，取外薄皮阴干细切，以米醋拌炒。入药亦有蜜炒者。

澄按：近来制法，除医方所示皆用蜜炒，用醋炒者甚少。又黄氏曰：御米壳（罂粟壳又名御米壳，或简称米壳）酸涩微寒，功专敛肺涩肠固肾。凡久利脱肛，久嗽气乏，并心腹筋骨诸痛者最宜。若嗽利初起寒热未净，用此收涩致令邪留不解，则杀人如剑，可不慎欤！

例

《集要》百中散：粟壳（蜜炙）、厚朴（姜制）各四两为末，每服一钱，米饮下，忌生冷。

危氏方：治久嗽不止，用之即效，罂粟去筋，蜜炙为末，每服五分，蜜汤送下。

（五）**枇杷叶**　陈仁山云：枇杷叶产广东清远等处，东江亦不少。枇杷，古名卢橘，故俗名为卢橘叶。按：枇杷为常绿乔木，属蔷薇科，老树高二丈余，周二尺许，叶为椭圆形，长约五六寸，质坚厚，背而密生软毛，开五瓣，白花，颇芳香，果实为浆果，四五月间采叶晒干，性味苦平无毒，功能泻肺下气、治热咳、止呕逆。唐·孟诜曰：煮汁饮，主渴疾，治肺气热咳及肺风疮、胸面上疮。《大明》曰：枇杷叶治呕哕不止，及妇人产后目干。李时珍曰：能和胃降气，解水毒，疗脚气。

制法

苏恭曰：凡使枇杷叶须火炙，以布拭去毛，不尔射入肺令咳不已。或以粟秆作刷刷之，尤易洁净。

李时珍曰：治胃病以姜汁涂炙，治肺病以蜜水涂炙乃良也。

澄按：《用药须知》曰：枇杷叶禀秋金之气，以清肃为用者也。世俗用蜜涂炙，变清肃为黏滞，谬种流传，牢不可破，去不如是则毛射入肺，令人咳不休。夫食嗓通于胃，气嗓通于肺，各有道路毫不相干，枇杷叶纵有毛，合群药煎而服之，则亦由食嗓入于胃已耳，安能独阑入于肺乎？故惟宜生用，不可炒炙。时珍以姜汁涂炒则变苦平为辛温，已属无谓。若雷敩之以酥涂炙，尤昏谬不足道矣。

例

《圣惠方》：治反胃呕哕，枇杷叶（炙）、丁香各一两，人参二两，每服三钱，水一盏，姜三片煎服。

《本事方》：治酒渣赤鼻，枇杷叶、栀子仁等分为末，每服二钱，温酒调下，日三服，亦治面上风疮。

《集要方》：治痔疮肿痛，枇杷叶蜜炙，乌梅肉焙为末，先以乌梅汤洗贴之。

**第二项** 盐水炒

天下物品之最咸者莫过于盐，其性寒无毒，而性下趋，盖禀润下之功，而有引药入肾之用。《易》云：水曰润下。《内经》云：咸水之味。故后世医者欲其药之下达于肾，往往以盐水炒之，亦引经之意也。

**（一）杜仲** 系属于大戟科杜仲之树皮。《药物出产辨》云：产四川、贵州者最佳，湖北宜昌、陕西汉中者次之，市口所售概为切段之树皮，呈暗褐色，欲横断之则从皮部生细白如蚕丝状之纤维，其丝如绵，不易切断，性质辛平无毒。功能补肾肝，强筋骨，益腰膝，除酸痛。主治腰膝痛，补中益精气，坚脾骨，强志，除阴下痒湿，小便余沥，脚中酸疼。

制法

雷敩曰：凡使杜仲，须削去粗皮，酥蜜涂炙，有用盐水炒者。

黄宫绣曰：或姜水炒，或盐炒，或酒炒，在人随证活用耳。

澄按：杜仲功专补益肾肝，故能强筋骨。肾肝居下焦，则用盐水炒之，俾其下达为宜。

例

《得效方》：治风冷伤肾，腰背虚痛，杜仲一斤（盐水炒，切），酒二升，渍十日，日服三合。

《胜金方》：治产后诸疾及胎不安，杜仲去皮，瓦上焙干为末，枣肉丸，弹子大，每服一粒，米饮下，日二服。

**（二）黄柏**　古名蘖木、蘖皮，后人简称黄柏，乃芸香科属之落叶乔木黄柏树之皮。《药物出产辨》云：以北江、星子、连州为佳，桂枝亦可，二月、五月采皮，日干，性味苦寒无毒，功能泄相火、清湿热，可用作健胃剂，又能治糖尿病、肾脏炎。《本经》云：主五脏肠胃中结热，黄疸肠痔，止泄利，女子漏下赤白，阴阳蚀疮。《别录》云：疗惊气，在皮间肌肤热，赤游，目热赤痛，口疮。唐·甄权《药性本草》：黄柏疗男子阴痿，治下血。《日华子本草》云：能安心除劳，治骨蒸，清肝明目，杀疳虫，治蛔鼻衄，肠风下血。

制法

李时珍曰：黄柏性寒而沉，生用则降实火，熟用则不伤胃，酒制则治上，盐制则治下，蜜制则治中。

雷敩曰：凡使黄柏皮，削去粗皮，蜜水浸炙用。

澄按：黄柏皮性苦寒下趋，故《本经》云：治黄疸肠痔，女子漏下赤白，则用盐水炒之，俾引其下达也。若以蜜炒或蜜水浸炙则以其性味过苦寒，故以甘温补救之耳。

例

《千金方》：治小儿重舌，以黄柏、苦竹沥浸点舌上。

《经验方》：治呕血，黄柏蜜炙干，杵为末，麦冬汤调下二钱匕，立瘥。

《经验方》：治赤白浊及梦遗及囊下湿痒等证，黄柏、知母各半斤，盐水炒，焙干，煅牡蛎、炒山药、益智仁各四两，共杵细末，蜜丸，每服三钱，淡盐汤送下，甚良。

（三）**泽泻**　泽泻古名水泻、鹄泻、禹孙。所以得此名者，因去水曰泻，如泽水之泄也。生于池沼之宿根草，叶丛生似车前而大，九月采根曝干用。陈仁山云：

产福建建宁者为上，江西、四川亦有，性味甘寒无毒，功能利湿热、治泄利、消肿通淋。《本经》云：主风寒湿痹、乳难，养五脏，益气力，肥健消水，久服耳目聪明，不饥延年。《别录》云：补虚损，五脏痞满，起阴气，止泻精，消渴淋漓，逐膀胱三焦停水。

制法

黄宫绣曰：盐水炒或酒拌，忌铁。

雷敩曰：不计多少，细剉，酒浸一宿，取出曝干，任用。

例

《保命集方》：治水湿肿胀，白术、泽泻各一两为末，或为丸，每服三钱，茯苓汤下。

效验方：冒暑霍乱、小便不利、头晕引饮，用泽泻（盐水炒）、白术、茯苓各五钱，水煎温服。

（四）知母　知母原名蚔母，别名芪母，属于百合科，多年生草本，叶茎俱类麦门冬，药用其根。苏颂《图经本草》云：产频河、怀卫、彰德、解州、滁州，性味苦寒无毒，功能滋肾、补水泻火、滑肠。《本经》云：主消渴热中，除邪气，肢体浮肿，下水，补不足，益气。《别录》云：疗伤寒久疟，烦热，胁下邪气，膈中恶，及风汗内疸，多服令人泻。《大明诸家本草》云：知母治热劳，传尸疰痛，通小肠，消痰止嗽，润心肺，安心止惊悸。

岐黄之术自有传承

制法

雷敩曰：凡使知母，先于槐砧上剉细烧干，木臼杵捣，勿犯铁器。

李时珍曰：凡用，拣肥润里白者，去毛，切，引经上行用酒浸焙干，下行则用盐水润焙。

例

《得效方》：治久嗽气急，知母（切，微炒）五钱，杏仁五钱，煎一盏，食远服。

《颐贞堂选方》：治下焦湿热、囊肿阴痒、腰脚酸痛或两腿肿烂，知母五钱（盐水炒），黄柏五钱（蜜炙），水煎服。

《肘后方》：治溪毒射工，凡中此毒，知母连根叶捣作散服，亦可捣绞汁饮一二升。

### 第三项　醋炒

醋为米麦所酿成，其味酸，其性凉，酸则近涩，凉则解热。且《经》云：木曰曲直，作酸。木者，肝也，肝属东方乙木，故酸味入肝。制药者明乎此意，凡欲之药之入乎肝者，皆用醋炒之，俾其引经入肝，而收治疗之效也。又酸则敛，用醋制药，亦取有收敛之功也。

（一）三棱　三棱别名鸡爪三棱、荆三棱，为多年生草本，属莎草科，药用其根。此草春日抽茎，茎三棱，高三四尺，叶细长而尖质坚，根为黄白色，状似小芋，生于荆楚诸地，故名荆三棱。而徐州、江西、河南均有。性苦平无毒。功能泻气破血，消癥瘕。《开宝本草》云：主老癖癥瘕，积聚结块，产后恶血血结，通月水，堕胎，止痛利气。元·王好古《汤液本草》曰：三棱通肝经积血，治疗肿坚硬。《纲目》曰：三棱下乳汁。

**制法**

张元素曰：凡使三棱须炮熟。

李时珍曰：人消积须用醋浸一日炒。

陈仁山云：用醋煲透，刨片晒干，用之为合。

**例**

《圣惠方》：治疟癖不瘥，胁下硬如石，京三棱一两泡，川大黄一两为末，醋熬成膏，每日空心，生姜橘皮汤下一匙。

《圣济总录》：治痞气胸满、口干肌瘦食减、时或壮热，石三棱、京三棱、鸡爪三棱并泡蓬莪术三枚、槟榔一枚、青橘皮五十片，醋浸；陈仓米一合，醋浸淘过；巴豆五十个，去皮，同青皮、仓米炒干，去豆为末；糊丸，绿豆大，每米饮下三丸，日一服。

澄按：三棱生于荆楚一带，故用荆三棱之名，后又误为京三棱。又有草三棱、鸡爪三棱、石三棱数种。荆三棱色黄体重，状若鲫鱼而小，旁生细根。草三棱、鸡爪三棱，系生蜀地者，实系一类而随形命名。石三棱形如钗股，色黄白，叶绿如蒲苗。黑三棱色黑，状似乌梅而大，不生细根。李士材《本草图解》曰：荆三棱苦温，肝家血

分药也，破坚积结聚，行瘀血宿食，治疮肿坚硬，开经下乳堕胎。昔有人患癥癖死，遗言必开腹取之，得病块如石，文理有五色，削为刀柄，后因刈三棱，柄消成水，故知疗癥癖。惟泻真气，虚者勿用。凡使醋浸炒干。

（二）蓬莪术　蓬莪术原名蓬莪蒁，又名蓬莪茂，属蘘荷科，药用其根。莪术春季自宿根抽茎，与叶俱似姜黄，夏季于茎旁开红色花。其根芋状，外部黄褐色，大约一二寸，中含淀粉颇多。其种类则名蓬莪者黑色，名蒁者黄色，名波杀者有大毒。功效能破血瘀，散气结，治癥瘕，疗痃癖。主治心腹痛，中恶疰，霍乱冷气，吐酸水，解毒食饮不消。又疗妇人血气结聚，丈夫奔豚。

制法

雷敩曰：凡使蓬莪术，于砂盆中以醋磨令尽，然后于大火畔焙干，重筛过用。

苏颂曰：此物极坚硬难捣，治时热灰火中煨令透，乘热捣之，即碎如粉。

李时珍曰：今人多以醋炒，或煮熟入药，取其引入血分也。甄权曰：以酒醋磨服。

例　杨子建《护命方》：治一切冷气冲心切痛，发即欲死，久患心腹痛时发者，蓬莪术二两，木香（煨）一两，为末，淡醋汤下半钱。

（三）延胡索　延胡索本名玄胡索，属于罂粟科，药用其根。延胡索为多年生草本，自生于山野阴湿之

地，茎高二三寸至五六寸，叶为掌状复叶，花为不整齐之紫色花。立夏节采其根，为块状之地下茎，色黄或黄褐色。性辛温无毒，功能利气止痛，活血散瘀。专治妇人月经不调及带下，又治疝气腰痛及肢体疼。主破血调经，腹结块崩中淋露，产后诸血病，暴血冲上，或因损下血。王好古《汤液本草》曰：治心气小腹痛，有神效。

制法　李士材曰：凡使元胡，须取粒粒金黄色者，止血醋炒，行血酒制，破血生用，调血炒用。

例

《活人书》方：治小便尿血，玄胡索一两，朴硝七钱半为末，每服四钱，水煎服。

《普济方》：治妇女血气，腹中刺痛，经候不调，用玄胡索（去皮，醋炒）、当归（酒浸，炒）各一两，橘红二两为末，酒煮米糊丸，梧子大，每服一百丸，空心艾醋汤下。

《圣惠方》：治坠落车马，筋骨痛不止，延胡索研末，豆淋酒服二钱，日二服。

澄按：李时珍云：荆穆王妃王氏，因食荞麦面着怒，遂病，胃脘当心痛不可忍，医用吐下行气化滞诸药，皆入口即吐，不能奏功，大便三日不通，因思《炮炙论》云心痛欲死速觅延胡，乃以延胡末三钱，温酒调下，即纳入，少顷大便行而痛止。又华老年五十余病下利腹痛，垂死，已备棺木，予用此药，三钱米饮服之，痛即减，服之止，调理而安。按：方勺《泊宅编》云：一人病遍体作痛，殆不可忍，都下医或云中风，或云中湿，或云脚气，药悉不效。周离亨言是气血凝滞所致，用延胡索、当归、桂心等分为末，酒温服三四钱，随量频进，遂痛止。盖延胡索能活血化气第一品药也。其后，赵待制霆因导引失节，肢体拘挛，亦用此数服而愈。按：后世有手拈散方，用治心腹胃脘作痛如神，即延胡索与草果同用也。

（四）**青皮**　青皮原名青橘皮，乃橘之未黄而青者，属于芸香科橘树之果实。据陈仁山云：青皮产广东新会，色青皮薄而光，头破裂，如莲瓣，其气芳烈，味苦辛，形如小柑、小橙。今人恒以柑柚橙之小者伪充青皮，不可不辨。七八月间采取晒干。性苦辛温无毒。功能破气散积，疏肝止痛，消滞下气，下食，破积结。《纲目》云：青皮治胸膈气逆、胁痛、小腹疝气，消乳肿，疏肝胆，泻肺气。李士材论青皮云：橘之小者为青皮，功用悉同，但性较猛耳。

制法　李时珍曰：凡使青皮入药，以汤浸去瓤，切片，醋拌瓦炒过用。

例　《验方选》：治冷膈气及酒食后饱满，青皮四两醋炒为末，每服三钱，水煎汤服。

**第四项　土炒**

土为万物所出，亦为万物所归，故五行以土主中央，而运四方，崇土德也。人之五脏，分属五行，而脾实属土，故凡药之欲其入脾而补中者，往往古人以土炒之，取其气类相从，有以助脾胃之健运也。

（一）**党参**　古者参出上党，其后上党气竭，世遂重视辽参。党参种类亦多，有潞党参产山西潞安府，辽党产山西辽县，台党参产山西五台，又有野党参产山西长子、壶关等处，为属豆科双子叶植物之多年宿根草，根长数寸至数尺，季夏开梅花色小花，每年春秋采取其根，不可伤其茎。伤则有白液如乳汁流出，药效即减大半。性味甘平无毒。功能补脾胃，生津液，补中益气除烦渴，有峻补之功。

制法　凡使用有用土炒者，有用米炒者，概因土气入脾之义，并可去其内之油质也。

澄按：曹炳章曰：前贤所谓人参产上党者，即党参是也。考上党即今山西长子县境，旧属潞安府，故又称为潞党参。其形状头如狮子头，皮细起皱纹，体糯黄色，内肉白润，味甜鲜洁为最佳品。其产陕西者名介党，亦佳。产四川者曰文元党，又有一种川产，俗名副文元，则次矣。

（二）**白术**　白术古名山姜、山芥，为属于菊花科，药用其根。白术出浙江宁波，又有天生术出江西修水，野术亦出江西，于术出浙江于潜县，太原术出山西太原，歙术出安徽，湖广术出湖南，仙居术出仙居县，亦有种植者，系掘取宿根移植田圃而得。性味甘温无毒，功能补脾化湿益气。《本经》云：主风寒湿痹，死肌痉疸，止汗除热，消食作饵。《别录》云：主大风在身面，风眩头痛，目泪出，消痰水，逐皮间风水结肿，除心下急满，霍乱吐下不止，利腰脐间血，益津液，暖胃消谷嗜食。《大明》曰：白术治反胃，利小便，主五劳七伤，补腰膝，长肌肉，治冷气痃癖、癥瘕。

**制法**　陈嘉谟曰：凡使白术须咀后，以陈壁土炒过，取其土气以助脾也。

**例**　洁古《家珍方》：枳术丸消痞强胃，白术一两黄壁土炒过去土，枳实麸炒去麸，一两为末，荷叶包饭烧熟，捣丸梧子大，每服五十丸，白水下。

### 第五项　米炒

米谷得天地精华之气，普养含灵，入于肠胃之中，化生荣卫，实后天之本，血气之源也。药品以米炒者，取其入乎中土，引药以至脾胃也。

**(一) 薏苡仁**　薏苡仁古名解蠡、苞实，系属禾本科薏苡之子仁。薏苡为一年生草本，秆高四五尺，七月中旬于稍间叶腋开白花，花后结实，形圆如珠，八九月间采之。陈仁山云：薏仁产山东牛庄为上，其次广西昭平等处，相传汉伏波将军马援征交阯时始入中国，性甘微寒无毒。功能利湿热，止泄利，又能健胃利尿。《本经》云：主筋急拘挛，不可屈伸，久风湿痹，下气。《别录》云：除筋骨中邪气不仁，利肠胃，消水肿。

**制法**　雷敩曰：凡使，每一两以糯米一两同炒熟，去糯米用。

例

《金匮》方：麻黄杏仁薏苡甘草汤，治风湿身疼，麻黄三两，杏仁二十枚，甘草、薏仁各一两，以水四升，煮二升。

《济生方》：治肺痈咯血，薏仁三合捣烂，水二大盏，入酒少许，分二服。

澄按：薏苡仁，《本经》云味甘淡微寒，而仲景用之，如薏苡附子败酱散、麻黄杏仁薏苡甘草汤，方下均未注炒字，可见系属生用。至宋雷氏始用糯米炒之，恐失其精华，然黄济方治冷气用仁舂熟，炊为饭食，气味欲如麦饭乃佳，或煮粥亦可，则用以治胃腹冷气，故炊之使熟也。

**（二）葶苈** 葶苈古名蕈蒿、大室、丁历，为二年生草本，茎高六七寸至尺许，茎与叶俱生茸毛，果实为荚果，颇似米粒，中藏无数小种子，色荼褐，二三月间采实阴干。有甜苦二种，甜葶苈粒极细，色红黄，味淡甘而性缓，泄肺不伤胃；苦葶苈粒似芸苔，形不圆，味微苦而性峻，泄肺而伤胃。性辛寒无毒。功能泻肺行水，下气定喘。《本经》云：主癥瘕积聚结气，饮食寒热，破坚逐邪，通利水道。《别录》云：下膀胱水，伏留热气，皮间邪水上出，面目浮肿，身暴中风，热痱痒，利小腹，久服令人虚。

制法

雷敩曰：凡使，以葶苈、糯米相合，置于灶上微炒，待米熟去米捣用。

黄宫绣曰：子如黍米微长，色黄，糯米微炒用。

例

《金匮》方：葶苈大枣泻肺汤，治肺痈喘急不得卧，葶苈炒黄捣末，蜜丸弹子大，每用大枣十枚，水三升，煎二升，入葶苈一丸，更煎取一升，顿服。

《外台》：治通身肿满，苦葶苈（炒）四两为末，枣肉和丸，梧子大，每服十五丸，桑白皮汤下。

《千金方》：治腹胀积聚，葶苈子一升，熬，以酒五升，浸七日，日服三合。

（三）贝母　贝母古名勤母、苦花，属百合科宿草之根。春季抽茎，高一二尺，叶作长披针形，对生，夏季于叶腋间倒垂碧绿色六瓣花，根如球圆形，嫩者如半夏，老者肥大如水仙或大蒜根。种类：川产者名川贝，形小而味淡，浙产者名浙贝，形大而味苦，以生产浙江象山县，故又名象贝。八月、十月间采根曝干入药。性味辛平无毒。功能润肺清火，解郁，化痰治诸咳。《本经》云：主伤寒烦热淋沥、邪气、疝瘕、喉痹、乳难、金疮、风痉。《别录》云：疗腹中结实，心下满，淅淅恶风伤，目眩项直，咳嗽上气，止烦热渴出汗，安五脏，利骨髓。唐·甄权《药性本草》云：主胸胁逆气、时疾、黄疸。《大明》曰：贝母消痰润心肺，末和砂糖丸含，止嗽，疗人畜恶疮，敛疮口。

大医精诚万世师表

制法　雷敩曰：凡使贝母，先于柳木炭中炮黄，劈去内口鼻中有米许大者心一颗后，拌糯米于锹上同炒，待米黄去米用。

澄按：贝母据《本草求真》云：辛苦微寒，盖其色白，禀秋金之气味，故能有润肺清热化痰之功、解郁止咳之效，即《本经》所主之伤寒、烦热、喉痹、乳难等证。亦以其辛苦而寒之性也，则使用之时自宜以生用为当，不必用糯米炒之，反失其辛苦寒之本性，以减其治疗之效也。

又按：贝母出浙江象山者名浙贝母，产四川者名川贝母。据曹炳章云：川贝，四川灌县产者底平头尖，肉白光洁而坚，味微苦兼甘，为最佳；平藩县产者粒圆质略松，头微尖肉色白而无神，亦佳；鲁京州、大白山、松盘等处产者，曰鲁京川，略次；湖北、荆州、巴东产者，皮色带黑，更次矣。按：川产之贝母今人恒视为贵重之品，每以为功用必在象贝之上，然考古书竟无用产之说。且贝母之用虽多，然约言之仅苦寒泄降而已，川产不苦而淡，已失贝母之功用，亦何足贵哉。

例

《金匮》方：当归贝母苦参丸，治妊娠小便不利，贝母、苦参、当归各四两，为末，蜜丸，小豆大，每饮服三丸至十丸。

《杂兴方》：化痰降气、止咳解郁、消食除胀有奇效，贝母一两，姜制厚朴半两，蜜丸梧子大，白汤下五十丸。

（四）**党参** 性味主治见前

制法 有用米炒者，取其入脾胃之义。

**第六项 麸炒**

麸者，碾麦所余之外皮也。麦为心之谷，其皮味甘而微辛，可以酿酒。药之用麸拌炒者，取其引入于脾胃也。

（一）**枳壳** 枳壳即枳实之老熟者，皮薄中虚而多穰故名，为属于芸香料枳树之果实。《药物出产辨》云：枳壳产四川为最，江西者次之，福州又次之，九、十月采实阴干，性质苦酸微寒无毒，功能破滞气、宽肠胃。《本经》云：主风痹淋痹，通利关节，劳气咳嗽，背膊闷倦，散留结、胸膈痰滞，逐水，消胀满，大肠风，安胃止风痛。甄权云：治恶疮肠风痔疾，心腹结气，两胁胀虚，关格壅塞。《大明》曰：健脾开胃，调五脏下气，止呕逆，消痰治反胃，霍乱泄利，破癥结痃癖，五脏气及肺气水肿。李时珍曰：治里急后重。

制法 雷敩曰：枳实、枳壳，性效不同，若使枳壳取辛苦腥并有陈油者，要陈久年深者为佳，并去穰核，以麦麸炒至麸焦，去麸用。

例

《本事方》：治伤寒呃噫，枳壳半两，木香一钱，为末，每白汤服一钱，未止再服。

陈文中《小儿方》：不惊丸治小儿因惊气吐逆作搐，痰涎壅塞，手足制瘲，眼睛斜视，枳壳（去穰，麸炒）、淡豆豉等分，为末，每服一字，甚者半钱，急惊薄荷汤下。

**（二）斑蝥** 或作斑猫，斑言其色，蝥言其毒。古名蟹蝥虫、晏青、斑菌，为属甲翼类之昆虫。《药物出产辨》云：斑猫各省均有，广东清远、惠州均出，为大豆叶上之甲虫，长五六分，黄黑斑纹，乌腹尖喙，其体有一种臭气，性质辛寒有大毒，功能治疥癣、消瘰疬，用作发泡药。《本经》云：主寒热、鬼疰、蛊毒、鼠瘘、疮疽，蚀死肌，破石癃。《别录》云：主血积伤人肌，治疥癣，堕胎。李时珍曰：治疝瘕，解疔毒、猘犬毒、沙虱毒、蛊毒。

制法

《大明》曰：入药须去翅、足，糯米炒熟，不可生用，能吐泄人。

李时珍曰：用麸炒过。李士材曰：麸炒醋煮。

澄按：《本草求真》论斑蝥曰：最属恶物，闻人捕捉即于尾后放出恶气，臭不可闻，近人肌肉则溃，入胎则堕，其毒概可知矣。其味辛，其性下走而不上，故书言外用只可以蚀死肌、敷疥癣恶疮，内治只可以破石淋、拔瘰疬疔肿，取其以毒攻毒也。则此虫之有剧毒，不可轻用，概可见矣。

例

《经验方》：内消瘰疬不拘大人小儿，用斑蝥一个去足翅，以粟一升同炒，米焦，去米不用，入薄荷四两为末，乌鸡子清丸，如绿豆大，空心腊茶下三丸，加至五丸，每日再减一丸，以消为度。

《外台秘要》：治积年癣疮，用斑蝥一个微炒为末，蜜调敷之。

**第七项　诸种炒**

药之炒法甚多，除以上所举者外，尚有数种炒法，如姜汁炒、羊脂炒、酥炒等均是，兹分于下。

（一）**厚朴**　厚朴古名赤朴、厚皮、烈朴，为属木兰科落叶乔木，高三四丈，径一二尺，肤白肉紫，春生叶如槲叶，其皮起鳞皱而厚宽，色泽紫而棕，五六月开细红花，结实如冬青，生青熟赤，甘美可食。《药物出产辨》云：产四川打箭炉者为正，湖北施南府亦可用，湖南次之，云南又次之。九、十月间采皮阴干。性质苦温无毒。功能散气燥湿，化食积，消胀满。主治：《本经》云：主中风伤寒，头痛寒热，惊悸，气血痹，死肌，去三虫。《别录》云：温中益气，消痰下气，疗霍乱及腹痛，胀满，胃中冷逆，胸中呕不止，泄利淋露，除惊去留热心烦满，厚肠胃。

制法

《大明》曰：凡入药去粗皮用，姜汁炙或浸炒。

寇宗奭曰：味苦，不以姜制则棘人喉舌。

雷敩曰：凡使厚朴，要紫色味辛者为好，刮去粗皮，入丸散每一斤用酥四两炙黄用，若入汤饮，用自然姜汁八两炙尽为度。

例

《圣惠方》：治痰壅呕逆，心胸满闷，饮食不下，用厚朴一两，姜汁炙黄为末，米饮调下二钱匕。

《圣惠方》：治霍乱腹痛，用厚朴姜汁炙，研末，新汲水服二钱，如神。

《经验方》：治心脾不调，尿浑白浊，用厚朴（姜汁炙）一两，白茯苓一钱，水酒各一碗，煎一碗温服。

**（二）石韦**　本品蔓延石上，其叶柔韧如皮，故名。属于石韦科，药用其茎叶。《药物出产辨》云：石韦产广东清远、大湾等处，实则凡山谷阴崖险罅之处，恒多生焉。二月间采叶茎阴干。性质辛平无毒。功能清湿热，通淋闭。《本经》云：主劳热邪气，五癃闭不通，利小便水道。《别录》云：止烦，下气，通膀胱满，补五劳，安五脏，祛恶风，益精气。苏颂曰：炒末，冷酒调服，治发背。

制法

《别录》曰：凡使石韦，须去黄毛，射入肺，令人咳不可疗。

《大明》曰：入药去梗，须微炙用，一法以羊脂炒干用。

例

《圣济方》：治小便淋痛，石韦、滑石等分为末，每饮服。

《普济方》：治便前有血，石韦为末，茄子枝煎汤下二钱。

**（三）淫羊藿**　西川北部有淫羊，盖食此藿所致。古名刚前，又名仙灵脾、三枝九叶草、留灵吡，系小檗科碇草之叶。苏颂云：淫羊藿，江东、陕西、泰山、汉中、湖湘皆有之，为宿根草，自旧根丛生数细茎，春日生叶及穗，高一二尺，一柄有三枝九叶，叶为卵圆形，大二三寸，茎上开白或淡红四瓣花，倒垂其状如碇，故名碇草。每年五月间采根叶阴干。性质辛寒无毒。功能补命门，兴阳事，治阴痿，强腰膝。《本经》云：主阴痿绝伤，茎中痛，利小便，益气力，强志。《别录》云：坚筋骨，消瘰疬、赤痈、下部有疮，洗出虫。丈夫久服，令人有子。

**制法**　雷敩曰：凡使淫羊藿（时呼仙灵脾），以夹刀夹去叶四畔花枝，每一斤用羊脂四两拌炒，待脂尽为度。

**例**　《圣济总录》治目昏生翳，用仙灵脾、生王瓜（即小瓜蒌红色者）等分为末，每服一钱，茶下，日三服。

## 第二节　炙药法

炙字为会意之字，《说文》，炮肉也，从肉在火上。故知炙字本来之义，即知炙药之法矣。古时炙药者，皆以长流水，将药蘸湿，于火上烤熟，即名为炙。后世惟广其用，以蜜涂火上烤熟，名为蜜炙；以醋蘸烤，名为醋炙。习之既久，愈趋简便，于是多以药置锅中加蜜炒之，是名虽为蜜炙，实则蜜炒而已。此亦古今制药法之变迁也，兹述之于次。

（一）**前胡**　前胡原名湔胡，属缴形科，药用其根，为多年生草本，自生于山野之间，茎高三四尺，大者五六尺，叶为羽状复叶，入秋开深紫色花，二月、八月间采枣暴干，性苦微寒无毒，功能散风、化痰、下逆气、治咳嗽，主治痰满胸胁、中痞、心腹结气、风头痛、去痰下气，治伤寒寒热、推陈致新、明目。甄权曰：能去热实及时气，内外俱热，单煮汤服之。《大明》曰：治一切气，开胃下食，气喘咳嗽。李时珍曰：清肺热，化痰热，散风邪。

制法

雷敩曰：凡使前胡，先用竹刀刮去苍黑皮并须，细剉，以甜竹沥浸令润，日中晒干用。

马志曰：今人治痰嗽往往用之，又恐其过于发散，多微炙之。

例　《普济方》：治小儿夜啼，前胡微炙捣筛，蜜丸小豆大，水下五六丸。

（二）**白前**　白前又名石蓝，属于白前科，药用其根，为山草类之多年生草，茎高尺余，叶作椭圆形，夏秋开白色或淡红小花，其根白色，坚实易断，春秋采根阴干，性甘辛温无毒，功能宣肺降气、化痰止嗽，主治胸胁逆气、咳嗽上气、呼吸欲绝。

制法 凡使白前，须用生甘草水浸一伏时，漉出，去头须，炙干收用。

例 《外台》方：治久热唾血，白前、桔梗、桑皮二两，甘草一两（炙），水六升，煮一升，分三服，忌猪肉、菘菜。

（三）远志 远志古名棘菀，属远志科，为山野自生之常绿草，一根抽数茎，高七八寸，叶互生圆形，夏开紫色花，三四月采根叶阴干，性味苦温无毒，功能安神、散郁、化痰。《本经》云：主咳逆伤中，补不足，除邪气，利九窍，益智慧，耳目聪明，不忘，强志，倍力。《别录》云：利丈夫，定心气，止惊悸，益精，去心下膈气，皮肤中热，面目黄。

制法 雷敩曰：凡使远志，须去心，否则令人烦闷，仍用甘草汤浸一宿曝干，或炙用。

例

《肘后方》：治心孔堵塞，多忘善误，用远志炙，为末，服之。

《袖珍方》：治乳吹肿痛，远志（炙、研），酒服二钱，以滓敷之。

大医精诚万世师表

## 第三节　焙药法

焙，《说文》熔也，熔即火干之义。凡制生药，欲其干燥，以火熔之，即焙法也。或以锅釜焙之，或以瓦焙之，或仅焙之使干，或焙之使焦，或焙之为炭，均须视用为断。焙既用火，当属于火制法，兹述之于下。

（一）百部　百部为多年生草本，属百部科，茎高二三尺，春生苗叶，叶大而尖长，至夏作花淡绿或淡紫色，其根为野天门冬，数十颗连贯而丛生，外部黄白色，内褐色。春秋采根曝干。性味甘温无毒。功能温肺，治寒嗽，杀虫，祛痰，主咳逆上气。《大明》曰：治传尸骨蒸痨，治疳，杀蛔虫、寸白虫、蛲虫。

制法　雷敩曰：凡使百部，须采得以竹刀劈去心、皮、花，作数十条悬檐下风干，却用酒浸一宿，漉出焙干。

例

钱乙小儿方：治小儿寒热百部丸：百部（焙）、麻黄（去节）各七钱半，为末，杏仁（去皮尖、炒）研泥入熟蜜和丸皂子大，每服二三丸，温水下。

《圣济方》：治百虫入耳，百部炒研，生油调一字于耳门上。

澄按：陈藏器曰：天门冬根有十余，茎圆短，实润味甘，百部多者五六十，茎长尖、内虚，味苦不同，苗蔓亦别。今人以门冬当百部，说不明也。

**（二）鸡内金**　古名鸡胵胵，乃鸡肫皮也，为鸡脾中之黄皮，色黄，质韧而有皱纹，干则坚硬。性质甘平无毒。功能消水谷，治泻利，理脾胃，疗肿胀，助消化。主治泄利、小便频数、除热止烦。李时珍曰：治小儿食疟，疗大人淋漓、反胃，消酒积。

制法　凡使鸡内金，须火焙之佳。

例

《集验方》：治小儿遗屎，用鸡胵胵一具焙存性，酒调服。

《千金方》：治反胃吐食，鸡胵胵一具，烧存性，酒调服。

**（三）独活**　本品一茎直上，不为风摇，故曰独活。为山野自生之二年生草，属缴形科，春季抽苗，茎叶俱类土当归，富毛茸，夏月茎高达六七尺，秋季开小白花，二月、八月采根曝干入药。性质苦甘平无毒，功能搜伏风、燥寒湿。主治：《本经》云：主风寒所击，治金疮，止痛，奔豚，痫痓，女子疝瘕。《别录》云：疗诸贼风，百节痛风，无问新久。甄权曰：治诸中风湿冷，奔喘逆风，皮肤苦痒，手足挛痛。

制法

雷敦曰：采得细剉，以淫羊藿拌挹二日，晒干去藿

251

制药大纲

用，免烦人心。

李时珍曰：此乃服食家治法，寻常去皮或焙用尔。

例

《千金方》：治中风口噤、通身冷、不知人，用川独活四两，好酒一升，煎半升服。

陈延之《小品方》：治产后风虚，独活（焙）、白鲜皮各三两，水三升，煮二升，分三服。

澄按：《大明》曰：独活是羌活母也。李时珍曰：独活以羌中来者为良，故有羌活、胡王使者诸名，一物二种也，正如川芎、抚芎，白术、苍术之义，入用微有不同，后人以为二物者非矣。《别录》云：独活生雍州川谷，或陇西南安，二月、八月采根，此诸郡并是羌地。羌活细形而多节，软润，气极烈。出益州、北都、西川者为独活，色微白，形虚大，为用亦相似而小不如，至易蛀，宜密器藏之。审此则二活之性形功用可辨矣。

**（四）萆薢** 古名赤节、百枝，为蔓生草木，苗叶俱青，叶作三叉，似山薯，又似绿豆叶，二月、八月采根晒干。性味苦平无毒，功能泄血分湿热，疗淋浊水泄。《本经》云：主腰脊痛，强骨节，风寒湿周痹，恶疮不瘳，热气。《别录》云：主伤中恚怒，阴痿，失溺，老人五缓，关节老血。

**制法** 凡使萆薢，须以其根细长浅白而虚软者佳，焙干用。

例

《集玄方》：治小便频数，川萆薢一斤为末，酒糊丸，梧子大，每盐酒下七十丸。

唐德宗《贞元广利方》：治腰脚痹软，行履不稳者，萆薢二十四分，杜仲八分，捣筛，每旦温酒服三钱七，禁牛肉。

（五）马兜铃　本品蔓附木上，秋间叶落，其实悬垂，状如马项之铃，故名。生于路旁原野之多年生蔓草，春季自宿根生苗，缠络树木而上，叶似薯蓣叶而厚，有毛茸，夏季开紫色花，结实即马兜铃，根名青木香，七八月采实阴干。性味苦寒无毒，功能开肺下气、消热化痰，主治喘咳、痰结、喘促、血痔、瘘疮。

制法　雷敩曰：凡用马兜铃，采得实去叶及蔓，以生绢袋盛于东屋角畔，待干，劈开，去革膜，取净子焙用。

例

《简要方》：治肺气喘急，马兜铃二两，去壳去膜，酥半两入碗内拌匀，慢火炒干，甘草（炙）一两为末，每服一钱，煎服。

《千金方》：治水肿腹大喘急，马兜铃（焙），煎汤，日饮之。

（六）大茴香　原名蘹香，属木兰科，药用其果实。《药物出产辨》云：产西南诸省，又名八角，为多年之宿根草，春月苗丛生，高五六尺，叶大，夏开黄色小花，果实香气甚烈，八九月采实阴干。性辛平无毒。功能祛寒湿，治疝痛，并能健胃。主治诸瘘、霍乱及蛇伤。马志曰：治膀胱、胃间冷气，调中，止痛、呕吐。

**制法** 杨时泰曰：隔纸焙燥，研极细，八角者亦同此，得酒良，上行宜酒炒黄，下行宜盐水炒用。

**例**

《本事方》：治膀胱疝痛，舶茴香、杏仁各一两，葱白（焙干）五钱，为末，每酒服二钱。

《简便方》：治疝气入肾，茴香焙，作两包，更换熨之。

## 第四节 烧 炮

烧亦自古制药之法，将药品以猛火烧之，或称为炮。盖烧生药而使之熟，或烧之成灰，或烧之成炭，以备应用也。生药性猛，若烧之则性较减。惟烧成灰，或成炭，则性味随之而变，往往性改涩滞，亦不可不知也。举数例证之。

**（一）附子** 附子为多年生宿根草乌头之子，苗高三四尺，茎作四棱，叶如艾，其花紫碧色，其根如芋魁者为乌头，如芋子者附子。《药物出产辨》云：附子产四川龙安、江油县。又有一种原来白附片，乃在四川出新时，开片晒干而来，未经制者，安南多用此，何尝有

毒，且功力倍焉。性质辛温，有大毒。功能补命门真
火，逐风寒湿邪。《本经》云：主风寒咳逆，邪气寒湿，
痿躄拘挛，膝痛不能行步，破癥坚积聚，血瘕金疮。
《别录》云：主腰脊风寒，脚气冷弱，心腹冷痛，霍乱转
筋，下利赤白，温中强阴，坚肌骨，又堕胎为百药长。

制法

雷敩曰：凡使乌头，宜文武火中炮令皴，拆擘破
用。若用附子，须底平九角如铁色，一个重一两者，即
是气全。勿用杂木火，只以柳木灰火中炮令皴，析以
刀，刮去上孕子，并去底，火擘破，于屋下干地上掘一
土坑安之，一宿取出，焙干用。若阴制者，生去皮尖
底，切薄以东流水并黑豆浸五日夜，漉出，日中晒用。

李时珍曰：按《附子记》云：此物最多不能常熟，
且酿法用醋醅安密室中，淹覆弥月乃发出晒干，方出酿
时，其大如拳者已定辄不盈握，故及一两者颇难得。陶
弘景曰：凡用附子、天雄、乌头，皆热灰微炮，令拆，
勿过焦，惟姜附汤生用之。俗方每用附子须甘草、人
参、生姜相配者，制其毒故也。

朱丹溪曰：凡用乌附及天雄，须用童子小便浸透煎
过，以杀其毒，并助下行之力，入盐少见尤好，或以小
便浸二七日拣去坏者，以竹刀每个切作四片晒干用。

李时珍又云：附子生用则发散，熟用则峻补。生用
者须用阴制之法，去皮脐入药。熟用者以水浸过，炮令

发折，去皮脐，乘热切片，再炒令内外俱黄，去火毒入药。又法：每一个用甘草二钱，盐水、姜汁、童便各半盏，同煎熟，出火毒，一夜用之，则毒去也。

韩保升曰：附子、乌头、天雄、侧子、乌喙，采得以生熟汤浸半日，勿令灭气，出以白灰撒之，数易使干，又法以米粥及糟面等淹之，并不及前法。

澄按：附子为少阴经大药，有破阴回阳驱湿之功、破癥摧积之效，用之得当实足以旋乾转坤，故仲景四逆汤、通脉四逆汤、桂枝附子汤、真武汤、附子粳米汤、麻黄附子细辛汤、麻黄附子甘草汤皆起死回生之神剂，其功用皆赖附子。至于制法，仲景于各方下，或注云生用，去皮破八片（干姜附子汤、茯苓附子汤、白通汤、通脉四逆汤），或注云炮去皮破八片（附子汤、麻黄附子细辛汤、麻黄附子甘草汤），只此二法，并无其他杂制。盖生用则力峻，凡急欲回阳者用之，炮用则力较缓，而温肾散寒之方用之，圣人制药之微义如此，彼后世盲说，何足论哉。

（二）**荷叶** 莲为多年生草，春季从宿根生新叶，初小，谓之钱叶（荷钱），稍大浮水上，谓之水叶，地下茎肥大有节，内有孔，此即藕也，采取在六七月间，叶甚肥大。性质苦平无毒，功能升清散瘀、消暑化热，用为止血及解毒药，主治血胀腹痛、产后胎衣不下。《大明》曰：止渴、落胞、破血，治产后口干、心肺烦躁。李时珍曰：生发元气，裨助脾胃，散瘀血，消水肿，治吐血、咯血、衄血、溺血、崩中、产后恶血损伤、败血。

制法　治上焦邪盛宜清降者应生用，治血证及恶血攻心等证宜烧存性用。

例

《证治要诀》方：治阳水浮肿，败荷叶烧存性，研末每服二钱，米饮调下，日三服。

《圣惠方》：治打扑损伤、恶血攻心、闷乱疼痛者，以干荷叶五斤，烧存性为末，每服二钱，热童便一盏，食前调下，三日服，下恶物为度。

（三）**地榆**　地榆为宿根草，属蔷薇科，生于山野向阳之地，春季生苗，茎分歧，高三四尺，茎为羽状复叶，作长椭圆形，初秋开红色小花，二月、八月采根曝干入药。性苦微寒无毒。功能凉血、止血，用作止血收敛药。《本经》云：主妇人产乳，痉痛，七伤，带下，五漏，止痛，止汗，涂恶肉，疗金疮。《别录》云：止脓血、诸瘘、恶疮、热疮，补绝伤，产后内塞，可作金疮膏，消酒，除渴，明目。《开宝》云：止冷热利、疳利极效。

制法　凡用须拣切之如绵者良，洗去芦用，若治大小便血证，止血取上截切片烧黑用。

例

《海上方》：治赤利骨立者，地榆一斤，水三升，煎一升半，去滓再煎如稠饧，服三合，日二服。

《宣明方》：治结阴下血腹痛不已，地榆四两烧存性，炙甘草三两，每服五钱，水一盏，砂仁七枚，煎服。

澄按：药品之用烧炮为制者极多，如炮姜、姜炭等是，如烧灰、烧炭者尤夥，如棕榈、天竺黄，以及十灰散所用之大小蓟、白茅根、茜草等，不可胜举，兹略取数例以明制法而已。

## 第五节　煅

煅，古作煆。《玉篇》热也，干也。《博雅》热也。即以火烧灼之义，而与烧稍异者。因近世往往火制金石之品为煅，如《药性赋》所谓诸石火煅红者是也。

（一）**金牙石**　金牙出川陕诸地山中，形似蜜栗而金点。唐·甄权云：治一切冷风气，筋骨挛急，腰脚不遂。《大明》曰：暖腰膝，补水脏，惊悸，小儿惊痫。张石顽《千金衍义》云：专去一切蛊毒。

制法　《大明》曰：入药烧赤，去粗乃用。

例

《肘后方》：大小金牙酒治风毒厥，但浸其汁饮之。

《千金方》：大小金牙酒治风毒鬼疰、传尸等证，金牙捣末烧煅用。

（二）**赤石脂**　膏之凝者曰脂，色赤者曰赤石脂；色白者曰白石脂；色黑者曰黑石脂；色黄者曰黄石脂；青者名青石脂。性甘酸辛温，无毒。功能涩肠止泄利，主养心气，明目益精，疗腹痛肠癖、下利赤白、女子崩中漏下、难产，久服补髓好颜色。甄权曰：补五脏虚乏。李时珍曰：生肌肉，厚肠胃，除水湿，收脱肛。

制法

雷敩曰：凡使研如粉，新汲水飞过三度，晒干用。

李时珍曰：亦有火煅水飞者。

例

《斗门方》：治小儿疳泻，赤石脂末，米饮调服半钱，立瘥，加术、芎等分更妙。

《和剂局方》：治冷利腹痛，下白冻如鱼脑，用桃花丸，赤石脂（煅）、干姜（炮）等分为末，蒸饼和丸，量大小服，日三次。

澄按：赤石脂禀温涩之性，故为填塞下焦之主药。仲景赤石脂禹余粮汤、桃花汤、乌头赤石脂丸用之，均不煅，乃后世无知之传，妄加煅炼，一味燥熟，顿失其性。其作俑者，始于《局方》，然只用以治寒利鱼脑冻。降至近日，则一概煅毕捏饼，只能用以糁油污，不堪入药，坐使良药，失其功用，诚可浩叹！

（三）**代赭石**　古名须丸、血师、土朱，系金属类，为结晶体之矿石。陈仁山云：产广东顺德、龙江系马尾赭石；山西五台山产者，铜鼓赭石。性苦寒无毒。其成分为氧化铁及黏土而成。功能平肝火，镇气逆。主治：《本经》云：鬼疰贼风，蛊毒，杀精物恶鬼，腹中毒邪气，女子赤沃漏下。《别录》云：带下百病，产难胞不出，堕胎，养血气，除五脏血脉中热，血痹血瘀，大人小儿惊气入腹，及阴痿。

制法

雷敩曰：凡使代赭石，研细以蜡水重重飞过，水面上有赤色如薄云者去之，乃用细茶、脚汤煮一伏时，取出，又研一万匝，以净铁铫烧赤，下白蜜蜡一两待化，投汲水中冲之，再煮一二十沸，取出晒干用。

李时珍曰：今人惟煅赤醋淬，三次或七次，研水飞过。

例

《普济方》：治妇人血崩，代赭石煅为末，白汤服二钱。

《斗门方》：治肠风下血，血师一两，火煅米醋淬，尽醋一升，捣罗如面，每服一钱，又治衄血。

（四）礞石　礞石为山石之一种。陈仁山云：金礞石各省有出，但以四川、湖北两处来者为好。银礞石各省有出，安南会安等亦有。性甘咸平无毒。功能泄痰热，破癥积，主治食积不消，留滞脏腑，宿食癥块久不瘥，小儿食积羸瘦，妇人积年食癥，攻刺心腹。李时珍曰：治积痰惊痫，咳嗽喘急。

制法　李时珍曰：用大坩埚一个，以石四两打碎，入硝四两，拌匀，炭火十五斤簇定，煅至硝尽，其石色如金为度，取出研末，水飞去硝毒，晒干用。

例

《卫生方》：治小儿急惊，青礞石磨水服。

王隐君《养生主论》：滚痰方通治痰为百病，惟水泻妊娠者不可服，礞石、焰硝各二两，煅过研飞晒干一两，大黄酒蒸八两，黄芩酒洗八两，沉香五钱，为末，水丸梧子大，服一二十丸，温水下。

（五）石膏　古名细理石、寒水石、冰石，系钙石类之结晶属，为单斜系之矿石。世界各国均有产。每与山盐相偕，或存于矾土层中。我国产自湖北应城县。有软石膏、硬石膏之分。软石膏大块，生石中，每层厚数寸，色白者洁净细文短密如束。硬石膏作块而生直理，起棱如马齿，坚白，击之则段段横解，光亮如云母。性辛微无毒。主要成分为硫酸钙。功能体重泻胃火，气轻解肌表，生津液除烦热，止渴治狂。主治：《本经》云：中风寒热，心下逆气，惊喘，口干舌焦不能息，腹中坚痛，产乳金疮。《别录》云：除时气、头痛身热、三焦火热、皮肤热，肠胃中结气，解肌发汗，止消渴，烦逆，腹胀，暴气喘，咽热，亦可作浴汤。

制法

凡使石膏，须石臼中捣成粉，罗过，生甘草水飞过，澄晒筛研用。

李时珍曰：古法惟打碎如豆大，绢包，入汤煮之，近人因其性寒拌煅过，则不妨胃。

澄按：仲景《伤寒论》用石膏之方，如白虎汤、麻杏甘石汤、竹叶石膏汤、大青龙汤，或因阳明邪热过盛如燎原，或因肺胃热邪或暑邪肆虐，非用石膏辛寒之品，不足以清里热而救津液。因症用药，至为精当。原方下只注云碎、绵裹，并无火煅之文，后人无知妄作，惑于诸石火煅红之谬说，使寒凉之品反成燥热，流俗相沿，贻误无穷，诚非古圣所及料也。

又核石膏化学成分为钙硫氧，即所硫酸钙也，西医诋为无用，不入药类，只以之制模型、烧粉笔而已。其实天产石膏澄凉退热，灭疫杀瘟，功效如神，回生起死，屡试不爽，不过味淡体重，非重用不能有效（宜自一二两至斤许，详见余师愚《疫疹一得》）。西医用药率以瓦计（格兰母），每瓦不过二分六厘，用石膏而以瓦计，宜其目为无用之物矣。

又考：石膏煅用，弊害极大。陆九芝云：石膏不可煅，煅则如石灰，不可用矣，非生者重，煅者轻也。陈修园云：石品见火，则成石灰，今人畏其寒而煅用，则大失其本来之性矣。

例

《本事方》：治伤寒发狂，逾垣上屋，寒水石二两，黄连一钱，为末，煎以甘草水冷服，名鹊石散。

《普济方》：治热盛喘嗽，石膏二两，甘草（炙）半两为末，每服三钱，生姜蜜调下。

## 第六节　火　煨

煨，《说文》盆中火也，《玉篇》盆中火烟也，《六书故》火中热物也，《集韵》糖火曰煨，又曰热灰谓之煻煨。综诸说以观，则煨乃火中熬物或以热灰煨物也。药品之中，用煨制亦属不少，或直接煨之，或以湿纸包煨，或以面裹煨之，务使药品不至焦黑，香气大出，斯为得之，举例证之。

（一）**木香**　原名蜜香、五木香，属菊科。陈仁山云：产于西藏、印度、叙利亚等处，名番木，香味浓厚，冬月采根晒干，性辛温无毒，功能行气导滞、止痛治利。主治：《本经》云：主邪气，辟毒疫温鬼，强志，主淋露。《别录》云：消毒，杀鬼精物，温疟蛊毒，气劣气不足，肌中偏寒，引药之精。甄权曰：治九种心痛，积年冷气，痃癖胀痛。《大明》曰：治心腹一切气，呕逆、反胃、泄利，健脾，消食，安胎。朱丹溪曰：行肝经气，煨熟实大肠。

**制法**　李时珍曰：凡使木香，如入理气药，只生用，不见火，若实大肠宜面煨熟用。

**例**

《济生方》：治中气不省，闭目不语如中风状，南木香为末，冬瓜子煎汤灌下三钱，痰盛者加竹沥、姜汁。

《摄生方》：治心气刺痛，木香一两，皂角（炙）一两，为末糊丸，梧子大，每服五十丸，见效。

《秘宝方》：治一切下利，木香一块，方圆一寸，面裹煨为末，黄连半两，为末，分作三服，第一服橘皮汤下，二服陈米饮下，三服甘草汤下。一妇人久利将死，服之愈。

（二）**肉豆蔻**　别名肉果，属肉豆蔻科，药用果中之肉核。陈仁山云：肉果又名肉豆蔻，有壳者名为壳蔻、壳果，更有长果、圆果之分，产印度群岛、荷兰等属。按：肉豆蔻为常绿树，高达三丈，叶互生，作长椭圆形，开淡黄色钟状花，果实为肉果，初淡白色，后转黄色，熟则自上方裂开，落下种子，呈紫赤色，晒干则硬化，橙黄色，有香气，谓之肉豆蔻。今岭南人家亦有栽植者。七八月采，日干。性辛温无毒。功能温脾治痛呕，涩肠止泄利。主治消食，止泄，治积冷，心腹胀痛，霍乱，中恶气，冷疰呕沫，冷气。甄权曰：治宿食痰饮，止小儿吐逆。李时珍曰：暖脾胃，固大肠。

制法　雷敩曰：凡使，须以糯米粉热汤面裹豆蔻，于糖灰火中煨熟，去粉用，勿犯铁器，脾泄气利醋调面煨。

例

《百一选方》：治久泄不止，用肉豆蔻一两，木香二钱五分，为末，枣肉和丸，米饮下四五十丸。又方：肉豆蔻（煨）一两，熟附子七钱，为末，糊丸米饮下，四五十丸，每丸皆豆大。

《瑞竹堂方》：治老人虚泻，肉豆蔻三钱，煨研，乳香一两，为末，量服。

**（三）甘遂**　古名甘藁、甘泽，为类似大戟之毒草，属大戟科，药用其根。自生山野间，叶圆大，春月抽茎高尺余，叶互生，初红后绿，叶茎含乳液，顶上开褐色花。其根为联珠状横根，多关节，形似麦冬而稍长，皮有赤色斑点。二八月采根阴干。性苦寒有毒。功能大泄经隧水饮。《本经》云：主大腹疝瘕，腹满，面目浮肿，留饮宿食，破癥坚积聚，利水谷道。《别录》云：下五水，散膀胱留热、皮中痞气、肿满。甄权云：能泻十二种水疾，去痰水。

制法　李时珍曰：今人多以面煨熟用，以去其毒。

例

张仲景《伤寒论》：用甘遂者如十枣汤治引胸下痛，干呕短气；大黄甘遂汤治小便微难；甘遂半夏汤治难利心下续坚满；大陷胸汤治结胸。

《普济方》：治水肿腹满，甘遂（炒）二钱二分，黑牵牛一两半，为末，水煎服。

《本事方》：治脚气肿痛，肾脏风气攻注，甘遂半两，木鳖子仁四个，为末，猪腰子一个切片，用药四钱糁在内，湿纸包煨熟，空心食之，米饮下。

大医精诚万世师表

# 第三章 水制法

　　水为天一真气所化，以润泽万物者也。《孟子》云：民无水火，不能生活。虽水火并举，然水列于火前，岂无故哉？盖上古洪荒之世，人民茹毛饮血，火之用未兴，亦得度其浑噩之生活，惟水饮则一日不能或离。此水之用，较火尤为切要也。仲景"水能净万物"，要言不烦，最能发扬水之功用。至于制药之用水者，亦较火为广。以药品苦属生用，原不必加以火制。而生药既经采得，率须用水洗濯，以求洁净，未有任其夹杂土泥而即令人服食者。此水制之法，所以较其他制法为最广大也。水制法之区别，大略可分为水洗、水浸、水飞、泉水浸、米泔洗浸数种，兹分述于下。

## 第一节　水　洗

　　水洗者，以水洗去药品所附之泥土、砂石，以期清洁者也。大凡一切药品除金石等类取用洗涤外，其余草本菜谷等药，未有不先用水洗再行入药者。故水洗之用极多，不遑指数，兹举数例，以期证明而已。

　　**（一）白茅根**　古名茹根、地筋根，为宿根草，属禾本科，产广东清远为最，山野间恒多有之。春日生芽，高一二尺，叶丛生，类稻叶，有黄茅、白茅、菅之分。性甘寒无毒。功能泻火消瘀，凉血利尿。主治：《本经》云：劳伤虚羸，补中益气，除瘀血，血闭寒热，利小便。《别录》云：下五淋，客热在肠胃，止渴坚筋，妇人崩中，久服利人。李时珍曰：止吐衄诸血，水肿黄疸，解酒毒。

制法　凡使，弗用露根者，掘得洗净黏附之土质，去毛及皮用。

例

《千金方》：治吐血不止，用白茅根一握，水煎服之。

《妇人良方》：用根洗净握汁，日服一合。

《肘后方》：治小便热淋，白茅根四升，水煮取五升，适寒热饮之，日三服。

（二）藁本　古名鬼卿、鬼新，为深山自生之草本，属缴形科，高三四尺，形略似川芎，夏月开白色五瓣花，药用其根。性辛温无毒。功能散风寒湿邪，疗头脑作痛。主治：《本经》云：妇人疝瘕，阴中寒肿痛，腹中急，除风头痛，长肌肤，悦颜色。《别录》云：辟雾露，润泽，疗风邪，金疮，可作沐药面脂。

制法　去芦头，水洗净用。

例

李时珍《纲目》：《邵氏见闻录》云：夏英公病泄，太医以湿治不效。霍翁曰：风客于胃也。饮以藁本汤而

大医精诚万世师表

止。盖藁本能去风湿故耳。

《经验方》：寒邪郁于足太阳经头痛、巅顶痛，用藁本、羌活、细辛、川芎各五分，葱白煎汤服。

**(三) 山药** 原名薯蓣，避唐代宗讳改为薯药，后改山药，为山野自生宿根蔓草，属诸蓣科。春发芽蔓延于地上，茎细长缠绕他物而上升，开淡绿色小花，结圆形果实。根皮色褐，内白色多肉，性脆易折。栽园圃者名家山药。入药宜山野自生者用之。性味甘温平无毒。功能涩精止带，理泄治利，为滋养强壮药。主治：《本经》云：伤中补虚羸，除寒热邪气，补中益气力，长肌肉强阴，主头面游风，头风眼眩，下气止腰痛，治虚劳羸瘦，充五脏，除烦热，久服耳目聪明，轻身不饥延年。

**制法** 雷敩曰：凡使山药，勿用平田生二三纪者，须要山中生经十纪者，皮赤四面有须者为妙，采取其根，以布裹手，用竹或铜刀刮去皮，洗去涎，竹筛盛之悬置檐口风处，不得见日。

**例** 《普济方》：治脾胃虚弱，不思饮食，山药、白术各一两，人参七钱半，为末，水糊丸，小豆大，每米饮下四五十丸。又方：山药、莲肉、白扁豆、人参、白芍药、茯苓、炙甘草、橘皮等分，为丸并止泄泻。

**(四) 羌活** 系独活之出于西羌者，故名羌活，又名胡王使者，为山野川谷之自生草本，属缴形科。陈仁山云：产四川打箭炉、灌县、江油等处为佳，陕西次之。性苦甘平无毒。主治:《本经》云:风寒所击,金疮止痛,奔豚,痫痉,女子疝瘕。《别录》云:疗诸贼风,百节痛风,无问新久。甄权曰:治贼风失音不语,多痒,手足不遂,口面㖞斜,遍身血癞。

制法　去芦及皮,水洗用。

例

《广济方》:治热风瘫痪,羌活二斤,栀子一升,为末,每酒服方寸匕,日三服。

《外台秘要》:治历节风痛,独活、羌活、松节等分,用酒煮过,每日空心饮一杯。

## 第二节　水　浸

浸,以水泡药也。古又称为渍,如仲景于百合病用百合知母汤、百合地黄汤,其百合皆用泉水渍一宿,去白沫用。此浸渍制法之见于经者。盖药品或过于干燥,或泥土积于皮理,或气味不纯,亦渍之不能为用者,故古人传有水浸之法,以备制药之用焉。

(一) **百合**　百合为多年生草本,春日抽茎,高三四尺,叶为披针形,似竹叶而厚有光,夏间开白色或淡红色。药用其球茎,有无数之鳞片,大者长寸余,色白。陈仁山云:以湖南湘潭、宝庆产者为佳,四川产者亦可用,南京所产甚有名。夏季出新。性甘平无毒。功能润肺止嗽。主治:《本经》云:治邪气、腹胀、心痛,利大小便,补中益气。《别录》云:除浮肿、膨胀、痞满、寒热、通身疼痛及乳难、喉痹,止涕泪。甄权曰:治百邪鬼魅,涕泣不止,除心下急满痛,治脚气、热咳等。

制法　以泉水浸渍一宿,去白沫用。

例

《金匮》方:百合知母汤,治伤寒后百合病,以百合七枚,泉水渍一宿,明旦更以泉水煮取一升,却以知母三两,用泉水煮一升,同百合汁再煮一升半分服。

《圣惠方》:治肺壅热,烦闷咳嗽者,新百合四两,蜜合煮软,时时含一片吞津。

(二) 天门冬　原名虋冬,为多年生之宿草根,属百合科,茎似藤蔓,卷络他物,高至丈余,叶小若鳞片,叶腋生枝,夏开淡黄色小花,果实大如豆。春秋廉其根入药。性苦平无毒。功能滋脏水,润肺燥,治肺痿肺痈。《本经》云:主诸暴风湿,偏痹,强骨髓,杀三虫,去伏尸,保定肺气,去寒热,养肌肤,利小便,冷而能补。

制法　寇宗奭曰:天门冬、麦门冬之类,虽曰去心,但以水渍漉,使周润,渗入肌,俟软,缓缓擘取,不可浸出脂液。其不知者,乃以汤浸一二日,柔即柔矣,然气味都尽,用之不效,乃曰药不神,其可得乎。

澄按:药之出土以后,原有不能不略浸渍以去泥土,或浸之使稍柔润者。然若浸渍太过，则药之菁华已去，岂堪治疾。故寇氏所谓，柔即柔矣，然气味都尽，用之不效，真金石之言也。然此为生药制法言也，若今日各肆之用咀片，须由刀工为之，于各种药品，率用水浸渍，以便切制，往往多浸时日，以求切出咀片光薄美观，是徒务其表，不重实际，不思药之精华已尽，而犹欲赖之以挽人之危疴，岂可得乎？药界不乏明达之士，所宜奋起，改此恶习，饮片不争求光薄，务有本质。则此风可去，亦国药进步之一端也。

例《医方摘要》：天冬膏去积聚风痰，补肺，疗咳嗽失血，润五脏，杀三虫，以天门冬流水泡过，去皮心捣取汁，砂锅文武火煮，勿令大沸，以十斤为率，熬至三斤，入蜜四两，熬至滴水不散，瓷瓶埋土中一七，每早晚白汤服一匙。

（三）**沙参** 古名白参、文虎，为多年生草本，属桔梗科植物之一。陈仁山云：沙参产山东莱阳，生于沙地者根长尺余，形如纺锤，生于黄土者根短而小。南沙参空松而肥，北沙参坚实而瘦。春采者微黄而虚，秋采者色白而实。性味苦微寒，无毒。功能清肺火，养胃阴，除虚热，治咳嗽，化痰。《本经》云：主血结惊气，除寒热，补中益肺气。《别录》云：疗胸痹，心腹痛，结热，邪气头痛，皮间邪热，安五脏，久服利人。

制法 凡采得其根，以长流水浸数日，俟外皮腐烂，水洗并去芦晒干用。

# 第三节　水　飞

凡药之为末者，或金石之类，多恐其夹有杂质渣滓，性质不纯，往往以水飞之，使归纯洁。飞之者即漂之也。

**（一）滑石**　古名液石、番石，为单斜形之矿石，多纤维状、块状、粒状，间有斜方柱结晶者，有脂肪状，光泽质柔软。陈仁山云：又名尽石，原产四川、云南，广东亦有。性味甘寒无毒。功能滑利窍，逐湿热，治泄利。《本经》云：主身热泄澼，女子乳难，癃闭，利小便，去胃中积聚寒热，益精气。《别录》云：通九窍六腑津液，去留结，止渴，令人利中。

制法

雷敩曰：凡使滑石，须用白滑者，以刀刮净，研粉，以牡丹皮同煮一伏时，去牡丹皮取滑石，以东流水淘过晒干用。

黄宫绣曰：今人用滑石，无以牡丹皮同煮用者，多碾粉淘过，或水飞过用。

澄按：仲景用滑石之方，如猪苓汤、滑石白鱼散、蒲灰散等方皆以其有利溲清热之功，而质又极柔腻，亦可外敷也。

**（二）赤石脂**　性味主治见前。

制法　雷敩曰：凡使赤石脂，研如粉，新汲水飞过三度，晒干用。

（三）**朱砂**　古名硃砂、肺砂、土坑砂、日精、金星砂、箭镞砂，名称极多，系金岩属，为汞矿类之丹砂。陈仁山云：朱砂产黔省，以汉口为上，铜仁次之，大豆砂、镜砂均由此筛出。《和汉药考》云：产于西班牙、澳大利亚、匈牙利、意大利、秘鲁诸国。中国以产于辰州、宣州者为上，锦州次之。以如马牙光明者为上，白光如云母者为中，石片棱角生青光者为下。性味甘，微寒，无毒。成分百分中含水银八十六，硫黄十四。化学上谓之硫化水银，功能安魂定惊。《本经》云：主身体五脏百病，养精神，安魂魄，益气明目，杀精魅邪恶鬼。《别录》云：通气脉，止烦满消渴，益精神，悦泽人面，除中恶腹痛，毒气，疥瘘诸疮。

制法

雷敩曰：凡修事朱砂，静室焚香斋沐后，取砂以香水浴过，拭干，碎捣之，钵中更研三伏时，取一瓷锅子，每朱砂一两，同甘草二两，紫背天葵一钱，五方草一钱，著砂上，以东流水煮三伏时，勿令水缺，除群，以东流水淘洗净，干熬，又研如粉，用小瓷瓶入青芝草、山须草半两盖之，下十斤火煅，从巳至午，方饮，候冷取出，细研用。

李时珍曰：今法惟取好砂研末，以流水飞三次用，其末砂多杂石末铁屑，不堪入药。

例

《抱朴子·内编》方：小神丹，用真丹末三斤，白蜜六斤，搅令日曝，至可丸，麻子大，每日服十丸，一年白发反黑，齿落更生，身体润泽，老翁成少。

《肘后方》：治客忤卒死，真丹方寸匕，蜜三合灌之。

## 第四节　米泔洗浸

凡药之性稍燥烈或含有油质者，古人多以米泔洗之，或浸之，以去其燥烈之性及油质，举例证之。

（一）**苍术**　古名赤术、山精、仙术，为多年生草本，属菊花科，药用其根，春日自宿根生芽，其茎愈长愈坚，高二三尺，叶椭圆，至秋开白花，入伏结子，至秋苗枯，根似老姜，作苍黑色。陈仁山云：产湖北襄阳、郧阳等处。性苦温无毒。功能燥湿发汗。《本经》云：主风寒湿痹，死肌，痉疸。《别录》云：主头痛，消痰水，逐皮间风水结肿，除心下急满，及霍乱吐下不止，腹胃消谷嗜食。

制法

寇宗奭曰：苍术性烈，须米泔浸洗二日，去上粗皮用。

李时珍曰：苍术性燥，故以糯米泔浸去其油，切片用。

例

平胃散方：治脾气失于健运，湿胜痰多、水蓄泄泻等证，苍术、厚朴、陈皮、甘草等分为末，米饮下三钱。

《保寿堂方》：少阳丹，苍术米泔浸半日，刮皮晒干为末一斤，地骨皮一斤，熟桑椹廿斤，入瓷盆揉烂，绢袋榨汁，和末如糊，日晒月露，待干研末，蜜丸小豆大，每服二三十丸，无灰酒下，日三服，一年发返黑，三年面如童。

（二）仙茅　古名独茅，为多年生草本，属石蒜科。陈仁山云：产广东清远、北江一带，大庾岭、江浙恒多有之，每年春秋采根曝干用。性辛温有毒。功能补火散寒，治心腹冷气，不能食，腰脚风冷挛痹不能行，丈夫虚劳，老人失溺无子，益阳道，助筋骨。

制法　《大明》曰：彭祖单服法，以竹刀刮切，糯米泔浸去赤汁，出毒后无妨损。

例　《三因方》：神秘散补肾宁心，定喘下气，用仙茅半两，米泔浸三宿，晒干，团参二钱半，鸡内金一两（炒），共为末，每服二钱，糯米饮下。

（三）桔梗　古名荠苨、方图、苦梗，为多年生草本，属桔梗科，自生于山野向阳之地，春日生苗，高二三尺，茎端开白色花，药用其根。种类味苦而根中有心者曰桔梗，即苦桔梗。味甜而服中无心者曰荠苨，即甜桔梗。性味辛，微温，有小毒。主治：《本经》云：胸胁痛如刀刺，腹满、肠鸣幽幽，惊恐悸气。《别录》云：利五脏，肠胃，补血气，除寒热风痹，温中消谷，疗咽喉痛，下蛊毒。

制法　李时珍曰：今但刮去浮皮，米泔水浸一夜，切片微炒用。

例

《南阳活人书》方：治胸满不痛，桔梗、枳壳等分，水二盅，温服。

《简要方》：治痰嗽喘急，桔梗一两半，为末，童便半升，煎二合，去滓温服。

# 第四章　水火合制法

制药之法，除火制、水制以外，尚有水火合制之法，即蒸煮是也。蒸者蒸之使透，煮者煮之使熟也。制药用此二法者亦不在少，兹分述之。

## 第一节　蒸　法

蒸药之法，通常均以铁锅加水，上置蒸屉，将药放于屉内，猛火蒸之，俟达相当时间取出，以备应用。

**（一）熟地黄**　本品系由地黄蒸晒制熟而成，较之生地黄干者不同，质地愈重而柔软，色亦乌黑而光泽，味转甘，性转温。性质甘微苦，微温无毒。功能补精髓、养肾肝、明目、乌发须。《本经》云：主伤中，逐血痹，填骨髓，长肌肉，作汤除寒热积聚，除痹，疗折跌绝筋。《别录》云：主男子五劳七伤，女子伤中胞漏，下血破恶血、溺血，利大小肠，补内伤不足。

制法　李时珍曰：近时造法，拣取沉水肥大者，以好酒入缩砂仁末在内，拌匀，柳木甑于瓦锅内蒸，令气透晒干，再以砂仁酒拌蒸晒，如此九蒸九晒乃止。盖地黄性泥，得砂仁之香而窜，合和五脏冲和之气，归宿丹田故也。今市中惟以酒煮熟售者不可用。

（二）豨莶草　楚人呼猪为豨，呼草之气味辛毒者为莶，本品气臭如猪，而味辛螫，故名。为一年生草本，属菊科。春日生苗，至夏茎高二三尺，大者至五六尺，茎方有毛茸，叶为卵形，边有锯齿，入秋枝稍开小黄花，花后结瘦果，采取三四月间采苗叶。性苦寒有微毒。功能祛风湿，治麻痹。主治肾肝风气，四肢麻痹，骨痛膝弱，风湿诸疮。

制法　苏颂云：凡使豨莶须用蜀人单服法，五月五日、六月六日、九月九日采叶去根茎花实，洗净晒干，入甑中层层洒酒与蜜蒸之又曝，如此九过，则气味香美，熬捣筛末蜜丸服之。

例　《本事方》：豨莶丸治口眼喝斜，偏风失音不语，时时吐涎，久服眼目清明，髭发乌黑，筋骨强健，稀莶草五月中取叶及嫩枝洗，九蒸九晒，微焙为末，蜜丸桐子大，温酒或米汤下三四十丸。

（三）**何首乌** 古名交藤、夜合、地精，为山野自生之蔓草，属蓼科。春月从宿根抽茎，缠绕他物，长及丈余，秋季开细白小花。花后结实类蓼实，而繁延甚长，似瓜蒌根，数块相连，小者如番薯，大者如甜瓜，质坚硬，春末、夏中、秋初三时，候晴明日兼雌雄采之，以布拭去泥，勿损皮，烈日曝干。张始生曰：其藤上纹直者，下必为大首乌；藤上有横纹者，其下必尽为小首乌。陈仁山云：产广东德庆为正，北江、连州，广西南宁、百色亦有出。性苦涩微温、无毒。功能补肝肾，敛精气。主治瘰疬，消痈肿，疗头面风疮，治五痔，止心痛，益血气，黑髭发，悦颜色，久服长筋骨，益精髓，延年不老。

**制法** 李时珍曰：近世治法，用何首乌赤白各一斤，竹刀刮去粗皮，米泔浸一夜切片，用黑豆三斗，每用三升三合三勺，以水泡过，砂锅内铺豆一层，首乌一层，重重铺尽蒸之，豆熟取出豆，将何首乌晒干，再以豆蒸，如此九蒸九晒乃止。

**例** 邵应节方：七宝美髯丹补肾乌须发，用何首乌赤白各一斤、牛膝八两、破故纸半斤、白茯苓半斤、赤茯苓半斤、菟丝子半斤、枸杞子半斤，共为末，炼蜜丸龙眼大，每日空心嚼三丸，温酒或米汤下，制时不可犯铁器。

## 第二节 煮 法

煮亦为水火协同之制。通常之法，均系用大铁锅或砂锅，满贮以水，将药品入之于内，猛火煮之，俟达相当时间，取出以备应用。举数例证之。

（一）**水银** 古名为汞、澒，又名灵液，系金属元素之一，由汞矿提炼而成银色光泽之液。陈仁山云：水银产中国、西班牙、美国等处。有水银矿系自然出者，有用丹砂炼而成者。中国以湖南、贵州朱砂矿产出者多，如朱砂一百斤，可升水银六十斤。性质辛寒有毒。功能杀虫，治疮，治梅毒。主治：《本经》云：疥瘘痂疡白秃，杀皮肤中虱，堕胎，除热，杀金银铜锡毒。

**制法** 雷敩曰：凡使水银，勿用草汞，并旧朱漆中者、经别药制过者、曾在尸中过者、半生半死者。在朱砂中产者，其色微红，收得后用葫芦贮之，免遗失。若先以紫背天葵并夜交藤自然汁同煮一伏时，其毒自退。

**例**

《千金方》：治腋下狐臭，水银、胡粉等分，以面脂合，频掺之。

又 治白癜风痒，水银数拭之即消。

《肘后方》：治一切恶疮，水银、黄连、胡粉熬黄，各一两，研匀敷之，干则以唾调。

（二）**硫黄** 陈仁山云：硫黄各省均产，但以日本来者为多。天产者含有砂石等杂物，其纯者须经提炼。性质酸温有毒。功能补命门真火，主虚寒久利滑泄，阳气暴绝。《本经》云：主妇人阴蚀，疽痔恶血，坚筋骨，除头秃，能化金银铜铁奇物。《别录》云：疗心腹积聚，邪气冷痛，脚冷弱无力，杀疥虫。

制法

雷敩曰：凡使勿用青赤色及半白半黄、半赤半黑者，自有黄色内莹净似物黄者，贵也。凡用四两，先以龙尾蒿自然汁一镒、东流水三镒、紫背天葵汁一镒、粟遂子茎汁四镒，合之搅令匀，入瓦锅内，用六一泥固济底下，将硫黄碎之，入于锅中，以前件药汁旋旋添入，火煮汁尽为度，再以百部末十两、柳蛀二斤、一簇草二斤细剉，以东流水同硫黄煮二伏时，取出，去诸药，用甘草汤洗了，入钵研二万匝方妙。

李时珍曰：凡用硫黄，入丸散用，须以萝卜挖空，入硫在内，合定，稻糠火煨熟，去其臭气，以紫浮萍同煮过，消其火毒，以皂荚汤淘之，去其黑浆。

例

《本事方》：治阴证伤寒，极冷厥逆，烦躁腹痛，无脉，危极甚者，舶上硫黄为末，艾汤服三钱，就得睡，汗出而愈。

《鲍氏方》：治一切冷气积块作痛，硫黄、焰硝各四两，结砂、青皮、陈皮各四两，为末，糊丸梧子大，空心米饮下三十丸。

澄按：丁福保曰：吾国古医书，均以硫黄为有毒且大热，用为壮阳药，皆因硫黄内含有信石所致，若纯硫黄则无毒并不热，可为轻泻药。

**（三）射干**　古名乌扇、乌蒲、乌翣，为多年自生之草本，属鸢尾科。其花堪供玩赏，然实系毒草，茎高二三尺，叶似菖蒲，夏月叶间抽茎，顶开花作红黄色，上有深紫色之斑点，根似良姜而瘠。性苦平有毒。功能泻火解毒。主治：《本经》云：主咳逆上气，喉痹咽痛，不得消息，散结气，腹中邪逆，食饮大热。《别录》云：疗老血在心脾间，咳唾，散胸中热气。

制法　雷教曰：凡使射干，采根，先以米泔水浸一宿，漉出，后以箪竹叶煮之，从午至亥，日干用。

例

《袖珍方》：治咽喉肿痛，用射干、猪脂各四两，合煎令焦，去滓，每噙枣许即瘥。

《千金方》：治痹有乌翣膏，即系以之熬作膏用。

**（四）蕤仁**　原名蕤核，古名棫仁。陈仁山云：产河南禹州，为属于灌木类之野生小树，高数尺，茎多刺，虚狭而长，开白花。实附茎生，色紫赤，圆扁有纹，大如五味子，可供食用。五六月实熟时采之，日干，药用其实之核仁。性甘温无毒。功能祛风热，明耳目，专作眼科药。《本经》云：主心腹邪热结气，明目，目赤痛伤，泪出目肿，眦烂。《别录》云：破心下结痰，痞气。

制法　雷敩曰：凡使蕤核仁，以汤浸去皮尖，擘作两片，每四两用芒硝一两，木通草七两，同水煮一伏时，取仁研膏入药。

例　《和剂局方》：春雪膏治肝虚风热上攻，目昏痒痛，迎风下泪，用蕤仁去皮，压去油二两，脑子二钱半研匀，生蜜六钱，合收点眼。

# 第五章　酒制法

酒为米谷所酿，其气味辛温，通行于五脏六腑十二经络，无所不到。故药之用酒制或用以和药者为最多也，如酒洗、酒炒、酒浸之类皆是。且生药经酒制过，则性寒者可以稍缓其寒，性滞者可助走窜之势，更能引下行之药使之上行。如大黄寒下药也，以酒制之则能上清头目之热，此昔贤所以有鸟巢树巅、射而取之之喻也。至于以酒蒸煮则生药可以臻于纯和，又显而易知者也。兹分述之于下。

## 第一节　酒　洗

酒洗者，以酒洗濯生药，以去寒滞之性而收治疗之效也。此为酒制药品之最轻者，故仅以酒洗濯而已。药之以酒洗为制甚多，兹举数则证之。

（一）**防己**　古名解离，为山野自生之蔓草，属防己科。药用其根。蔓茎细小而颇长，呈绿色，叶互生，夏月丛生绿色小花，后结圆实。种类有汉防己，为粗根，处处有肉块，外部白色，内黄色，以白色轻虚者为上品；木防己，为迟生，外皮灰褐色，内部白色，有气孔，吹其一端则气从他端出，如木通。陈仁山云：产广东清远、平冈、罗定，其实山谷恒多生焉。黄宫绣曰：防己有二种，曰汉曰木，治风须用木防己，治水须用汉防己。性质辛平。功能泻湿热，疗风水。《本经》云：主风寒温疟，热气诸痫，除邪，利大小便。《别录》曰：疗水肿、风肿，去膀胱热，伤寒寒热邪气，中风手脚挛急，利九窍止泄。

制法

雷敩曰：凡使防己，勿用木条已黄腥皮皱者，不堪用，惟要心有花纹黄色者，细锉，以车前根相对煎半日，晒干用。

李时珍曰：今人多去皮锉，酒洗晒干用。

例　《金匮》方：防己茯苓汤治皮水证，防己黄芪汤治风水证，木防己汤治支饮。

（二）**威灵仙**　威灵仙为多年蔓生草本，生早于众草，初生蔓茎如钗股，七月开花，淡紫色，其实青色。根稠密多须，生时黄色，干则深黑。此即俗称铁脚威灵

大医精诚万世师表

仙。别有数种皆不入药。陈仁山云：产广东北江、连州、清远、石潭等处。性苦温无毒。功能通五脏经结，疗顽痹痛风。主治诸风，宣通五脏，去腹内冷滞，心膈痰水，久积癥痕，疗折伤。

制法　去芦，酒洗用。

例

《千金方》：治腰脚诸痛，用威灵末，空心温酒下一钱，逐日以微利为度。

《集要方》：治筋骨毒痛，或风气作痛，威灵仙一两酒洗，到末，每服二钱，温酒下。

（三）**五加皮**　古名五佳、豺节、追风使，为山野自生之落叶灌木，属五加科。高达六七尺，枝干多刺，茎为掌状复叶，边有锯齿，开白绿花，花后结球状果，根皮须冬日采掘，颇似荆之根皮，外黄黑，内色白。性辛温无毒。功能祛风湿，壮筋骨。主治：《本经》云：治心腹疝气，腹痛，益气疗疮，小儿三岁不能行走，疽疮阴蚀。《别录》云：男子阴痿，囊下湿，小便余沥，腰脊痛，两脚疼痹，风弱，五脏虚赢，补中益气，坚筋骨，强志意。

制法　凡使根皮，先剥去骨，阴干酒洗，则能通行周身。

澄按：五加皮为祛风湿、健筋骨要药，以其有补益肾肝之功也。昔人云：宁得一把五加，不用金银满车。又昔鲁定公母单服五加酒，以致长生。其能耐老可知矣，说见缪希雍《本草经疏》。

例　《瑞竹堂方》：治男妇脚气，筋骨皮肤肿湿疼痛，五加皮四两酒洗，远志（去心）四两酒浸，日干为末，酒糊为丸，梧子大，每服四五十丸，空心温酒下。

**（四）黄芩**　古名空肠、宿芩，为多年自生之宿根草，属玄参科。春季自宿根抽出方茎，高二三尺，叶对生，类柳叶，夏开紫白花，花后结实。根长大，呈深黄色，至尺余，外暗灰色，内褐色。二月、九月采根入药。产山西、河北、热河一带皆有出。性苦平无毒。功能泻实火，清湿热，治泄利，疗疮疡。主治：《本经》云：诸热黄疸，肠澼泄利，逐水，下血闭，恶疮、疽蚀、火疡；《别录》云：疗痰热，胃中热，小腹绞痛，清谷，利小肠，女子血闭，淋露下血，小儿腹痛。

制法　李时珍曰：凡使黄芩，得酒上行。

例

《伤寒》方：黄芩汤治热利。

洁古方：治风热有痰，黄芩（酒洗，浸）、白芷等分为末，每服二钱，茶下。

《千金方》：治血淋热痛，黄芩一两，水煎热服。

澄按：黄芩味苦性寒，能清诸经火热，兼能利湿消疸，乃实火等证要药也。除欲其上行，应用酒洗浸或酒炒外，其余概用生者，方能收其功效。近闻药肆之制黄芩，多用水煮，则精液去而渣滓存，功力必然大减。且自古亦无煮制之法，不知作俑于何时，所宜改正者也。

## 第二节　酒　炒

药之用酒炒者，其法系将药品置于锅中，加以酒，放火上炒之，火须不猛不微，且须随炒随用帚板等翻动，以免不匀之弊，经过相当时间，取出备用，所以用酒炒者，或去其寒凉之性，或助其走窜之功，以为治疗之助也。较酒洗之法，药品既有生熟之殊，制作复有浅深之异也。兹略述于下。

（一）**白芍**　古名金芍药、将离、勺药，为多年生草本，属毛茛科。春生红芽，渐渐成长，茎高一二尺，或三尺余，叶三枝九叶，初夏开大朵五瓣之花，酷以牡丹，色有白、红、紫数种，极堪欣赏。药用其根，二月、八月采根曝干。《药物出产辨》云：白芍产四川中江为川芍，产杭州者为杭芍，产安徽亳州者为亳芍。性苦平无毒，功能泻肝敛阴气，和脾止痛止泻。主治：《本经》云：主邪气腹痛，除血痹，破坚积，寒热疝瘕，止痛，利小便，益气。《别录》云：通顺血脉，缓中，散恶血，逐瘀血，去水气，利膀胱、大小肠，消痈肿、时行寒热、中恶、腹痛、腰痛。

制法　李时珍曰：今人多生用，惟避中寒者以酒炒。

澄按：芍药，阴药也，故能生血脉、止腹痛，惟生用之方能有功，若如雷敩之法，以蜜水拌蒸，岂复能收其效乎？伤寒方中凡证见腹疼，仲景必加芍药，几成定例，亦以其有和肝脾之功也。各方芍药之下并无蒸炒之文，则宜生用可知，惟中寒之人，方可略以酒炒，时珍所记较雷敩超妙多矣。

例

王好古方：芍药汤治滞下赤白，用芍药、当归、黄连、槟榔、木香、甘草、桂、黄芩，水煎服。

《古今验方》：治衄血、吐血，白药一两，犀角末二钱半，为末，水煎冷服。

（二）**续断**　古名接骨、属折，为原野自生之多年生草，属唇形科。春季自宿根抽方茎，高一二尺，叶对生，边有锯齿，花为白色或紫色唇形花。药用其根，七八月采之，阴干，《药物出产辨》云：产湖北沙市、宜都，名为川断，实出湖北；又有产于广东星子、连州等处者，名西断。性味苦微温无毒。功能补肾肝，续筋骨，通血脉，利关节。《本经》云：主伤寒，补不足，金疮痈疡，折跌续筋骨，妇人乳难。《别录》云：妇人崩中漏血，金疮，血内漏，生肌肉及踠伤恶血腹痛，关节缓急。

制法

雷敩曰：凡采其根横切锉之，又去向里硬筋，以酒浸一伏时焙干用。

李中梓曰：凡用续断，以酒炒之。

例 《陈氏方》：断红丸治下血久不止，侧柏叶（炒香）、续断（酒炒）各三钱，鹿茸一具（酥炙），醋煮，阿胶为丸，每服四五十丸，米汤、乌梅汤任下。

## 第三节　酒　浸

浸，《说文》渍也，用水浸渍之义。药之以酒浸者，均系将药浸渍于酒中，或一宿或一二日，则酒之性味均浸渍药品之中，较之用酒洗者，其功用不可同日而语矣。兹述之于次。

（一）大黄　古名黄良，《李氏药录》名为将军。为多年生宿根草，属蓼科，茎直立圆形，高四五尺，叶大互生作掌状，花小作黄白色，后结褐色长实，地下茎即大黄，其佳者作球形或如芥菜头，大数寸，质坚硬稍有芳香气，作黄褐色。陈仁山云：大黄又名川军，一名锦黄，山西、川、陕、甘、滇各省均有，虽以川名，而实以陕、甘、凉州等地产者为最佳。性质苦寒无毒，功能泻血分实热，下有形积滞。主治：《本经》云：下瘀血，血闭，寒热，破癥瘕积聚，留饮宿食，荡涤肠胃，推陈致新，通利水谷，调中化食，安和五脏。《别录》云：平胃下气，除痰实，肠间结热，心腹胀满，女子寒血闭胀，小腹痛，诸老血留结。

制法

雷敩曰：凡使大黄，须细切，以纹如水旋斑紧重者，剉片蒸之，从巳至未，晒干。又以腊水蒸之，从未至亥，如此凡七次，却以酒、淡蜜水蒸一伏时，其大黄必如乌膏样，乃晒干用。（澄按：如此蒸大黄至七八次，则苦寒之性消除殆尽，推荡之功十不留一，安能以治大病哉。若云服食须如此制，则大黄攻削，又非可以常饵之药，则雷敩此法，真进退无据矣，惟老人、幼儿便结或可用之，即后世清宁丸所由出也）

张元素曰：用之须酒浸煨熟者，寒因热用，酒浸入太阳经，酒洗入阳明经，余经不用酒。

李杲曰：大黄苦峻下走，用之于下必生用，若邪气在上，非酒不至，必用酒浸，引上至高之分，驱热而下，如物在高巅，必射以取之也。

例

《伤寒》方：如大小承气及调胃承气汤均用大黄，以荡涤阳明邪热，攻大便之结塞。

丹溪方：治湿热眩晕，酒浸大黄为末，清茶服二钱佳。

（二）**牛膝** 古名百倍、牛茎，为自生之多年生草本，属苋科。春日抽茎，高二三尺，茎稍方，色青紫，有膨大之节，状若牛之膝盖，故名。叶对生，作卵圆形，夏开绿色花，根为黄白色之长根，长六七寸至尺许，八月、十月间采根阴干。性味苦酸平无毒，功能补肾肝，强足膝，散恶血。主治：《本经》云：寒湿痿痹，四肢拘挛，膝痛不可屈伸，逐血气，伤热火烂，堕胎，久服轻身耐老。《别录》云：疗伤中少气，男子阴消，老人失溺，补中续绝，填骨髓，止发白，除脑中痛，及腰脊痛，妇人月水不调，血结。

制法　李时珍曰：今惟以酒浸入药，欲下行则生用。

例　《万安方》：治腰膝作痛及鹤膝风，用牛膝一两，酒浸一宿，五加皮、续断、芍药、木瓜各五钱，煎服。

（三）**巴戟天**　古名巴棘、女木、不凋草，属茜草科，药用其根。陈仁山云：巴戟天产广东清远、罗定为好，广西南宁亦有出。其根如连珠，宿根青色，嫩根白紫，以连珠多肉厚者为胜。性味辛温甘无毒。功能温肾益精，祛风治湿。主治大风邪气，阴萎不起，强筋骨，安五脏，补中益气，疗头面游风，小腹及阴中相引痛，补五劳，利男子。

制法　李时珍曰：今法惟以酒浸一宿，剉焙入药，若急用以温水浸软可也。

澄按：巴戟天为温肾强阴之药，而不宜阴虚火炽之证，故叶天士云，巴戟天治阳虚之痿，淫羊藿治阴虚之痿，真知言也。

（四）**枸杞子**　古名枸棘子、枸杞子、地骨子。为类似番椒之红色，圆形或椭圆形浆果，中有无数种子。味稍甘，春生苗叶如石榴，叶软薄堪食，其梗干高三五尺，作丛生而多刺，六七月间开小红紫花，随结红实，属于茄科，每年八九月采子曝干。以常山出者为上，甘州出者为极品。性苦微寒无毒，功能补肾肝，疗虚羸。

主治：《本经》云：枸杞主五内邪气，热中消渴，周痹风湿，久服坚筋骨，耐老。《别录》云：下胸胁气，客热头痛，补内伤大劳，强阴利便。

制法 李时珍曰：凡用子，拣净枝梗，取鲜明者洗净，酒润一夜，入药。

例 《瑞竹堂方》：四神丸补虚益损，治肾经虚弱，甘枸杞一斤，好酒浸透，分作四分，一分同蜀椒一两炒，一分同小茴香一两炒，一分同芝麻一两炒，一分独炒，拣取杞子加熟地、白茯苓、白术各一两为末，蜜丸日服。

# 第六章 药制法

夫药所以治疾者也，故古之圣贤于药之制法，无不精切考求，务期取其利而去其害，以救危疴，于是或以火制，或以水制，或以酒制，俾去其过偏之性，以合病情，诚善法也。而尤有至为精微者，则以药制药是也。盖药有七情，其单行者无庸顾忌，而有毒宜制者，则用相畏、相杀者从而制之，庶几毒可去而功可呈，此圣人用药之极轨也。后人深明此理，于药之有毒者率以其相畏或相杀者为制，如半夏有毒而畏生姜，即以姜汁制半夏；甘草能解百药毒，各药多以甘草水洗浸，皆本此意。此外尚有以反佐，或正佐为制者，如以吴茱萸汤炒黄连、砂仁末蒸地黄，皆有至理，可见制药之学广博精深，未可以浅近相测也，兹分述于后。

## 第一节　姜　制

姜味辛性温，能通神明去秽恶，为温中去寒要药。若生姜则辛而能通，能降逆气，止呕吐，其功用甚大，《千金方》于药品相畏中，列半夏畏干姜，故半夏虽有他种制法，而以姜制者为最合理，且切实用也。

（一）半夏　古名守田、水玉，为宿根草，属天南星科。春自宿根生二茎，茎顶生小叶，夏季则另抽数茎，更于顶上生包，其根外面白色，球状，大如指头，五月、八月采根入药。陈仁山云：产湖北荆州者为最，次则湖南常德，次则云南、四川、安徽，四月出新。性味辛平有毒。功能燥湿化痰，降逆止呕。主治：《本经》云：伤寒寒热，心下坚，胸胀咳逆，头眩，咽喉肿痛，肠鸣，下气，止汗。《别录》云：消心腹胸膈痰热痞满，咳嗽上气，心下急痛坚痞，时气呕逆，消痈肿，疗萎黄，悦泽面目，堕胎。

制法

陶弘景曰：凡使半夏，须用汤洗十余遍，令滑去，不尔有毒，刺人咽喉，方中有半夏，必须生姜者，以制其毒故也。

雷敩曰：修事半夏四两，用白芥子末二两，酽醋二两，搅浊，将半夏投中，洗三遍，用之，若洗涎不尽令人气逆，肝气怒满。

李时珍曰：今治半夏，惟洗去皮垢，以汤泡浸七日，逐日换汤，晒干切片，姜汁拌焙入药；或研为末，以姜汁入汤浸澄三日，沥涎水，晒干用，谓之半夏粉；或研末以姜汁和作饼子，谓之半夏饼。

陈修园曰：余每年收干半夏数十斤，洗去粗皮，以生姜汁、甘草水浸一日夜，洗净，又用河水浸三日，一日一换，晒干切片用。

澄按：半夏为太阴、阳明、少阳三经大药，功能降逆止呕，厥效甚宏。故仲景方如半夏泻心汤、大小柴胡汤、大小半夏汤等方，均藉半夏之力以收效。各方之加减法，亦俱云呕者加半夏，痰多者加茯苓，未闻以痰多而加半夏也。惟半夏有毒，不宜生用，故必浸去其涎，渍以姜汁，盖因姜最能制其毒也，由此可知，半夏之制法以姜制者为正宗。其他有所谓法制半夏者，乃浸以石灰及驳杂之药，则半夏之功用尽失，而反有大害。此外，尚有造之为曲，以及戈制半夏、骥制半夏之类，更何足道哉。

又按：陈仁山云：半夏十斤，用清水泡三日夜，每日换水三次，第四日用老姜二斤煎浓水泡三日，第七日取起约蒸六点钟，取出渍姜汁，再蒸四点钟，取起晒之，复用姜汁再渍透，晒干用之，其质变老红色可谓透矣（澄按：陈氏制半夏，只用姜而不杂他药，可谓有识，惟尚有二失：一则姜汁宜用生姜压榨之汁，不宜用老姜煎煮之汁；二则以生姜汁浸渍已足，不必加之以蒸，反损药性也）。

**（二）厚朴** 性味、主治见前。

制法

《大明》曰：凡入药去粗皮用，姜汁制或浸炒。

寇宗奭曰：味甘。不以姜制，则棘人喉舌。

雷敩曰：若入汤饮，每一斤用自然汁八两，炙尽为度。

**（三）竹茹** 原名淡竹茹，为属于禾本科竹之干皮。采取时用刀轻轻刮去竹皮上粉青，取其青内之白皮，色红黄，有平行之线痕。因刨刮之故，每条作数个环状，多则累起如棉团。性味甘，微寒，无毒。功能清热凉血，化痰止呕。主治呕吐气逆，寒热吐血崩中。唐·甄权《药性本草》曰：竹茹止肺痿、呕吐、鼻衄，治五痔。

制法 取来生用，或入生姜汁微焙用。

例

《妇人良方》：治产烦热，内虚短气，甘竹茹一升，人参、茯苓、甘草各二两，黄芩二两，水六升，浓煎二升，分三日服。

《普济方》：治月水不断，青竹茹姜汁微炙为末，每服三钱，水煎服。

澄按：竹茹味甘微寒，故能有清热止呕之功，又以其为竹皮，其纹如络，故能入人之血络，而最能止血。陈修园治血证，随寒热虚实用药而必加竹茹，往往获捷效，即此意也。仲景方如橘皮竹茹汤以治呕哕、竹皮大丸以治妇人乳中虚烦，均系生用，即用姜汁微炙乃治妇人月水不断，偶然因病制宜之意。此外，止呕、止血概宜生用，以免矫揉之弊，反失良药之功也。

## 第二节　矾　制

药品之用矾制者，通常均用白矾水浸渍之。考白矾又名明矾，系矿产，味甘酸涩，性寒无毒，能收湿、化痰、追涎，故欲药之燥湿化痰者，往往以矾水制之，举一二例证之。

（一）**天南星**　原名虎掌，因其根四面有圆牙，形如虎掌故名。为多年生草本，属天南星科。自生于山野之阴地，茎高三四尺，叶为复叶，果实成熟呈红色，儿童误食则唇舌立肿。药用其根，为圆块状，大可寸许，外灰褐而内白。性味苦温有大毒。功能散经络风痰。治麻痹惊痫，主治心痛，寒热结气，积聚伏梁，伤筋痿拘缓，利水道，除下湿，风眩。

**制法** 李时珍曰：凡天南星须用一两以上者佳，治风痰有生用者，须以温汤洗净，仍以白矾汤或用皂角汁浸三日夜，日日换水曝干用。若熟用者，须于黄土地掘一小坑，深六七寸，以炭火烧赤，以好酒沃之，安南星于内，瓦盆覆定，灰泥固济，一夜取出用。

**例**

《卫生宝鉴》方：治风痫之坠痰丸，用天南星（晒）为末，姜汁糊丸服，梧子大，服二十丸。

《杨氏家藏方》：治风痰停室膈上、呼吸不利、气塞不通、痞闷欲死者，用南星矾水炒过三钱，姜、半夏三钱，煎水灌之，痰得吐出愈。

**（二）半夏** 性味、主治见前。

**制法**

白飞霞曰：痰分之病，半夏为主，造而为曲尤佳，治湿痰以姜汁、白矾和之。

张寿颐曰：六朝以降，始讲制法，且方法日密，而于半夏之制造，尤百出而不穷，于是浸之又浸，捣之又捣，药物本真，久已消灭。至于重用白矾，罨浸悠久，而辛开滑降之实，竟无丝毫留存，乃一变而为大燥之渣滓，则古人所称种种功用，皆不可恃，此所谓矫枉而过其正，最是魔道。

《用药须知》曰：半夏有毒，生者不能入口，故必制去其毒而后用之。能制半夏之毒者有二物：一生姜，一白矾。姜制者，整个色黄（今名姜半夏），和胃止呕为宜；矾制者，切片色白透明（今名京半夏及清水半夏），化痰涌吐为宜。用者宜因病制宜，方能奏效。设笼统用之，以姜制者治湿痰尚无不合，若以矾制者止呕逆，吾知其必加剧也。此外尚有所谓法制半夏者，系以石灰及杂药浸渍而成，驳杂不纯，无理取闹，世人误信而用之，其害可胜言哉！

陈修园曰：仲景方凡痰多俱加茯苓，呕者俱加半夏，古圣不易之法也。今人不穷古训，以半夏为祛痰之专品，仿稀涎散之法，制以明矾，致降逆之品反为涌吐，堪发一叹。

## 第三节　牛胆制

胆味均极苦而性寒，惟黄牛之胆，禀坤土之纯，其苦寒较之他胆稍平，故古人取以制温燥辛酷之药，期取其利，而去其害，如胆制南星是也，述之于次。

**（一）天南星**　性味、主治见前。

制法

李时珍曰：造胆星法，以南星（生）研末，腊月取黄牯牛胆汁，和剂纳入胆中，系悬风处干之，年久者弥佳。

李士材曰：南星辛而不守，其燥急之性甚于半夏，故古方以牛胆苦寒之性制其燥烈，且胆又有益肝镇惊之功，小儿尤为要药。

澄按：胆制之药，除天南星以牛胆汁制以外，尚有熊胆以制药墨、蛇胆汁浸制陈皮，均因其用途不广，略之。

## 第四节　甘草制

甘草味甘色黄，禀土气之精英，故能补中益虚，调和诸药，而有国老之称。其功效之最巨者，尤在能解百药之毒，故制药时往往用甘草汤浸洗，或用甘草汤煮蒸，以解药毒而成妥善之品。兹举数则以明制法。

（一）**自然铜**　本品状如苔藓，或成块或成片，生于铜坑之中，不从冶炼而成，系属矿石金属铜类。性辛平无毒。功能续筋骨，治折伤，散瘀血，止痛排脓。

制法　雷敩曰：采得石髓铅，先捶碎，同甘草汤煮二伏时，再行煅用。

（二）**款冬花**　古名款冻，为山野自生之多年生草，属菊科。春日抽茎，叶互生，花为白色筒状，其数颇多，十一月、十二月间采花蕊阴干。性辛温无毒。功能温肺下气，化痰止咳。主治：《本经》云：主咳逆上气，善喘，喉痹，诸惊痫寒热邪气。《别录》云：消渴，喘息呼吸。

制法 雷敩曰：凡采得，须去向里花蕊壳并向里实并枝叶，以甘草水浸一宿，晒干用。

例 《济生方》：治痰嗽带血，款冬花、百合，蒸、焙，等分为末，蜜丸，龙眼大，每卧时嚼一丸，薄荷汤下。

(三) 远志 性味、主治见前。

制法 凡使远志，须先捶去心，用甘草汤浸一宿，漉出，曝干用之。

(四) 白前 性味、主治见前。

制法 雷敩曰：凡使，以生甘草水浸一伏时，漉出，去头须了，焙用。

# 第七章 自然制法

所谓自然者，乃宇宙一切大自然现象，而不假诸人力者也，如日、月、风、雨等是也。至于制药，应用于自然者尤多，如日晒、阴干之类，皆有赖于日光之热力与空气之流动，始能排除药品内所含之水分，使之归于干燥，以便保存。其实，各种药品除属于金石者外，采得以后十之八九均须日晒阴干，方能转而鬻诸市，固不仅以下所举数种为然也，兹分述之。

# 第一节　日　晒

太阳为纯阳真火，光被四表，功用至大，凡一切生物，不得日光之照射，鲜有能生存者。若无日光，五谷且不能生，况菜蔬药品乎？至于生药，采得以后，多须太阳之热力以晒之，方能干燥，以便保存，兹举数例以证之。

（一）**茯苓**　古名伏兔、松腴，乃松之精气凝结于地中而成。形状为大小不同之块，大如儿头，表皮极厚，臃肿如疣，干则现黑褐色而生细皱，内部为肉质粒状，色白或淡红，白者质坚实，名白茯苓，上品也；红者质轻松，品下矣。采取自七月下旬至来年三月，山民用茯苓突，刺入截断松树近傍之土中，以探索，旋出突嗅之，觉带有茯苓气臭，即依之发掘，百不失一。茯苓突者，乃比火筋稍粗之铁棒也。陈仁山云：以产于云南者为最正地道，质结不能刨片，产皖者名安苓，选最好者名排苓。性甘平无毒。功能益心脾，行湿利水。主治：《本经》云：胸胁逆气，忧恚惊邪恐悸，心下结痛，寒热烦满，咳逆，口焦舌干，利小便，久服安神养神，不饥延年。《别录》：止消渴好睡，大腹淋沥，膈中痰水，水肿淋结，开胸腑，调脏气，伐肾邪，长阴，益气力，保神气。

制法　凡使茯苓，采得后洗净后削去外皮，曝干用。

例

《圣济总录》：治胸胁气逆胀满，茯苓一两，人参半两，每服三钱，煎服。

《普济方》：治水肿尿涩，茯苓皮、椒目等分，煎汤日饮。

**（二）木瓜**　古名楙、铁脚梨，为落叶乔木，种于园庭可供玩赏，属蔷薇科。高三尺至六七尺不等，近枝处有刺叶作圆形或椭圆形，花开于春，果实为浆果，形椭圆，长二三寸或四五寸，味酸甚。陈仁山云：产湖北沙市内资丘为最，湖南、四川亦有出。性酸温无毒，功能敛肝和脾，化湿舒筋，主治中暑霍乱，吐利转筋及脚气等证。

制法

李时珍曰：今人但切片晒干入药耳。

又曰：按《大明会典》，宣州岁贡乌烂虫蛀木瓜入御药局，亦取其陈久无木气，如栗子去木气之义尔。

例

《圣惠方》：治霍乱转筋，木瓜一两，酒一升，煎服，不饮酒者，煮汤服。

《本事方》：治项强筋急，不可转侧，肝肾二脏受风也。用宣州木瓜二个，取盖去瓤，没药二两、乳香二钱半，入木瓜内，缚定，饭上蒸三四次，烂研成膏，每用三钱，入生地汁半盏，无灰酒二盏，暖化温服。

（三）**马齿苋** 古名马苋、五方草，为一年生之自生草本，属马齿苋科。春季生苗，平卧地上，分歧成长，茎圆带微赤色，叶厚而对生，作椭圆形，叶茎俱系多汁肉质，夏季开黄色五瓣花，花后结实，六七月间采之。性酸寒无毒。功能泻热，治恶疮，解毒，散血癖，主治诸肿疣瘘，破痃癖，止消渴。苏恭曰：饮汁治反胃诸淋，金疮流血。孟诜曰：作膏涂湿癣、白秃、杖疮、三十六种风，煮粥止利及疳利。

制法

雷敩曰：凡使，勿用大叶者。

韩保升曰：叶小者至难燥，当以槐木捶碎，向日东作架晒之，一两日即干如隔年矣。

## 第二节　阴　干

药物采得，有不宜日晒者，欲其干燥，则置于日光不到之处，随空气之流动，亦能收湿就干，此即阴干之法也，举一二例证之。

（一）**金银花** 又名忍冬花，为蔓性小灌本，属忍冬科。多自生于山野之间，初夏开花于叶腋，白色或微黄色，为长合瓣花冠，中贮蜜，气甚芳香，经二日花冠变黄，当开花时则黄白相间，美丽可观，故有金银花之名。采摘阴干则现黄色，四月采取。性甘寒无毒。功能清热，治泄利，解毒，疗疮疡，主治寒热身肿。李士材曰：主胀满下利，消痈散毒，补虚疗风。陈仁山云：南银花产河南禹州密县及山东济南。

制法　采花阴干。

例

《温病条辨》：银翘散以银花为主药，治一切温热、温毒、冬温等证。

《卫生简易方》：治脚气作痛，银花为末，每服二钱，温酒调下。

**（二）夏枯草**　古名血见愁、乃东、铁色草，为山野自生之宿根草，属唇形科。茎作方形，高五六寸，叶对生，作椭圆形，花后结实。此草至夏枯死，故有夏枯草之名。产广东北江等地，江浙各省均有出产，四月间采之。性苦辛寒无毒。功能清肝火，散郁结，明目。主治寒热、瘰疬、鼠瘘、头疮、结气、脚肿、湿痹。朱丹溪谓其补厥阴肝家之血，又辛能散结。

制法　采得阴干，取叶茎用。

例

《简要方》：明目补肝，肝虚目睛痛，冷泪不止，夏枯草半两，香附子一两为末，每服一钱，腊茶汤下。

《圣惠方》：治血崩不止，夏枯草为末，每服方寸匕，米饮调下。

（三）**蒲公英** 原名黄花地丁，为生于原野路旁之多年生草，属菊科。叶作披针形，边缘有下向大锯齿，春末抽茎，高五六寸，于顶上开黄色花，结实如球，种子乘风飞散，四五月间采之。性味甘平无毒。功能解热毒滞气，消乳痈结核，主治疮肿及妇人乳痈、水肿，煮斗饮之，或捣敷立消。

**制法** 凡采得，洗净阴干。

**例**

《梅师方》：治产后乳汁积蓄，结作痈，取蒲公英捣敷肿上，日数易之。

《经验方》：治乳痈红肿，蒲公英一两，忍冬藤花二两，捣烂，水煎服，病即去。

# 第八章 生药保存法

药治之所以能疗治疾病，在其所禀之精华，而精华之所寄，在乎气味。苟气味走泻，则精华尽失，虽形状如常，亦与枯木朽根无异，岂复能挽危疴呈奇效乎？故药品自采得以后，不但须炮制得宜，抑且须保存有法，方不致霉烂蒸变，朽败蠹蚀而成废弃之物也。故生药之保存，最关重要。约而言之，一畏风日之吹晒，日光炽烈，风性飞扬，每当盛夏之时，炎威熯赫，金石且为之消烁；及秋冬之际，狂飙振发，万物为之披靡，况药物之质，草木为多，岂能胜其炙灼簸扬乎？二畏潮湿之侵袭，地之泥淖则生湿，气之郁蒸则生潮，潮湿之气著于物，则霉变朽烂，药品倘为湿潮所伤，必致变坏而失效，况虫者湿热之所化生也，湿潮不已，虫必生焉，则佳品异材徒供虫蠹之铺啜而已。故生药之保存允宜，申此二禁，方能保其精华，全其气味。至于勤拂尘垢，严防虫鼠，不使烟火熏灼，不受雨雪淋覆，又其当然者也。惟生药之保存，若已运至药肆者，自易经管，但已落于第二义，因天下药品聚于祁州，祁州药市并无仓库之建筑，各省运来药物堆积如山，往往污地厕旁累然遍布，既受雨淋日晒之伤，更难免毒恶侵袭之患，精华何存？气味都尽，岂复有治疗之价值？识者见而伤心，外人观之诽笑，此为国药根本上致命之伤，所宜急起改进者也。

# 附 录 一

## 王药雨先生《国药业危机及其补救策》
### （节录）

　　（衰落状况）据笔者所知，国药业的业务，近年渐渐不好，此后如无补救方法，也难得光明，前途更不堪设想，并非危言耸听，当然有凭据证明。举例来说，四川省是产药名区，多数药材大都贩自蜀中，但近年川药出口，却迭减削。据重庆药材公会统计，民国二十年药材出口总值为六百一十八万四千三百七十三元，二十一年减为四百二十万七千一百一十一元，廿二年则降至三百三十六万六千三百七十五元，较民国二十年减少二百八十一万七千九百九十八元。又据重庆中国银行调查，该地各帮国药庄近年屡有倒歇，民国二十至二十二之三年中，计倒闭者七家，收歇者二十二家，而因营业衰落实行改组者共八家，四川药业之不景气，藉此可见一斑。河北安国县（旧名祁州）是国内最享盛名之药材集合市场，甚至有人说药材不经过祁州，就没有药味儿。安国药市影响一般人的心理，从可知矣。该地买卖药材的商号，通称药行。药行的增减，便可见知药业之盛衰。据国立中央研究院社会科学研究所郑合成氏调查，该县商会登记的药行会员逐年减少（民十六，九十三家；民十七，八十四家；民十八，七十八家；民十九，六十九家；民二十，六十一家）。安国药行的减少，象征国药业的衰落，却是无疑的铁证。

（衰落原因）一种事实演成，绝非陡然而至，必有因果关系，国药业之衰落，也是如此。该业衰落原因，归纳起来，约有两方面，一是内在的毛病，一是外来的侵袭。兹将主要原因缕述如次。

（一）内在的毛病　药业本身之内在的毛病，不止一端，主要之点为：

（甲）不重视药效　经商的目的为是谋利，这是现代社会公认的制度，不过须合乎道理，尤其是对于用以做谋利的工具商品之好坏，更应该重视。抛开商业道德不谈，即就本身利害上说，也应该商品本身有进步，最低限度必须标准化，才是正当办法。不幸，事实上，正与此相反，例如偌大安国药市，竟无一家货栈，药行亦均无仓库，药材都堆在露天，因房价高昂，路旁堆集者累累皆是，更有若干药材垛竟堆在厕所之旁，或与牲畜粪便一同堆积。更可怪者，雨日雪天，对于药堆，并不加意加护，雪压雨淋在所不顾，售药者只知潮湿后重量加增，雨渍雪浸，正所欢迎（见郑合成《前揭书》二二八页）。还有甚者，是晒药材有铺在席上者，然大半直摊地面，地皮之洁否不问，

307

是以每将药材扫在一堆后，常有不洁物质掺杂其中。至南关西南隅，乃是倾秽土污水及垃圾的处所，竟也在彼摊晒药材，药本用以治病，若其中掺杂多少微菌，岂不足以生病（同上，二三九页）。

（二）外来的侵袭 内在的毛病，既如前述，而外来的侵袭也有数端，如：

（甲）进口生药日多。所谓国药，当然指国产药材而言，但事实上并非这样。花旗参、高丽参是舶来品，固不必谈，即用连川锦纹、建泽泻以及当归、枳实等等，由日本运华销售者日见其多，听说这是日人努力试植的成绩，于是国药店里的洋种药材乃日见充斥。长此以往，国药的前途将与华茶同一命运，必致步步衰落而后已（余与本书无关，不录）。

# 附 录 二

## 宜严禁制造伪药以完国药业信誉

东西洋各文明国家，注重民命，故对于药品之管理方法，极为严密。其药品之有毒无毒，用量之多少，方剂配合之规律，皆由国家药局制定，国家以法律公布，有犯之者科以重刑，故其药品之成分用量整齐划一，从无差误，至于伪造药品以图顶冒渔利者，更所无矣。返观吾国，则药物之管理既无一定之规则，而成分用量更无一定之标准，往往一药因产地之殊异，致有数十种之分，或一药因古今名称之不同，而遂失其真相，其尤可骇者，则药品之稍贵重者，辄敢明目张胆、公然伪制出售，社会不加斥责，国家不为禁制，实五洲万国所未有之怪象也。据《国药业危机及补救策》云：（上略）更有甚者，就是掺假作伪，据安国西济众药铺孙君言，种种药材，无不有假的，询以作假之法，则诡秘万端，令人莫测。羚羊角本是药中贵品，竟有取相似之黄牛角以代之者，据云虽久于药行者，亦难辨认；犀牛角亦药中珍品，当地药行竟托镟秤者，将牛蹄镟成薄片，掺犀角片中出售。因此，安国药市镟秤者甚多。当地有一种传说，谓镟秤者，每代必有一个瞎子，便是做此事的报应（见上书二三一及附注）。以汉药性质言，羚羊角、犀角均属大凉，牛角、牛蹄性属大热，以此易彼，岂不危险？也有以棉花根及杨树根切片掺甘草中出售者，并有在蝉蜕里掺沙子以增加重量的。上述这掺杂作伪的情形，只举几个例，但是这几个例，已足以促成国药业的自杀而有余了（下略）。

吾更闻诸久上祁州庙会者云，庙上各药，假者极多，如假牛黄、假鹿茸，居然制售，甚至红粉亦掺杂樟丹（通称庙红粉），远不及京红粉之纯粹，其他更无论矣。补救方法宜一，由安国县药行共组一有力商会，严定约章，凡药品，绝对不许伪造及掺杂假物、沙石之属，违者除禀官惩办，并取消其营业；二，联合各商择地建筑仓库，凡各省运来药品，统收存库内，俟售妥后凭收单提货，而征收相当费用，以渐偿建库之资。此外，应由内政部延聘全国药学专门家，共同编订管理药物法规，公布施行，凡伪造药品者科以严刑，务使假造者绝迹，方足以维国药之信誉。然此尤为治标方法，若治本之策，则吾友王药雨君所主张之齐一生药品类、试植药用植物、药业经济之调查、药化学及药理学之研究各端，深切著明，尤为百年大计。果能奋起直追，合全力以赴之，将来成效，必有巨观，岂惟国药之光，亦国家产业之增进也。仆虽暗陋，企予望之。

岐黄之术自有传承

# 附录三

## 古今制药器具

　　《千金方》云：秤、升、斗合、铁臼、木臼、绢罗、纱罗、马尾罗、刀砧、玉槌、瓷钵、大小铜铫、铛釜铜铁匙等，右合药所须极当预备。

　　今制药器具更繁，如大小秤、戥子、盆碗、刀匙、铁碾、铜铁杵臼、瓷乳钵、铛釜、吊蜡木球、铁扦子、熔蜡锅、水碗、金朱色戳、木质药准、各种罗、药筛、药扁、药瓶、药罐、熬膏锅、煮酒罐、煮药锅、蒸露甑、铜铁铲、玻璃瓶罐、石磨、电磨、打饼机。

# 方 剂 索 引

# 跋

　　我十四岁开始搞药，正赶上日军侵华，那时候为了不至于饿死就必须找一个牢固的饭碗，所谓牢固的饭碗就是一个安定的工作。我就想进药店，进药店就要先学徒。那时候的药店是前店后厂，后边做药前边卖药，而且还有坐堂的大夫，正所谓医药不分家。我学徒的时候开始先认药，那时候不像现在还有教室。我们平时早晨四点钟就起床，冬天可以六点再起，晚上十一点后才是属于自己支配的时间。也就是说，从早晨四点到夜里十一点的时间都是给人打工的时间，就不能闲着。那怎么办呢？因为没有时间认药，我就趁打杂收拾卫生的时候看看药斗子。药斗子里放药是有规矩的，比如当归、川芎、白芍的名字都写在一个药斗上。我就打开药斗拿片当归尝尝，有点辛辣味还有点香，再看白芍是白色的圆片，最后面那个川芎香味还挺冲。于是，这样眼看、手摸、鼻子闻、嘴尝，我就慢慢地认识了一些中药，但仍然没有专门的时间认药。等到夜里十一点以后，我就开始念《药性歌赋四百味》、《药性赋》、《汤头歌诀》等书，自己背诵，还不能出声，怕影响一起睡觉的人。那时就是这么苦，我深知要是不努力就不能长久下去，就会被

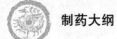

人解雇，丢了饭碗。所以必须自强自信，刻苦学习，有时候背不下来就抄写。那样晚上就没有多长时间睡觉，必须要悄悄地，那时候没有电灯，是用的那种小灯，用报纸挡着光悄悄地学习。冬天人家六点起，我就四点起，多学习一会儿。

你们想想，那时候夏天睡得晚起得早，肯定会很疲劳困倦，所以我们都很盼望着春天和秋天，老板到安国和亳州去采购的时候我们才有机会睡午觉。虽然老板走了，但还有二老板，我们就躲在库房里，把货都挡在门口，老板进不来，我们就钻在货包里睡觉。经常干着活儿就睡着了，那时候我们刷枇杷叶，叶背面的毛要刷掉，必须一个一个仔细地来，不敢坐着刷，怕睡着了，就站着刷，刷着刷着有人就困得点头磕在前面的墙上或柱子上。那时候多艰苦啊，用现在的话说就是被剥削啊。可就是累成那样，站着刷毛的时候还在背书呢。现在的学习条件比较下来多好啊。

学徒的时候，早晨起来把店门打开，老板坐在门里头，我们在外头，老板一个一个地考我们，谁答的最好，就是将来重点培养的对象。就跟我们现在培养尖子生一样，所以就必须刻苦学习，要有头悬梁锥刺股的精神。那时我十四岁，小学六年级还没毕业就去学徒了。我就晚上学习，白天用空余时间认药，不管它是治疗什么病的，我先认识再说。工作的时候就制药，就是蒸、炒、炙、煅等工序，这些方面都要经历过，跟实习一样。需要强调的是，药材是药材，饮片是饮片，药材是生的，饮片是经过炮制的。所以我写书时凡是不经过蒸炒的，我都写的是挑拣、切制，因为这是生的药材。等这些过程都经历完了，炮制也会了，老板提问也都答好了之后就可以去做成药了。比如，做六味地黄丸的时候，成分歌诀是"地八山山四，丹苓泽泻三"，所以要先背熟才行。这时候就分别制作水丸、蜜丸、糊丸、蜡丸了。糊丸是用黄米面做的糊，蜡丸用的是蜂蜡，不是现在的石蜡。过去治疗痔疮就是用蜡丸，吞服下去之后正好在大肠靠近肛门的地方发挥药效。然后，就可以到切药组实习，我讲课时老提到大小分开、粗细分组和切片切咀什么的就是切药组的活儿。在过去这三个部门分别叫斗房、丸药房和刀房。实习完这三组之后老板还要考试，合格之后才能到柜台抓药售药。那时候穷人没钱找大夫看病，就直接到柜台买药，我们就问一下人家的病情再给拿药，就是问病下药。比如来了感冒的就问人家发病几天了，身上冷吗，发烧、出汗、流鼻涕等分别什么情况，分辨好风寒风热才能给人拿药，跟现在到药店买感冒药一样。老板这时候就站在不远处盯着，看谁能胜任。这时候还要不断地跟师兄们学习，跟坐堂的先生学习，不会的地方就赶紧问。那时候的成药也不像现在都包装好了，水丸放在药斗里，蜜丸保存在坛子里。

几百种成药分好多门、好多科，分别治疗什么病，人来了问几句就得给人正确选药，那必须认真地背下来。不然来了孕妇你给下了破血类的药物，结果流产了，那可要坐牢的。而且那个时候还有考勤，那时不像现在点名，而是计算经济效益。比如我姓高，那么"高"字下面今天卖出一块钱就划一横，再一块划一竖，最后写成"正"字，看谁卖的多。像现在一样也讲究回头客，你的态度好、疗效好，人家才来找你。比如说风热感冒先来银翘解毒没吃好，那我就给他羚翘解毒，羚翘解毒就贵一些了，疗效也就好些。就这样慢慢不断积累学习。

三年后，正巧京城四大名医施今墨、汪逢春、孔伯华和肖龙友开办学校。施今墨开办华北国医学院，汪逢春搞了个中药讲习所。我很幸运地去学习了。那时候不是脱产学习，而是白天干活儿，晚上七点到九点去学习两个小时。当时请的都是非常有名的老师，现在来说就是教授了，安幹青讲《病理学》，瞿文楼（末代皇上的御医）讲《处方学》，仉即吾讲《诊断学》。那时候我觉得自己很幸运，通过学习，我的知识结构更加系统。讲中药课和制药课的时候我就很轻松了，因为我实习过，都比较懂了，比如讲产地、炮制加工等我都很熟悉。学完药物后，就背诵《黄帝内经》和《伤寒论》。我在中药讲习所学的知识印象很深，到现在都还记得。有好多同学后来都从医了，还有好多同学后来到北京中医学院

（现在北京中医药大学的前身）当教授。我记得马雨人上世纪九十年代都八十多岁了还在国医堂出门诊呢。比如金世元老师现在已经是中药界的元老了，是当时第一期的同学。

新中国成立后，我依然继续学习，我们曾经请广安门医院的谢海洲老师在文化宫讲课，但"文革"中大量的中药书被毁了。所以说，你们现在的学习机会多好，工具书也多，时间也多，学习起来也方便，要好好学习，好好地继承，以解救更多的病患，服务于社会，为中华民族的富强昌盛做贡献。我讲课只是抛砖引玉，给大家提供学习的思路，你们能有收益就好。

高殿荣

（高老年过八旬，仍然不辞辛苦为北京中医药大学的同学们多次讲授中药课，以上文字为张勇、赵艳根据讲课录音整理。）

# 润博书院文库出版目录

## 一、传统医学战略研究丛书

**第一集 清宫太医传承**
《文魁脉学与临证医案》赵文魁 赵绍琴著 赵利华整理
《赵绍琴内科心法与温病浅谈》赵绍琴著 赵利华整理
**第二集 民国中医药课程**
《诊病大方》仇即吾编 段晓华 赵艳 畅洪昇 整理
《病类原理》安幹青编述 赵艳 张鸿婷 庄乾竹整理
《方剂本义》瞿文楼编述 赵艳 张鸿婷 于华芸整理
《制药大纲》杨叔澄编述 杨东方 赵艳 周明鉴 整理
《中药大义》杨叔澄编述 肖红艳整理

## 二、医道传承丛书

**第一辑 医道门径**
（一）《医学三字经》
（二）《濒湖脉学》
（三）《药性赋》、《药性歌括四百味》
（四）《医方集解》
（五）《长沙方歌括》、《金匮方歌括》、《时方歌括》
**第二辑 医道准绳**
（一）《重广补注黄帝内经素问》
（二）《黄帝内经灵枢》
（三）《难经》、《难经集注》

（四）《神农本草经》

（五）《伤寒论》

（六）《新编金匮方论》

附翼：

（一）《黄帝三部针灸甲乙经》新校

（二）《黄帝内经太素》

（三）《脉经》

**第三辑 医道圆机**

（一）《温热论》、《湿热病篇》

（二）《温病条辨》

（三）《温热经纬》

**第四辑 医道溯源**

（一）《周易本义》

（二）《道德经》（通行本、帛书本）

（三）《尚书·洪范》

（四）《五行大义》

以上书籍，编校中如有疏漏，欢迎指正。如能提供珍稀医书线索，不胜感激！欢迎有识之士加入书院出版计划，为传承医道、弘扬国学贡献力量！

**润博书院联系方式：**

电　　话：010-87795602，010-87793729

传　　真：010-87793729

通信地址：北京市朝阳区东三环南路 54 号 3 号楼 1002 室

邮政编码：100022

电子信箱：daoshengtang@126.com